U0263495

神经系统肿瘤影像与病理

主编　周俊林　白亮彩

主审　李玉民

科学出版社

北京

内 容 简 介

本书共16章，主要按照2016年WHO中枢神经系统肿瘤最新分类进行章节划分，同时沿用了2007年WHO分类的主要内容，按肿瘤病理分类及分型介绍中枢神经系统肿瘤影像诊断学，并就肿瘤起源、发生及发展等过程，从概念、定义、分级、流行病学特征、临床及预后、病理特点、影像学表现与诊断及鉴别诊断等方面进行系统阐述，强调对肿瘤影像学表现与病理的描述及对照，揭示肿瘤影像征象形成的基础，以便于读者深刻地理解影像。

本书影像、病理图文并茂，内容详实，是编者多年神经影像工作认识的积累，是影像科、病理科及相关专业临床医师全面掌握神经系统肿瘤影像的重要参考书。

图书在版编目（CIP）数据

神经系统肿瘤影像与病理 / 周俊林，白亮彩主编. — 北京：科学出版社，2017.1

ISBN 978-7-03-050777-8

Ⅰ. 神⋯　Ⅱ. ①周⋯②白⋯　Ⅲ. ①神经组织肿瘤-影像诊断②神经组织肿瘤-病理学　Ⅳ. R739.4

中国版本图书馆CIP数据核字(2016)第277555号

责任编辑：高爱英　马晓伟 / 责任校对：李　影

责任印制：肖　兴 / 封面设计：陈　敬

科 学 出 版 社 出版

北京东黄城根北街16号

邮政编码：100717

http://www.sciencep.com

北京汇瑞嘉合文化发展有限公司 印刷

科学出版社发行　各地新华书店经销

*

2017年1月第　一　版　　开本：787×1092　1/16

2018年2月第二次印刷　　印张：24 1/4

字数：464 000

定价：238.00元

（如有印装质量问题，我社负责调换）

编写人员

主　审　李玉民
主　编　周俊林　白亮彩
副主编　董　驰　毛俊杰　张　婧　张祎年
编　委　（以姓氏笔画为序）

马来阳　兰州大学第二医院
王慧芳　陕西省榆林市第一医院
毛俊杰　兰州大学第二医院
白亮彩　兰州大学第二医院
刘　宏　兰州大学第二医院
孙　秋　兰州大学第二医院
李文一　遵义医学院第五附属（珠海）医院
杨　毅　陕西省咸阳市第一人民医院
张　婧　兰州石化总医院
张文娟　兰州大学第二医院
张学凌　兰州大学第二医院
张祎年　兰州大学第二医院神经外科
罗永军　兰州大学第二医院
岳松虹　兰州大学第二医院
周俊林　兰州大学第二医院
赵　君　兰州大学第二医院
柴成奎　山东省寿光市人民医院
柴彦军　兰州大学第二医院
徐　瑞　兰州大学第二医院
董　驰　兰州大学第二医院病理中心
蒋　健　兰州大学第二医院
韩引萍　兰州大学第二医院
谢一婧　兰州大学第二医院
翟永川　广西贺州市人民医院
魏晋艳　兰州大学第二医院

秘　书　张学凌　张文娟

主 编 简 介

周俊林

医学博士，主任医师，教授，博士研究生导师。

兰州大学第二医院放射科主任，影像学教研室主任，影像学研究室主任，神经影像科主任，影像医学中心主任。中华医学会放射学分会第 13 届全国青年委员，中华医学会放射学分会神经学组全国委员，甘肃省医学会放射专业委员会主任委员，中国研究型医院学会放射学专业委员会常务委员，中国医疗保健国际交流促进会放射学分会常务委员，甘肃省医师协会放射医师分会常务理事，甘肃省医学会放射专业委员会 MR 学组委员，甘肃省卫生系统领军人才，《实用放射学》《磁共振成像》

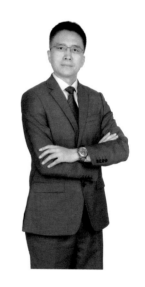

《中国临床医学影像杂志》及《兰州大学学报（医学版）》等多部杂志的编委及审稿专家。

长期致力于医学影像学的临床、教学和科研工作，在 CT 及 MRI 的临床应用方面体会深刻，对神经影像具有浓厚的兴趣和热情。发表论文 100 多篇，其中国家级核心期刊 90 多篇，SCI 论文 8 篇，国际会议录用（RSNA）13 篇。主编著作 2 部。完成科研项目 20 项，现承担科研项目 4 项。获甘肃省、兰州市医学科技奖 13 项，其中包括以第一完成人获甘肃省科技进步奖一等奖、甘肃省医学科技奖一等奖及兰州市科技进步一等奖。主持并主讲"医学影像诊断学"，获得甘肃省高等学校精品课程。多次获得兰州大学第二医院科技创新奖及教学创新奖，多次被评为兰州大学第二医院"优秀科主任""文化建设先进""教学先进个人""优秀教师"及"优秀党员"等。

白亮彩

临床医学博士，副主任医师，兰州大学第二医院放射影像中心亚学科副主任，甘肃省放射专业委员会神经影像学组组长。入选兰州大学第二医院"青年人才""亚学科后备人才"，参与科研项目多项，获甘肃省科学技术进步奖三等奖，甘肃省医学科技奖二等奖一次，参与国家级及省级学术会议多次并做大会发言。参与兰州大学本科教学，且所授课程获省级精品课程，多次获得优秀教师及教学先进个人称号，"黄河医学影像论坛"甘肃省秘书，"中国影像好医生"讲师团成员，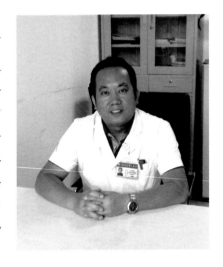参与"走进西部"基层医师培训项目并多次获得"优秀教师"称号。作为副主编参与编著《临床医学放射与影像学》，参与翻译《胸部影像学》等。

序

  神经系统虽然不是肿瘤高发和多发部位，但由于其发病部位特殊，神经系统肿瘤带来的后果要远远比其他部位的肿瘤严重。近年来，随着 CT 和 MRI 等多种新技术在临床的广泛应用，其在神经系统肿瘤的诊断中具有越来越重要的价值。影像学在神经系统肿瘤的定性诊断和术前病理分型中发挥着越来越重要的作用。

  兰州大学第二医院的周俊林教授组织多位中青年专家，以多年的临床经验为基础，参考国内外大量文献编写了《神经系统肿瘤影像与病理》一书。该书以 2007 年 WHO 中枢神经系统肿瘤分类为基础，同时参考 2016 年 WHO 中枢神经系统肿瘤分类的新进展，详细介绍了各种中枢神经系统肿瘤的临床、流行病学、病理和影像学表现等，层次清楚、简明扼要，且每个疾病均附有典型的病例图片，可谓图文并茂。该书具有较高的学术水平和临床应用价值，可供医学影像学、神经内外科医师和医学生参考阅读。

  周俊林教授是我认识的影像学界杰出的青年才俊，现担任兰州大学第二医院放射科主任、影像学教研室主任、影像医学中心主任，以及中华医学会放射学分会第 13 届全国青年委员、中华医学会放射学分会神经学组全国委员、中国研究型医院学会放射专业委员会常务委员、甘肃省医学会放射专业委员会主任委员等行政和学术职务，在影像医学方面的造诣较高，尤其是对神经系统肿瘤的研究和分析诊断有自己独到的见解，该书的出版是他在神经系统疾病诊断经验方面的一个很好总结。

  希望该书的出版对推动我国神经影像学的发展起到积极作用。

教授　博士生导师
中华医学会放射学分会第 13 届主任委员
《中华放射学杂志》总编辑
2016 年 10 月 29 日

前　言

多年来，医学影像工作者一直在不断探索神经系统肿瘤影像学的特征，不仅希望做到对肿瘤精准诊断及评估，更希望掌握肿瘤影像学的精髓，其研究成果反映在不断有新的著作问世，且侧重点不同，亮点也不少。然而，由于一些影像学工作者过度沉醉于影像，而忽略了影像形成的合理性及逻辑性，有时会制约其在影像诊断及评估水平方面迈向更高的台阶。因此，总是还需要一本书，一本全面、系统地介绍神经系统肿瘤，从概念及定义开始，有肿瘤发生发展及流行病学阐述，有临床及预后分析，有病理及影像的印证，能够反映最新进展且特征鲜明的神经系统肿瘤影像学读本，其不仅要能够精炼地阐述每类肿瘤的起源、发生发展及转归的过程，能准确展现每种肿瘤的影像特征，还要能解读肿瘤影像形成的病理基础，从而对神经系统肿瘤进行精准评估。

本书以2007年WHO中枢神经系统肿瘤病理分型为基础，同时参考2016年中枢神经系统肿瘤分类的新进展，按肿瘤病理分类及分型进行肿瘤影像学诊断及评估，同时本书还致力于对肿瘤起源、发生及发展等过程的介绍，从概念、定义、分级、流行病学特征、临床及预后、病理特点、影像学表现与诊断及鉴别诊断等方面进行系统阐述，特别是对肿瘤影像学表现与病理学的描述及对照，深刻揭示了肿瘤影像征象形成的基础，使读者能全面、准确地把握影像特征，并深刻理解影像。本书共16章，主要参考2016年WHO中枢神经系统肿瘤最新分类进行章节划分，同时沿用2007年WHO分类的主要内容，各章节分别为弥漫星形胶质细胞和少突胶质细胞肿瘤、其他星形胶质细胞肿瘤、室管膜肿瘤、脉络丛肿瘤、其他胶质瘤、神经元和混合性神经元-胶质肿瘤、松果体区肿瘤、胚胎性肿瘤、脑神经和椎旁神经肿瘤、脑膜肿瘤、淋巴瘤、组织细胞肿瘤、生殖细胞肿瘤、鞍区肿瘤、转移瘤及累及神经系统的家族性肿瘤综合征，每章首先对该类肿瘤做总的概述和分类介绍，使读者对这类肿瘤有一个总的认识，之后的每节分别介绍其框架下的每个肿瘤，除前面提到的肿瘤概念、定义、分级、流行病学特征、临床及预后外，在病理特点版块主要从大体、镜下及免疫组化三个方面进行描述，同时参照分子病理学的相关内容，对星形细胞肿瘤和中枢神经胚胎性肿瘤版块做了较大调整。鉴于读者可能对病理表现不是很熟悉，我们请病理专家以最简洁明快的语言介绍其最特征的表现，再配以经典镜下表现图像及描述，相信会带给读者新感觉、新认识。在影像学表现及诊断版块，我们特别提炼出该肿瘤最核心的特征，使读者一下子就抓住诊断要点。随后的鉴别诊断则围绕影像方面易混淆的 2~4 个疾病，分别从肿瘤的起源、发生部位、好发年龄、性别差异、主要临床特点及经典影像学表现方面进行对照，着重回答其与该肿瘤的不同之处，使读者清晰明了。

本书的绪论部分详细介绍了神经系统肿瘤的病理学进展、影像学进展及神经系统肿瘤影像与病理的联系，使读者可以全面而准确地了解目前国内外神经系统肿瘤病理学及影像学研究的最新现状，同时阐述了病理与影像及两者之间的联系对神经系统肿瘤诊断及评估的意义和价值，既有深度的研究内容，又有广度的关联解读，为读者阅读后面各章节奠定基础。

本书内容全面翔实，重点突出，紧密跟进 WHO 最新进展，前后逻辑性强，贴近临床，实用价值高，对影像工作者的实际工作具有重要的指导意义，是全面了解及掌握神经系统肿瘤影像的重要参考书，特别适合从事神经影像专业的工作者、神经外科医师及影像学硕士生和博士生。本书是兰州大学第二医院神经影像科与神经外科、病理科常年合作的结晶，在此感谢兰州大学第二医院李玉民院长为本书出版给予的支持，感谢病理科主任医师董驰为本书出版付出的大量心血，提供了书中所有的病理图片。本书的部分图片引用了同行的一些资料，得到了他们的大力支持，也在此表示深深的谢意！

由于水平及条件有限，本书不足之处，望同行们多多批评指正，编委会全体成员将不胜感谢！

周俊林

兰州大学第二医院

2016 年 8 月 18 日

目　　录

绪　　论

一、神经系统肿瘤影像学研究进展

神经系统肿瘤种类繁多，2016 版世界卫生组织（WHO）中枢神经系统（central nervous system，CNS）肿瘤分类在 2007 版的基础上，进一步修订和完善，吸收了近年来 CNS 肿瘤的研究成果，打破了完全基于显微镜下诊断的诊断原则，将分子变量加入到 CNS 肿瘤分类中来，新版本分类大致共分为十七大类及众多亚型。神经系统肿瘤的影像学表现各异，"异病同征"及"同病异征"的现象突出，精准的影像诊断，不仅对临床制定治疗方案极为重要，而且对肿瘤疗效及预后评估意义重大。自 1895 年 X 射线被伦琴发现以来，随着各种医学影像成像技术的迅猛发展，特别是功能成像、分子影像学的临床应用，也为更加精准的神经系统肿瘤的影像诊断与鉴别诊断，提供了有力的技术支持。

（一）X 线平片及数字减影血管造影

头颅 X 线平片曾是诊断颅内肿瘤的一种重要检查方法，其依据颅内异常钙化、钙化的松果体或脉络丛移位、骨质压迫或破坏、内听道扩大、蝶鞍扩大和破坏、血管沟的加深或迂曲等局部改变，有助于间接判断有无肿瘤并对其定位，但不能对肿瘤进行直观显示及定性诊断，目前已很少用于脑肿瘤的诊断。脑数字减影血管造影 (DSA) 是 20 世纪 70 年代以来临床普遍使用的 X 线检查技术，着重用于脑血管疾病的诊断，可对肿瘤进行间接诊断，类似于 X 线平片，但 DSA 可观察分析肿瘤的术前血供、与重要血管的解剖关系及进行栓塞治疗等，目前临床仍在应用。对此，有学者进行矢状窦旁脑膜瘤及巨大富血供脑膜瘤术前全脑血管造影检查、栓塞等来指导手术，发现可提高手术安全性，术中出血明显减少，手术时间显著缩短，肿瘤易被彻底切除，降低了手术难度，而且术后复发率低；但 DSA 具有创伤性，可并发血管痉挛、血栓或栓塞、出血等。所以，熟悉掌握各种检查技术的适应证，结合 CT、MR 等优化合理选择，才能为临床提供更多可靠的诊治信息。

（二）计算机断层扫描

1. 螺旋 CT

螺旋 CT 平扫密度分辨率高，易显示神经系统肿瘤钙化、脂肪及颅骨改变等，特别是多排螺旋 CT 增强扫描能更清楚地显示病变形态及内部特征，并可了解肿瘤血供及其对血 - 脑脊液屏障的破坏情况。平扫联合 CT 灌注（computed tomographic perfusion，CTP）及 CT 血管造影（computed tomographic angiography，CTA）有助于获取神经系统肿瘤血流动力学信息，揭示神经系统肿瘤病理生理学特征并显示肿瘤与血管的关系，加上三维、多平面成像可从不同角度观察病灶的形态及其与颅骨、血管等重要解剖结构的关系，可提高 CT 对颅内肿瘤诊断的正确率。对于不同类型神经系统肿瘤的 CTP 研究发现：胶质瘤高级组的 T-D 曲线多呈尖峰状，而低级组的较平滑；脑膜瘤灌注曲线表现为速升缓降型，并有较长的高位平台期。各级胶质瘤的平均脑血液量、脑血容量和表面通透性值随肿瘤分级的升高而呈增加趋势等。故多层螺旋 CT 灌注成像可量化分析和鉴定神经系统肿瘤的类型，联合 CTA 可为诊断与鉴别诊断提供有价值的信息，有利于脑肿瘤的术前整体评估和精确定位。但随着 MR 及功能成像的发展及广泛临床应用，CT 在神经系统肿瘤诊断中的作用大大降低，除用于体检、肿瘤筛查及部分急诊患者的检查外，大部分用于肿瘤术后的复查。

2. 宝石能谱 CT

应用宝石探测器，通过单球管瞬时同向 kVp 切换技术，能同时获得混合能量图像、40~140 keV 的 101 个单能量图像，在此基础上可实现物质分离，获得其能谱曲线图，进行物质定量及能谱综合分析、优化图像质量及虚拟平扫等，使 CT 由原来的单参数成像变为多参数成像，不仅在形态学诊断方面有很大的提高，而且在组织病理学诊断范畴有长足的进步，有助于肿瘤的早期发现、鉴别诊断和浸润范围的确定，目前广泛应用于体部肿瘤诊断与鉴别。有能谱 CT 对脑膜瘤不同类型和不同分级的研究发现，CT 能谱成像在低能量水平（40~70keV）对应的单能量 CT 值及能谱衰减曲线斜率对脑膜瘤的分级诊断有价值，对不同级别脑膜瘤的分型诊断有鉴别意义。关于神经系统肿瘤 CT 能谱成像的研究文献相对较少，其更多的应用价值有待进一步探讨。

（三）磁共振成像

磁共振成像（magnetic resonance imaging，MRI）的软组织分辨力相对 CT 更好，病变定位更准确，特别是增强扫描结合各种功能成像可明显提高肿瘤的检出率和诊断的正确率。2016 版 WHO 中枢神经系统肿瘤分类将基因分型加入到 CNS 肿瘤分类中来，目前而言，单凭常规 MRI 技术还不能进行精确基因分型，但随着一些新技术如磁共振血管成像（magnetic resonance angiography，MRA）、磁共振灌注加权成像（perfusion weighted imaging，PWI）、动脉自旋标记（arterial spin labeling，ASL）、磁共振弥散加权成像（diffusion weighted imaging，DWI）、磁共振弥散张量成像（diffusion tensor imaging，DTI）、磁共振波谱成像（magnetic resonance spectroscopy，MRS）、血氧水平依赖功能磁共振成像（blood oxygen

level dependent-functional magnetic resonance imaging，BOLD-fMRI）、弥 散 峰 度
成像（diffusion kurtosis imaging，DKI）、磁敏感加权成像（susceptibility weighted
imaging，SWI）等的进一步研究及应用，有望通过大量临床实践间接反映基因分型，
做到精准影像诊断，从而指导治疗及预后评估。

1. 磁共振血管成像（MRA）

MRA 有两种方式，一种方式为不用对比剂，利用血液流动与静止的血管壁及
周围组织形成对比而直接显示血管，是一种无创的血管显示方法，便捷、经济、安全；
另一种方式为高压注射器注入对比剂进行血管显示。特别是 3.0T 磁共振下四维对
比增强 MRA、磁共振静脉成像（magnetic resonance venography，MRV）的临床应用，
能显示神经系统肿瘤的血管结构及血运动态，获得更多的血管信息，可观察到瘤体
的供血动脉与引流静脉及静脉窦情况，颅内静脉各级分支的分布细节、皮质侧支引
流及颅内静脉缺损情况，对神经外科医师整体把握手术方案十分有意义。

2. 磁共振灌注加权成像 (PWI) 及动脉自旋标记 (ASL) 灌注成像

常规 MRI 能提供肿瘤边界、占位效应等信息，但对胶质瘤的分级和良、恶性
鉴别缺乏特异性。而磁共振 PWI 作为功能成像方法之一，是在快速成像等技术基
础上发展起来的，可以检测血流，无创获得脑血管微循环血流动力学，提供有价值
的肿瘤组织学信息，进行定量分析，对神经系统肿瘤良、恶性的鉴别有重要的临床
价值。根据是否注射外源性对比剂将灌注分为外源性示踪剂灌注成像和内源性示踪
剂灌注成像。有学者对两大类技术的基本原理，优缺点进行比较，综合分析两种技
术在脑肿瘤诊断与分级中的应用，发现外源性示踪剂灌注能得到脑血流信息和通透
性参数，在胶质瘤分级中能发挥重要作用。相对脑血容量（rCBV）与胶质瘤病理
分级有关，可用于评估肿瘤状态，预测肿瘤行为，但不适合区分胶质瘤和转移瘤，
而且造影剂价格昂贵，潜在有害，不能重复测量；内源性示踪剂灌注能重复测量，
无创得到脑血流量参数，能评估脑肿瘤的渗透状态，但得到的参数类型少，在应用
中不够稳定。ASL 是近年来迅速发展的一种无创性磁共振脑灌注成像，其利用血
液中的水分子作为内源性对比剂，能够完全无损测量脑血流量，与临床应用广泛
的正电子发射断层扫描 (PET)、CT 灌注成像、MRI 动态磁敏感增强成像 (dynamic
susceptibility contrast-enhanced，DSC-MRI) 相比，是最为安全的成像方式。有研究
表明，3D ASL 灌注成像技术所得 rCBF 定量参数在低级别胶质瘤与高级别胶质瘤、
脑膜瘤、转移瘤之间差异均有统计学意义，联合常规 MRI 扫描，可提高诊断符合率，
对脑肿瘤的定性诊断及胶质瘤的术前分级有重要参考价值。

3. 磁共振扩散加权成像（DWI）

弥散是分子的布朗运动，在生理功能中发挥重要作用。MRI 通过氢质子的磁化
来标记分子而不干扰它的弥散过程，是一种理想的研究分子弥散的方法。DWI 是
目前唯一能用于活体观察水分子微观运动的成像方法。组织内水分子的弥散运动与

细胞膜、基底膜等膜结构的分布，核浆比及大分子物质等因素密切相关。病理情况下膜结构的完整性受到破坏，大分子物质在细胞内外的分布发生变化，均可引起 DWI 上信号异常，这是 DWI 用于颅内病变诊断与鉴别诊断的基础。肿瘤近侧水肿区 DWI 检查的 rADC 值有助于肿瘤级别的鉴定，并鉴别于其他肿瘤及炎性病变。对此有研究发现，DWI 上多数脑脓肿呈高信号，绝大多数肿瘤坏死呈低信号；另有学者联合磁共振弥散加权与灌注成像，比较不同类型和级别脑肿瘤的 ADC_{min} 值和 $rCBV_{max}$ 值，结果淋巴瘤 ADC_{min} 数值最低，低级别胶质瘤 ADC_{min} 数值最高，脑膜瘤 ADC_{min} 值小于高级别胶质瘤、神经鞘瘤、低级别胶质瘤。

4. 磁共振弥散张量成像（DTI）

DTI 对 CNS，尤其对白质纤维的走行有很好的成像效果，可了解病变造成的白质纤维束受压移位、浸润与破坏，为病变的诊断与鉴别诊断提供更多信息，为手术方案的制定及术后随访提供依据，是神经科学一个新的突破。DTI 可以测量每个体素的平均弥散系数（average diffusion coeffcient，ADC）值和各向异性分数（fractional anisotropy，FA）值，根据信号强度和 ADC 值的变化鉴别各种肿瘤成分、瘤周异常信号是肿瘤侵犯还是单纯水肿；可显示白质纤维束的走行，反映其病理状态及其与邻近肿瘤的解剖关系。有学者研究磁共振 DTI 在神经导航手术中的应用价值，发现 DTI 影像可提供病灶与邻近锥体束间的三维可视化解剖信息，指导肿瘤最大范围切除并有效保护锥体束，显著提高肿瘤全切除率，降低患者术后致残率，缩短住院时间。另有学者以 60 例脑膜瘤患者为研究对象，进行颅脑 MRI 平扫及 DTI 检查，测量并比较肿瘤实质区、瘤周水肿区及瘤周白质区 ADC 值及 FA 值。发现不同类型、不同亚型及良恶性脑膜瘤的不同区域 ADC 值及 FA 值均不同：上皮细胞型比例最高，亚型中，血管瘤型 ADC 值最低，微囊型最高。良性恶性脑膜瘤中瘤周水肿 ADC 值最高，瘤周白质 FA 值最高，显著高于肿瘤实质及瘤周水肿，但恶性脑膜瘤肿瘤实质 ADC 值及瘤周白质 FA 值均低于良性脑膜瘤，可为其诊断和治疗提供有价值的信息。

5. 磁共振波谱（^{1}H-MRS）

^{1}H-MRS 为一种能检测体内化学成分、组织代谢产物的无创检查方法，是目前唯一能非侵入性测定活体化学代谢物改变的技术，可以对体内有关能量代谢和病灶代谢状况的变化做连续动态观察，能用图像形式来表达机体代谢的信息，较早地提供有关于疾病的诊断信息。^{1}H-MRS 是研究脑肿瘤物质和能量代谢的有效方法，可对给定组织有重要生物学意义的分子结构、浓度和化学环境进行定性和定量，从而探测活体分子内部的物理及化学环境，在分子水平反映人体内病变的信息，提高了常规磁共振诊断的特异性。目前已基本明确有生理意义的主要波谱峰为：N-乙酰天门冬氨酸（NAA）、总胆碱（Cho）、总肌酸（Cr）、乳酸（Lac）及肌醇（MI）、磷酸肌酸（PCr）及乳酸等。良、恶性及不同类型的神经系统肿瘤因生长速度、占位效应、对周围组织的侵犯、细胞分化及异形性等均不同而表现为不同的波谱峰。

对此有研究发现：少枝胶质细胞瘤Ⅲ级具有较高的 Cho、Lip 和 Lip/Cho 值；星形胶质细胞瘤显示 NAA 峰较高，Cho 峰和 Ala 峰较低，而多形性胶质母细胞瘤具有 Lac 峰和 Glu 峰，星形胶质细胞瘤的 NAA、Cr 值要较多形性胶质母细胞瘤高，而 Cho/Cr 则相反。脑膜瘤的 ^{1}H-MRS 一般表现为 NAA、Cr+PCr 明显降低，而 Cho 明显升高，在 1.3~1.44ppm 处可见特征性的 Ala 峰，在肿瘤周边可以测得 Lac 峰，提示局部缺血改变。脑转移瘤表现为 Cho 峰明显增高，Cr 峰下降甚至消失，NAA 峰的缺乏，Cho/Cr 值升高。Cho 峰在复发脑膜瘤中明显升高。^{1}H-MRS 还可以鉴别肿瘤治疗后的坏死和复发。有研究表明肿瘤坏死表现为 Cho、Cr、NAA 峰均有下降；胶质细胞瘤治疗后复发时 Cho 峰上升、NAA 峰下降或消失，Cho 明显增高且合并 Lac、NAA、Cr 的异常；放射性脑坏死表现为 Lip 峰增高、Cho 峰下降或呈平坦的曲线。细胞溶质内氨基酸（0.9pm）是脓肿的特征，而颅内囊性肿瘤和肿瘤的坏死囊变均无氨基酸，而且脑脓肿 Cho、Cr 和 NAA 显著下降，而肿瘤一般为 Cho 升高，Cr 和 NAA 下降。可以看出，作为目前唯一能够检测活体组织器官能量代谢和生化改变的无创性检测技术，MRS 在脑肿瘤的诊断与鉴别诊断中应用前景广阔。

6. 血氧水平依赖功能磁共振成像（BOLD-fMRI）

BOLD-fMRI 是利用脑活动区域局部血液中氧合血红蛋白与去氧血红蛋白比例的变化所引起的局部组织 T_2WI 的改变，从而在 T_2WI 上反映出脑组织局部活动功能的一种重要的磁共振功能成像技术，能够显示大脑皮质功能区的活动，安全、无创且相对廉价。通过 BOLD-fMRI 观察神经系统肿瘤可能影响到的脑皮层功能区，能指导临床医师了解肿瘤及脑功能信息，制定及完善治疗方案，从而最大程度上切除肿瘤而使脑功能区免受手术损害。有研究表明，累及皮层运动区的脑肿瘤患者行 fMRI 检查并与健康者做对照，进行双侧大拇指交替对掌运动作为任务刺激，发现健侧与患侧主运动区、辅助运动区的激活信号不同。对此另有学者将 30 例应用 BOLD-fMRI 并经病理学证实邻近脑皮层运动功能区的良恶性脑肿瘤患者，通过后处理技术获得脑皮层运动功能区的激活图像并与解剖图融合，显示患侧与健侧脑皮层运动激活区的形态和位置。发现肿瘤患侧脑皮层运动功能激活区的范围减小、形状变细长、主要向前或外侧移位；恶性肿瘤的脑皮层运动功能激活区的激活体积和最大信号强度明显小于良性肿瘤者；所有肿瘤患侧脑皮层运动功能激活区的激活体积和最大信号强度明显小于健侧。但是 BOLD 的信号由真正的神经元活动、敏感性伪影及神经血管解偶联效应组成，而敏感性伪影及神经血管解偶联效应能产生非真实的信号，所以结合临床并联合磁共振的多种功能成像技术才能提高诊断的准确率。而且，BOLD-fMRI 依然存在定位精度、时间分辨率、信噪比和稳定性等方面的局限，不过近年来涌现的其他检测大脑功能活动的成像技术和方法从不同角度、不同程度弥补了其不足。

7. 弥散峰度成像（DKI）

Jensen 等人 2005 年提出的 DKI 模型，最初目标是为了定量弥散偏离高斯分布的程度，主要反映脑灰白质弥散的微观结构信息而应用于神经方面的研究。随着 DKI 应用的推广，目前在肿瘤的良恶性鉴别和分级方面受到极大的关注。Van Cauter 等学者研究发现，相对于弥散的其他参数，弥散峰度系数在高、低级别肿瘤之间差异最为显著。对此，刘培政等人比较了脑高级别胶质瘤与转移瘤 DKI 的平均峰度（MK）、组织平均弥散（MD）、各向异性分数（FA）值等参数发现，瘤周区高级别胶质瘤的 MK 值和 MD 值稍高于转移瘤，差异有统计学意义。

8. 磁敏感加权成像（SWI）

SWI 是近年来新开发的磁共振对比增强成像技术，最早由 E. Mack Haacke 等于 1997 年发明并于 2002 年申请专利，最初称为"高分辨率血氧水平依赖静脉成像"(high resolution blood oxygenation level dependent venographic imaging)。该技术早期主要用于脑内小静脉的显示，近年来经过高场磁共振仪的应用及相关技术的不断改进，其临床应用范围得到了极大的扩展。SWI 可比常规梯度回波序列更敏感地显示出血，甚至是微小出血，在诊断脑外伤、脑肿瘤、脑血管畸形、脑血管病及某些神经变性病等方面具有较高的价值及应用前景。

（四）分子影像学

除 MR 波谱（^{1}H-MRS）等功能成像外，目前最为常用的分子影像学（molecular imaging，MI）技术就是正电子发射计算机断层（positron emission tomography，PET）的核医学分子显像。不同模式的 PET 显像可用于评估肿瘤的位置、范围及其生物活性等。

1. PET

PET 是应用放射性示踪原理，以断面解剖形态进行功能、代谢和受体显像的核医学领域比较先进的影像检查技术。其大致方法是将生物生命代谢中必需的物质，如：葡萄糖、蛋白质、核酸、脂肪酸等标记上短寿命的放射性核素（如 ^{18}F，^{11}C 等），注入人体后，通过该物质在代谢中的聚集，来反映生命代谢活动的情况，从而在分子水平上显示生物物质相应生物活动的空间分布、数量及其随时间的变化，故又称为生化显像或分子显像。其应用糖类、氨基酸等代谢物类显像剂及受体类显像剂，能从不同方面反映肿瘤的代谢功能，并且无创地反映其生物学行为特点，对肿瘤进行鉴别诊断、分类分期、预后判断、预测其生物学行为及疗效评价等，提供病灶详尽的功能与代谢等分子信息。PET 显像的灵敏度及特异性高，全身显像安全性好，但是在精度、定位方面有一定的限制，对肿瘤病理性质的诊断仍有一定局限性。

2. PET/CT

PET/CT 利用融合技术将 CT 与 PET 融为一体，一次显像可获得提供精确解剖定位的 CT 图像和提供病灶详尽功能与代谢等分子信息的 PET 图像，使形态影像学与功能影像学得到良好的结合，有利于肿瘤的早期发现、寻找原发灶、探测转移灶、良恶性鉴别、分级分期、疗效评价等，并且在评估肿瘤的复发和残余肿瘤组织方面优于 MRI，从而对肿瘤进行全面的评价；特别是全身 ^{18}F-FDG PET/PET-CT 在脑转移瘤寻找原发灶中有一定的价值，除可检出原发灶外，还能检出肺、淋巴结、骨、肝及其他少见部位的转移灶。有研究对经病理证实的脑胶质瘤患者 ^{18}F-FDG PET/CT 图像进行回顾性分析，测量并比较病变与白质和灰质的标准化摄取值（standardized uptake value，SUV）之比，发现病变白质比（lesion-to-white matter ratio，L/W）在不同级别脑胶质瘤中均存在显著统计学差异，有助于脑胶质瘤的分级诊断；对此有学者在不同级别的脑胶质瘤患者治疗前行 ^{18}F-FDG PET/CT 显像和 PWI 的研究中进一步证实。另有研究比较了 ^{13}N-NH$_3$ 与 ^{18}F-FDG PET/CT 显像在脑胶质瘤分级评估中的价值，以肿瘤 / 脑灰质（T/G）值为半定量分析指标，发现 ^{13}N-NH$_3$ PET/CT 对高低级别胶质瘤的鉴别效果优于 ^{18}F-FDG PET/CT，在显示高级别胶质瘤时肿瘤与正常脑组织的对比度好。有多项研究表明，^{11}C- 蛋氨酸（^{11}C-MET）是一种能被胶质瘤摄取的氨基酸，正常脑组织的摄取明显低于脱氧葡萄糖（FDG），可更好地显示胶质瘤，非常有利于表现各类胶质瘤间的鉴别以及胶质瘤术后残瘤或复发的诊断。另有研究表明，单独行 ^{11}C-MET PET/CT 脑显像可满足大多数脑肿瘤患者治疗前定位与治疗后疗效监测的需要，若与 ^{18}F-FDG PET 显像联合应用，更可能在肿瘤分级上获得帮助。

3. PET/MR

虽然 PET/CT 的临床应用促进了核医学的发展，但 MRI 相比 CT 有更高的软组织对比度与空间分辨率，MR 同 PET 的整合设备是近年来研究的热点，亦取得了一定的成绩。目前 PET/MR 的费用更高，检查时间更长，临床装机较少，商业化应用还存在一些困难，但该设备可以充分整合 MR 在软组织密度探测方面的能力和 PET 在分子程度的探测能力，对于神经系统肿瘤良恶性鉴别、恶性胶质瘤边界的确定、肿瘤治疗后放射性坏死与复发的鉴别、肿瘤活检部位的选择及转移灶，特别是微小病灶的探测方面应用前景广阔，值得期待和进一步研究。

综上所述，各种医学影像技术的发展突飞猛进，CNS 肿瘤的检查诊断手段丰富多样，并分别发挥着不同的重要作用。特别是 MR 及其各种功能成像是目前诊断 CNS 肿瘤的主要影像学检查方法。分子影像学检查价格高昂，除临床常用的 ^{18}F-FDG、^{11}C-MET 等示踪剂外，更多放射性药物的研究及应用有待进一步探讨；PET/CT、PET/MR 等高端综合影像设备的不断发展和临床应用研究有望使 CNS 肿瘤的精准诊断迈上一个新台阶。

二、神经系统肿瘤病理学研究进展

随着中枢神经系统肿瘤 WHO 分类和分级标准的出台及不断完善，中枢神经系统肿瘤病理学有了新的发展，主要包括组织病理学和分子病理学两大方面。同时也陆续对一些癫痫相关新肿瘤有了新的认识。随着分子生物学与分子遗传学新技术在肿瘤研究中的应用，已发现一系列对诊断、鉴别诊断及指导分子靶向治疗有实用价值的生物学标志，并根据生物学标志的不同，提出了脑胶质瘤的分子遗传学分型。伴随着这些进步，中枢神经系统肿瘤组织学分类及分子病理学分类方面不断取得新的进展，同时脑肿瘤分级分型与肿瘤干预及预后方面也在不断取得新成就。

（一）神经系统肿瘤组织病理学研究进展

中枢神经系统肿瘤分类与分级标准于 1993 年制定。2006 年 11 月在德国海德堡的德国国家癌症中心最终达成一致意见，这一次中枢神经系统肿瘤的分类原则与 2000 年版基本相同，其分类与分级不再单纯依赖组织形态学表现，而是添加了大量细胞遗传学、分子遗传学和分子生物学方面的新的研究成果，这就形成了 2007 版 WHO 中枢神经系统肿瘤分类的新内涵，总的分为神经上皮组织肿瘤、脑神经和脊旁神经肿瘤、脑膜肿瘤、淋巴和造血组织肿瘤、生殖细胞肿瘤、鞍区肿瘤和转移性肿瘤七大类。同时，通过将 Ki-67 抗原标记指数和增殖细胞核抗原（PCNA）标记指数用于中枢神经系统肿瘤良恶性分级与预后的评估，制定了不同良恶性级别中枢神经系统肿瘤的 Ki-67 抗原标记指数和增殖细胞核抗原标记指数范围，为中枢神经系统肿瘤的诊断与鉴别及患者预后判断提供了客观的评价依据。2007 版中枢神经系统肿瘤分类新进展如下：

（1）神经上皮组织肿瘤：包括星形细胞肿瘤、少突胶质细胞肿瘤、少突星形细胞肿瘤、室管膜肿瘤和脉络丛肿瘤五个亚类。星形细胞肿瘤提出了"原发性胶质母细胞瘤"和"继发性胶质母细胞瘤"的新概念。将毛黏液样星形胶质细胞瘤增加为毛细胞型星形胶质细胞瘤的新亚型，和大脑胶质瘤病一同归入星形细胞肿瘤。

（2）毛黏液样星形胶质细胞瘤（WHO Ⅱ级）：主要发生于婴儿和儿童，平均发病年龄为 11 个月，见于下丘脑 / 视交叉区，组织学特点为同态的双极细胞位于富含黏液的基质中，并常以血管为中心排列。与毛细胞型星形胶质细胞瘤相同，毛黏液样星形胶质细胞瘤也可为Ⅰ型神经纤维瘤病的颅内伴发肿瘤。毛黏液样星形胶质细胞瘤易局部复发和脑脊液播散，预后差于毛细胞型。

（3）大多数脑室内的脉络丛乳头状瘤（WHO Ⅰ级，ICD2O9390/0）起源于脉络丛上皮细胞，良性，可通过手术治愈。另一种是脉络丛乳头状癌（WHO Ⅲ级，ICD2O9390/3），有直接的恶性征象，包括有丝分裂活跃、细胞质浓染、边缘模糊、坏死和脑实质侵犯。WHO 提议引入的中间型即非典型脉络丛乳头状瘤，主要区别于脉络丛乳头状瘤的特点是有丝分裂活性增强，手术治愈也有可能，但复发的可能性明显增高。此类肿瘤易扩展和复发，ICD2O9390/1 归为扩展型。

（4）血管中心型胶质瘤 (WHO Ⅰ级)：肿瘤较稳定、生长缓慢，组织学特点为同态的双极细胞以血管为中心生长，上皮膜抗原（EMA）、胶质纤维酸性蛋白

（GFAP）、S-100、波形蛋白（vimentin）免疫组化阳性，但神经元抗原阴性，肿瘤稳定或缓慢生长。尽管血管中心型胶质瘤常延伸生长至脑室壁并具有室管膜分化的特点，但主要临床症状、皮层发生部位、组织学结构和预后都不支持把这种肿瘤划归室管膜瘤的亚型。其组织起源仍不清楚。

（5）神经元及混合性神经元–胶质肿瘤：增加了脑室外神经细胞瘤、乳头状型胶质神经元肿瘤、形成菊形团的胶质神经元肿瘤。

（6）周围神经系统肿瘤：嗅神经母细胞瘤、神经上皮瘤、肾上腺和交感神经系统的神经母细胞瘤列为周围神经系统肿瘤，不再包括在中枢神经系统肿瘤分类中。

（7）松果体区肿瘤：松果体区乳头状瘤是近年来所描述的罕见的松果体区神经上皮肿瘤，组织学特征为肿瘤呈乳头状结构，有上皮细胞，对细胞角蛋白和局部 GFAP 有阳性免疫反应。超微结构特征显示有室管膜细胞分化，其生物学行为是多样的，可能相当于 WHO Ⅱ 或 Ⅲ 级，有上皮细胞特点，细胞角蛋白和局部 GFAP 阳性。

（8）对原始神经外胚层肿瘤重新进行了界定；增加间变性髓母细胞瘤、髓母细胞瘤伴广泛结节为髓母细胞瘤新亚型。新分类认为，髓母肌母细胞瘤和黑色素型髓母细胞瘤是由分化差异造成的组织学不均一性表现，由于其独特的临床和遗传学特征，不再作为独立的病理亚型，可相应描述为髓母细胞瘤伴肌原性分化和髓母细胞瘤伴黑素细胞分化。间变性髓母细胞瘤（WHO Ⅳ级）组织学特点为细胞核的多形性显著，胞核塑形，细胞包绕细胞，有丝分裂高度活跃，呈非典型性形式。尽管髓母细胞瘤均可以表现出不同程度的间变，但间变性髓母细胞瘤尤为突出和广泛。组织学研究表明，经典的髓母细胞瘤可以进展为间变性髓母细胞瘤。高度恶性的大细胞型髓母细胞瘤和间变性髓母细胞瘤可以有重叠的细胞学表现，有人建议启用大细胞/间变联合型髓母细胞瘤的称谓。髓母细胞瘤伴广泛结节型（WHO Ⅳ级）亚型一般发生于婴儿，组织学上与促纤维性/结节型髓母细胞瘤关系密切，以前曾被称为小脑神经母细胞瘤。与促纤维性/结节亚型不同的是，缺乏网硬蛋白的区域大且富含神经纤维样组织，显得结节结构明显扩大。

（9）中枢神经系统原始神经外胚层肿瘤（WHO Ⅳ级）：是一组主要发生于儿童和成人的胚胎性肿瘤，有侵袭性行为，细胞分化很差或出现沿神经元、星形细胞和室管膜细胞谱系的差异分化。在 2000 年版分类中，称之为"幕上原始神经外胚层肿瘤"；把发生在脑干和脊髓的类似肿瘤包括在内，同时避免与发生于中枢神经系统外的原始神经外胚层肿瘤混淆，加上 CNS 前缀，如不特别指明，同幕上原始神经外胚层肿瘤是同义词，用于描述出现在小脑以外的未分化或分化差的中枢神经系统胚胎性肿瘤。如果肿瘤细胞仅向神经元分化，定义为 CNS 神经母细胞瘤；如果出现肿瘤性神经节细胞，称为 CNS 神经节神经母细胞瘤；如果出现室管膜母细胞菊形团，定义为室管膜母细胞瘤。

（10）脑神经和脊旁神经肿瘤：外周神经肿瘤改为脑神经和脊旁神经肿瘤。神经束膜瘤不再另行说明是神经内还是软组织神经束膜瘤，增加恶性神经束膜瘤一项。恶性外周神经鞘膜瘤的亚型更改为上皮样型、伴有间叶分化、黑色素型、伴腺样分化四型。

（11）脑膜肿瘤：对脑膜皮起源肿瘤的生物学行为做了重新评价，按复发和（或）呈侵袭性生长危险性的高低，对脑膜瘤重新分组和分级。脑膜肿瘤中，脑膜皮细胞肿瘤（脑膜瘤）包括 15 个亚型；间叶肿瘤中增加间变性血管外皮瘤和尤因肉瘤；把原先列在其他脑膜相关性肿瘤下的血管母细胞瘤也归为脑膜间叶肿瘤。

（12）鞍区肿瘤：鞍区肿瘤中增加了垂体细胞瘤和垂体前叶（腺垂体）梭形细胞嗜酸细胞瘤。垂体细胞瘤（WHO Ⅰ级）少见，发生于成人垂体后叶（神经垂体）或漏斗，界线清晰，实体包块，大小可达数厘米。组织学上，垂体细胞瘤呈延伸的双极梭形细胞排列成束或组成席纹状图案的密实结构。垂体细胞瘤有丝分裂罕见，一般情况下对弹性蛋白、S-100 蛋白反应呈阳性，对 GFAP 也有一定程度的反应。临床表现为视野缺损、头痛、垂体功能低下。组织学表现为致密的细胞构筑形式，由伸长的梭形细胞组成，交织排列成束状或席纹状，有丝分裂无或少有，波形蛋白、S-100 蛋白和不同程度 GFAP 阳性。垂体前叶梭形细胞嗜酸细胞瘤 （WHO Ⅱ级）为发生于成人垂体前叶嗜酸细胞的非分泌性肿瘤。肉眼不能与非功能性垂体腺瘤区分，呈良性临床经过。

2016 年 WHO 中枢神经系统肿瘤分类打破了 2007 版的原则，重点强调分子病理学的进展，强调肿瘤预后及靶向治疗为导向的新分类方法。在组织学分类方面，把治疗原则及预后类似的肿瘤归为一类，如弥漫星形胶质细胞和少突胶质细胞肿瘤；而把治疗和预后不同的肿瘤统一归为其他星形胶质细胞肿瘤，如毛细胞型星形胶质细胞瘤、间变型多形性黄色星形胶质细胞瘤等。在脑膜瘤版块，强调脑浸润的意义，在脑膜间叶肿瘤，把孤立性纤维性肿瘤、血管外皮细胞瘤及间变血管外皮细胞瘤归为一类，并界定Ⅰ级、Ⅱ级及Ⅲ级，从而使存在争议的肿瘤组织学分类得以统一。

（二）神经系统肿瘤的分子病理学研究进展

2014 年在荷兰哈勒姆举行的国际神经病理联合会议上建立了如何将分子病理结果加入脑肿瘤诊断的指南，并建立了 2007 版分类修订的路线图。2016 版 CNS WHO 分类打破了完全基于显微镜下诊断的诊断原则，将分子变量加入到 CNS 肿瘤分类中来。CNS 肿瘤分类中"整合"表型和基因型参数的方法在客观性上提高到一个新的水平。这种客观性的增加有助于增强诊断的均质性、给出更准确的定义，最终使诊断更准确，从而促进和改善病人的管理与诊疗方案的精确性。联合组织病理和分子特征的诊断需要尽可能使用标准化的诊断术语。CNS 诊断包含组织病理诊断及基因特征，如弥漫星形胶质细胞瘤、IDH 突变和髓母细胞瘤、WNT 激活型。具有超过一个表型者，在名称中加上具体表型，例如，少突胶质细胞瘤，IDH 突变和 1p/19q 联合缺失。如果肿瘤缺乏基因突变，则描述为野生型，如胶质母细胞瘤，IDH 野生型。但是，需要指出的是，缺乏突变检测应该被诊断为 NOS 分类。一些特殊的基因型中，"阳性"表明这种分子表型存在，如室管膜瘤 RELA 融合阳性。缺乏分子诊断测试被定义为 NOS（非其他分类）。NOS 分类表明没有足够的证据分到其他特定的诊断。在新版本中，NOS 多数指肿瘤没有充分的相关检测基因参数，其他一些较少的情况也包括肿瘤经过检测，但是并没有发现诊断相关的基因型选项。NOS 并不是限定一个整体，而是指不能分类进入任何限定的肿瘤分类组中。因此，NOS 分类代表一类没有足够的病理学、基因学和临床特征的诊断，需要进一步的研究来细化其分类。

由于细胞遗传学、分子生物学、分子遗传学、蛋白质组学理论的日臻完善，以及核酸原位杂交、荧光原位杂交（FISH）、比较基因组杂交（CGH）、表观遗传学、实时聚合酶链反应（realtime PCR）、微卫星分析技术、基因芯片、蛋白质芯片、组织芯片、RNA 干扰、二维电泳和生物质谱及生物信息学等新技术的建立，使人类从整体→器官→组织→细胞→分子水平认识疾病的本质和发生机制成为可能。随着这些新技术在肿瘤病理学领域的应用，催生了肿瘤分子病理学和肿瘤分子遗传学两个重要的肿瘤病理学分支。而微阵列比较基因组杂交（CGHa）技术的出现，实现了比较基因组杂交技术与基因芯片技术的完美结合，使肿瘤分子遗传学研究进入了崭新的阶段。近年来，上述新技术已被广泛应用于中枢神经系统肿瘤的研究和（或）病理诊断，为加深对该类肿瘤的认识，以及提高病理诊断和指导临床开展个体化治疗提供了极为有效的手段。

（三）肿瘤分级、分型与预后因素

WHO 分级是预测治疗反应和结果的综合标准因素之一。其他参考标准包括患者年龄、临床表现、肿瘤位置、影像学特征、对比增强、手术切除范围、增殖指数及遗传学改变等。对于每种肿瘤来说，这些参数的综合考虑能得到一个全面的预后评估。尽管存在许多变化，一般情况下 WHO Ⅱ级的患者生存时间超过 5 年，而Ⅲ级者生存时间只有 2~3 年。WHO Ⅳ级患者的预后很大程度上取决于是否能得到有效的治疗。大多数胶质母细胞瘤患者 1 年之内死亡。其他类型 WHO Ⅳ级患者，只要积极治疗，预后可能会较好，如髓母细胞瘤和生殖细胞瘤，两者均为 WHO Ⅳ级，如果不治疗将很快致死，而及时有效的放化疗使得 5 年生存率分别超过 60% 和 80%。 从长远看，分子分型能够让临床诊疗、临床试验及流行病学研究变得更加便利，从而最终提高脑肿瘤病人的生活、生存质量。肿瘤的分子分型与预后及靶向治疗关系密切，如髓母细胞瘤，其 IDH 野生型与 IDH 突变型的预后有较大差异，间变星形胶质细胞瘤的不同分子分型之间也存在较大的预后差异，这也为分子靶向治疗提供了重要依据，在此后的研究中将会不断在这方面取得突破。

三、神经系统肿瘤影像、病理与临床

神经系统肿瘤种类繁多，并涉及神经系统以外的一些表现，临床、影像及病理表现复杂多样，一直以来是临床诊断的难点和重点。临床表现多样化且不典型，随病人的年龄、肿瘤大小、性质、位置及其对周围脑组织结构损害的不同而各异，少数脑肿瘤患者无明显临床表现，在体检或外伤后偶然发现；大脑半球肿瘤多有局限性癫痫发作与肢体瘫痪；第三脑室肿瘤常致梗阻性脑积水、剧烈头痛且易受头部位置变动的影响，易出现视盘水肿，当其肿瘤向下压迫垂体时，可产生嗜睡、多尿、血糖升高、肥胖等，向两侧压迫内囊时出现锥体束受损症状；其他首发表现有发热、失明、记忆减退、视力下降、癫痫、颈强直、脑神经损害等。第四脑室肿瘤主要表现为颅内压增高征；松果体区肿瘤常压迫和阻塞中脑导水管而表现为颅内压增高及嗜睡、视力视野异常、癫痫和共济失调，部分患者因肿瘤压迫、侵犯顶盖而产生特征性的帕里诺综合征，主要表现为双目上视、会聚功能障碍等；小脑半球肿瘤可见病侧肌无力、肌张力降低、眼球震颤及肢体性共济失调；小脑蚓部肿瘤可表现为躯干性共济失调；脑干肿瘤典型病例呈交叉性瘫痪，由于脑肿瘤可压迫周围组织，有时原发脑肿瘤部位定位体征不明显，而侵犯周围组织症状体征却明显，如第四脑室肿瘤可有颅内压增高征，当肿瘤向下生长压迫脑干时可出现脑干病变的典型体征；因此，应高度重视脑肿瘤的临床表现，仔细进行体格检查，有助于脑肿瘤的诊断及鉴别诊断。

脑肿瘤临床表现多样化且多数缺乏特异性的临床表现，因此仅凭临床表现及其他非影像学检查方法诊断脑肿瘤是非常困难的，而影像学检查直观显示有无脑肿瘤，以及肿瘤的形态、部位、数目、密度、信号等，对脑肿瘤定位、定性诊断极其重要，其中准确定位对于进一步判断肿瘤性质及可能的病理类型至关重要，不同部位常见肿瘤不同，如脑内、脑外肿瘤存在本质上的区别，对怀疑脑肿瘤的患者应尽早进行影像学检查，特异性影像学表现的出现常有助于脑肿瘤术前的正确诊断。临床医生应根据不同检查目的，选取一种影像学检查方法，或多种影像学检查方法并用，相互补充、相互印证，充分发挥各种影像学检查方法的优势。常用的 CT 检查方法简单、经济，可作为脑肿瘤筛查的首选检查项目，对于术后观察病情变化、手术疗效、制定放射治疗计划、随访长期疗效都很适用，而且其对钙化、出血显示敏感，对于钙化率高的脑肿瘤，可以提高诊断的准确率；幕上脑肿瘤很容易为 CT 发现，但幕下肿瘤由于颅后窝被骨性组织或含气的腔隙包绕，伪影较多，可能漏诊小病灶。MRI无放射性损伤，可行冠、矢、轴三个方向的断层扫描，对肿瘤的定位十分准确，对软组织有高分辨率，尤其对脑灰、白质显示分明。对于鞍区、脑干及颅后窝肿瘤的检查，因为没有骨骼产生的伪影干扰，可以早期发现体积较小的病灶。MRI增强扫描进一步评估脑肿瘤，正常脑实质或良性病变由于有血脑屏障，无增强效应，而恶性肿瘤破坏了血脑屏障，造影剂渗入到肿瘤内，使肿瘤增强，而周围水肿区不增强，从而可以明确肿瘤的范围，MRI新技术的研发及应用进一步提高了脑肿瘤评估的准确性。

脑肿瘤的诊断要紧密结合临床、影像及病理，病理是临床和影像表现的基础，本书占用大量篇幅比较详细地介绍了每种脑肿瘤的大体病理、镜下及免疫组织化学表现，帮助读者更加深入地理解不同脑肿瘤临床及影像学表现的病理基础，建立整体和全局诊断意识。同一种疾病如处于不同的病理阶段，则其影像表现不同，同一疾病不同病理类型，其影像表现也有所不同，不同疾病的影像表现差异更大，病理结构决定影像表现，深入理解和掌握不同脑肿瘤病理结构、生物学行为，对比病理和影像，对于提高脑肿瘤影像诊断水平非常重要。同时，随着影像技术的不断提高，以及临床医学向精准医学方向的发展，对脑肿瘤术前、术中及术后的判断和评估要求更高，影像学在扮演着越来越重要的角色。例如，我们可以通过影像征象对肿瘤的病理分型及分级做出准确判断，从而更好地进行治疗方案的完善及预后评价；也可以通过影像技术功能成像的方法（如MR、DTI、DKI、DWI、ADC及fMRI等成像手段）对肿瘤边界、肿瘤浸润及肿瘤与重要功能区关系做出精准判断，从而指导临床医师更准确地对肿瘤进行处理，甚至在影像导航下进行手术，最大限度地保障患者的安全及患者的脑功能；还可以通过影像学获得的相关代谢信息（包括PET-CT、PET-MR）及相关分子影像信息对肿瘤分子变量进行分析及进一步确定，对分子靶向治疗等进行精准指导和评估，实现更精确的治疗。因此，随着影像学的快速发展，以及影像、临床及病理的结合越来越深入，我们的工作模式及思维方式也要不断改变，以促进临床医学领域的不断快速发展。

（罗永军　董　驰　柴彦军　白亮彩　周俊林）

四、WHO中枢神经系统肿瘤分类（2007、2016）

2007年、2006年WHO中枢神经系统肿瘤分类见绪表-1、绪表-2，2016年WHO中枢神经系统部分肿瘤分级见绪表-3。

绪表 -1　WHO 中枢神经系统肿瘤分类（2007 年）

肿瘤分类	ICD-O	WHO 分级
I Tumor of neuroepithelial tissue　神经上皮组织肿瘤		
1. Astrocytic tumor　星形细胞肿瘤		
Pilocytic astrocytoma　毛细胞星形细胞瘤	9421/1	I
Pilomyxoid astrocytoma　毛细胞黏液型星形细胞瘤	9425/3	II
Subependymal giant cell astrocytoma　室管膜下巨细胞型星形细胞瘤	9384/1	I
Pleomorphic xanthoastrocytoma　多形性黄色瘤型星形细胞瘤	9424/3	II
Diffuse astrocytoma　弥漫性星形细胞瘤	9400/3	II
Fibrillary　纤维型	9420/3	II
Gemistocytic　肥胖细胞型	9411/3	II
Protoplasmic　原浆型	9410/3	II
Anaplastic astrocytoma　间变性星形细胞瘤	9401/3	III
Glioblastoma　胶质母细胞瘤	9440/3	IV
Giant cell glioblastoma　巨细胞型胶质母细胞瘤	9441/3	IV
Gliosarcoma　胶质肉瘤	9442/3	IV
Gliomatosis cerebri　大脑胶质瘤病	9381/3	
2. Oligodendroglial tumor　少突胶质细胞肿瘤		
Oligodendroglioma　少突胶质细胞瘤	9450/3	II
Anaplastic oligodendroglioma　间变性少突胶质细胞瘤	9451/3	III
3. Oligoastrocytic tumor　少突星形细胞肿瘤		
Oligoastrocytoma　少突 - 星形细胞瘤	9382/3	II
Anaplastic oligoastrocytoma　间变性少突 - 星形细胞瘤	9382/3	III
4. Ependymal tumor　室管膜肿瘤		
Subependymoma　室管膜下室管膜瘤	9383/1	I
Myxopapillary ependymoma　黏液乳头状型室管膜瘤	9394/1	I
Ependymoma　室管膜瘤	9391/3	II
Cellular　细胞型	9391/3	II
Papillary　乳头状型	9393/3	II
Clear cell　透明细胞型	9391/3	II
Tanycytic　伸长细胞型	9391/3	II
Anaplastic ependymoma　间变性室管膜瘤	9392/3	III
5. Choroid plexus tumor　脉络丛肿瘤		
Choroid plexus papilloma　脉络丛乳头状瘤	9390/0	I
Atypical choroid plexus papilloma　非典型性脉络丛乳头状瘤	9390/1	II
Choroid plexus carcinoma　脉络丛癌	9390/3	III
6. Other neuroepithelial tumor　其他神经上皮肿瘤		

肿瘤分类	ICD-O	WHO 分级
Astroblastoma　星形母细胞瘤	9430/3	
Chordoid glioma of the third ventricle　第三脑室的脊索瘤样胶质瘤	9444/1	II
Angiocentric glioma　血管中心型胶质瘤	9431/1	I
7. Neuronal and mixed neuronal-glial tumor		
神经元及混合性神经元 - 胶质肿瘤		
Dysplastic gangliocytoma of cerebellum, Lhermitte-Duclos	9493/0	I
小脑发育不良性神经节细胞瘤		
Desmoplastic infantile astrocytoma / ganglioglioma	9412/1	I
促纤维增生性婴儿星形细胞瘤 / 神经节胶质细胞瘤		
Dysembryo plastic neuroepithelial tumor	9413/0	I
胚胎发育不良性神经上皮肿瘤		
Gangliocytoma　神经节细胞瘤	9492/0	I
Ganglioglioma　神经节细胞胶质瘤	9505/1	I
Anaplastic ganglioglioma　间变性神经节细胞胶质瘤	9505/3	III
Central neurocytoma　中枢神经细胞瘤	9506/1	II
Extraventricular neurocytoma　脑室外神经细胞瘤	9506/1	II
Cerebellar liponeurocytoma　小脑脂肪神经细胞瘤	9506/1	II
Papillary glioneuronal tumor　乳头状型胶质神经元肿瘤	9509/1	I
Rosette2forming glioneuronal tumor of the fourth ventricle	9509/1	I
第四脑室菊形团形成型胶质神经元肿瘤		
Paraganglioma　副神经节瘤	8680/1	I
8. Tumor of pineal region　松果体区肿瘤		
Pineocytoma　松果体细胞瘤	9361/1	I
Pineal parenchymal tumor of intermediate differentiation	9362/3	II - III
中等分化的松果体实质肿瘤		
Pineoblastoma　松果体母细胞瘤	9362/3	IV
Papillary tumor of the pineal region　松果体区乳头状肿瘤	9395/3	II - III
9. Embryonal tumor　胚胎性肿瘤		
Medulloblastoma　髓母细胞瘤	9470/3	IV
Desmoplastic / nodular medulloblastoma	9471/3	IV
促纤维增生 / 结节型髓母细胞瘤		
Medulloblastoma with extensive nodularity	9471/3	IV
髓母细胞瘤伴广泛结节		
Anaplastic medulloblastoma　间变性髓母细胞瘤	9474/3	IV
Large cell medulloblastoma　大细胞型髓母细胞瘤	9474/3	IV

肿瘤分类	ICD-O	WHO 分级
CNS primitive neuroectodermal tumor, CNS PNET	9474/3	IV
中枢神经系统原始神经外胚层肿瘤		
CNS neuroblastoma　中枢神经系统神经母细胞瘤	9500/3	IV
CNS ganglioneuroblastoma　中枢神经系统神经节神经母细胞瘤	9490/3	IV
Medulloep ithelioma　髓上皮瘤	9501/3	IV
Ependymoblastoma　室管膜母细胞瘤	9392/3	IV
Atypical teratoid / rhabdoid tumor　非典型性畸胎瘤 / 横纹肌样肿瘤	9508/3	IV
II Tumor of cranial and paraspinal nerves　颅神经和脊旁神经肿瘤		
1. Schwannoma (neurilemoma, neurinoma)　施万细胞瘤 (神经鞘瘤)	9560/0	I
Cellular　细胞型	9560/0	I
Plexiform　丛状型	9560/0	I
Melanotic　黑色素型	9560/0	I
2. Neurofibroma　神经纤维瘤	9540/0	I
Plexiform　丛状型	9540/0	I
3. Perineurioma　神经束膜瘤		
Perineurioma, NOS　神经束膜瘤 , 不另行说明	9571/0	I
Malignant perineurioma　恶性神经束膜瘤	9571/3	II - III
4. Malignant peripheral nerve sheath tumor, MPNST　恶性外周神经鞘膜瘤		
Epithelial　上皮样型	9540/0	II - IV
With mesenchymal differentiation　伴有间叶分化	9540/0	II - IV
Melanotic　黑色素型	9540/0	II - IV
With glandular differentiation　伴腺状分化	9540/0	II - IV
III Tumor of meninges　脑膜肿瘤		
1. Tumor of meningothelial cell　脑膜皮细胞肿瘤		
脑膜瘤	9530 /0	I
Meningiothelial　脑膜皮型	9531 /0	I
Fibrous, fibroblastic　纤维型 (纤维母细胞型)	9532 /0	I
Transitional, mixed　过渡型 (混合性)	9537 /0	I
Psammomatous　砂粒体型	9533 /0	I
Angiomatous　血管瘤型	9534 /0	I
Microcystic　微囊型	9530 /0	I
Secretory　分泌型	9530 /0	I
Lymphop lasmacyte-rich　富于淋巴细胞 - 浆细胞型	9530 /0	I
Metaplastic　化生型	9530 /0	I
Clear cell　透明细胞型	9538/1	II

肿瘤分类	ICD-O	WHO 分级
Chordoid　脊索瘤样型	9538/1	Ⅱ
Atypical　非典型性	9539/1	Ⅱ
Papillary　乳头状型	9538/3	Ⅲ
Rhabdoid　横纹肌样型	9538/3	Ⅲ
Anaplastic, malignant　间变性（恶性）	9530/3	Ⅲ
2. Mesenchymal tumor　间叶肿瘤		
Lipoma　脂肪瘤	8850 /0	Ⅰ
Angiolipoma　血管脂肪瘤	8861 /0	Ⅰ
Hibernoma　冬眠瘤	8880 /0	Ⅰ
Liposarcoma　脂肪肉瘤	8850/3	Ⅳ
Solitary fibrous tumor　单发性纤维性肿瘤	8815 /0	Ⅰ
Fibrosarcoma　纤维肉瘤	8810/3	Ⅳ
Malignant fibrous histiocytoma　恶性纤维组织细胞瘤	8830/3	Ⅳ
Leiomyoma　平滑肌瘤	8890/0	Ⅰ
Leiomyosarcoma　平滑肌肉瘤	8900/0	Ⅳ
Rhabdomyoma　横纹肌瘤	8900 /0	Ⅰ
Rhabdomyosarcoma　横纹肌肉瘤	8900/3	Ⅳ
Chondroma　软骨瘤	9220/0	Ⅰ
Chondrosarcoma　软骨肉瘤	9220/3	Ⅳ
Osteoma　骨瘤	9180 /0	Ⅰ
Osteosarcoma　骨肉瘤	9180/3	Ⅳ
Osteochondroma　骨软骨瘤	9210 /0	Ⅰ
Haemangioma　血管瘤	9210 /0	Ⅰ
Epithelial haemangioendothelioma　上皮样血管内皮瘤	9133/1	Ⅱ
Haemangiopericytoma　血管外皮瘤	9150/1	Ⅱ
Anaplstic haemangiopericytoma　间变性血管外皮瘤	9150/3	Ⅲ
Angiosarcoma　血管肉瘤	9120/3	Ⅳ
Kaposi sarcoma　卡波西肉瘤	9140/3	Ⅳ
Ewing sarcoma-PNET　尤因肉瘤 - 原始神经外胚层肿瘤	9364/3	
3. Primary melanocytic lesions　原发性黑色素细胞性病变		
Diffuse melanocytosis　弥漫性黑色素细胞增生病	8728 /0	
Melanocytoma　黑色素细胞瘤	8728/1	
Malignant melanoma　恶性黑色素瘤	8720/3	
Meningeal melanomatosis　脑膜黑色素瘤病	8728/3	
4. Other neoplasms related to the meninges　其他脑膜相关性肿瘤		

续表

肿瘤分类	ICD-O	WHO 分级
Haemangioblastoma　血管母细胞瘤	9161/1	I
Ⅳ Lymphomas and haematopoietic neoplasms　淋巴和造血组织肿瘤		
1. Malignant lymphoma　恶性淋巴瘤	9590/3	
2. Plasmacytoma　浆细胞瘤	9731/3	
3. Granulocytic sarcoma　颗粒细胞肉瘤	9930/3	
Ⅴ Germ cell tumor　生殖细胞肿瘤		
1. Germinoma　生殖细胞瘤	9064/3	
2. Embryonal carcinoma　胚胎性癌	9070/3	
3. Yolk sac tumor　卵黄囊瘤	9071/3	
4. Choriocarcinoma　绒毛膜癌	9100/3	
5. Teratoma　畸胎瘤	9080/1	
Mature　成熟性	9080/0	
Immature　未成熟性	9080/3	
With malignant transformation　伴有恶性转化	9084/3	
6. Mixed germ cell tumor　混合性生殖细胞肿瘤	9085/3	
Ⅵ Tumor of the sellar region　蝶鞍区肿瘤		
Craniopharyngioma　颅咽管瘤	9350/1	I
Adamantinomatous　造釉细胞瘤型	9350/1	I
Papillary　乳头状型	9352/1	I
Granular cell tumor　颗粒细胞瘤	9582/0	I
Pituicytoma　垂体细胞瘤	*9432/1*	I
Spindle cell oncocytoma of the adenohypophysis	*8291/0*	I
垂体前叶梭形细胞嗜酸细胞瘤		
Ⅶ Metastatic tumor　转移性肿瘤		

绪表 -2　WHO 中枢神经系统肿瘤分类（2016）

肿瘤	ICD-O
弥漫星形胶质细胞和少突胶质细胞肿瘤　Diffuse astrocytic and oligodendroglial tumor	
弥漫星形胶质细胞瘤，IDH 突变型　Diffuse astrocytoma, IDH-mutant	9400/3
肥胖型星形胶质细胞瘤，IDH 突变型　Gemistocytic astrocytoma, IDH-mutant	9411/3
弥漫星形胶质细胞瘤，IDH 野生型　Diffuse astrocytoma, IDH-wild type	*9400/3*
弥漫星形胶质细胞瘤，NOS　Diffuse astrocytoma, NOS	9400/3
间变星形胶质细胞瘤，IDH 突变型　Anaplastic astrocytoma, IDH-mutant	9401/3
间变星形胶质细胞瘤，IDH 野生型　Anaplastic astrocytoma, IDH-wild type	*9401/3*
间变星形胶质细胞瘤，NOS　Anaplastic astrocytoma, NOS	9401/3
胶质母细胞瘤，IDH 野生型　Glioblastoma, IDH-wild type	9440/3
巨细胞型胶质母细胞瘤　Giant cell Glioblastoma	9441/3

续表

肿瘤	ICD-O
胶质肉瘤　Gliosarcoma	9442/3
上皮样胶质母细胞瘤　Epithelioid glioblastoma	*9440/3*
胶质母细胞瘤，IDH 突变型　Glioblastoma, IDH-mutant	9445/3*
胶质母细胞瘤，NOS　Glioblastoma, NOS	9440/3
弥漫中线胶质瘤，H3 K27M 突变型　Diffuse midline glioma, H3 K27M-mutant	9385/3*
少突胶质细胞瘤，IDH 突变型和 1p/19 共缺失　Oligodendroglioma, IDH-mutant and 1p/19q-codeleted	9450/3
少突胶质细胞瘤，NOS　Oligodendroglioma, NOS	9450/3
间变少突胶质细胞瘤，IDH 突变型和 1p/19 共缺失　Anaplastic Oligodendroglioma, IDH-mutant and 1p/19q-codeleted	9451/3
间变少突胶质细胞瘤，NOS　Anaplastic Oligodendroglioma, NOS	*9451/3*
少突星形胶质细胞瘤，NOS　Oligodendrocytoma, NOS	*9382/3*
间变少突星形胶质细胞瘤，NOS　Anaplastic Oligodendrocytoma, NOS	*9382/3*
其他星形胶质细胞瘤　Other anaplastic tumor	
毛细胞型星形胶质细胞瘤　Pilocytic astrocytoma	9421/1
毛黏液样星形胶质细胞瘤　Pilomyxoid astrocytoma	9425/3
室管膜下巨细胞星形胶质细胞瘤　Subependymal giant cell astrocytoma	9384/1
多形性黄色星形胶质细胞瘤　Pleomorphic xanthoastrocytoma	9424/3
间变型多形性黄色星形胶质细胞瘤　Anaplastic pleomorphic xanthoastrocytoma	9424/3
室管膜肿瘤　Ependymal tumor	
室管膜下瘤　Subependymoma	9383/1
黏液乳头型室管膜瘤　Myxopapillary ependymoma	9394/1
室管膜瘤　Ependymoma	9391/3
乳头状室管膜瘤　Papillary ependymoma	9393/3
透明细胞型室管膜瘤　Clear cell ependymoma	9391/3
伸长细胞型室管膜瘤　Tanycytic ependymoma	9391/3
室管膜瘤，RELA 融合阳性　Ependymoma, RELA fusion-positive	9396/3*
间变室管膜瘤　Anaplastic Ependymoma	9392/3
其他胶质瘤　Other gliomas	
第三脑室脊索样胶质瘤　Chordoid glioma of the third ventricle	9444/1
血管中心性胶质瘤　Angiocentric glioma	9431/1
星形母细胞瘤　Astroblastoma	9430/3
脉络丛肿瘤　Choroid plexus tumor	
脉络丛乳头状瘤　Choroid plexus papilloma	9390/1
不典型脉络丛乳头状瘤　Atypical choroid plexus papilloma	9390/1
脉络丛癌　Choroid plexus carcinoma	9390/3
神经元和混合性神经元 – 胶质肿瘤　Neuronal and mixed neuronal-glial tumor	

续表

肿瘤	ICD-O
胚胎发育不良性神经上皮瘤　Dysembryoplastic neuroepithelial tumor	9413/0
节细胞瘤　Gangliocytoma	9492/0
节细胞胶质瘤　Ganglioglioma	9505/1
间变节细胞胶质瘤　Anaplastic ganglioglioma	9505/3
小脑发育不良性节细胞瘤　（Lhermitte-Duclos 病） Dysplastic cerebellar gangliocytoma(Lhermitte-Duclos disease)	9493/0
婴儿促纤维增生型星形胶质细胞瘤 / 节细胞胶质瘤　Desmoplastic infantile astrocytoma and ganglioglioma	9412/1
乳头状胶质神经元肿瘤　Papillary glioneuronal tumor	9509/1
形成菊形团的胶质神经元肿瘤　Rosette-forming glioneuronal tumor	9509/1
弥漫柔脑膜胶质神经元肿瘤　Diffuse leptomeningeal glioneuronal tumor	
中枢神经细胞瘤　Central neurocytoma	9506/1
脑室外中枢神经细胞瘤　Extraventricular neurocytoma	9506/1
小脑脂肪神经细胞瘤　Cerebellar liponeurocytoma	9506/1
副神经节瘤　Paraganglioma	8693/1
松果体区肿瘤　Tumor of the pineal region	
松果体细胞瘤　Pineocytoma	9361/1
中分化松果体实质肿瘤　Pineal parenchymal tumor of intermediate differentiation	9362/3
松果体母细胞瘤　Pineoblastoma	9362/3
松果体区乳头状肿瘤　Papillary tumor of the pineal region	9395/3
胚胎性肿瘤　Embryonal tumor	
髓母细胞瘤，遗传学分类　Medulloblastomas,genetically defined	
髓母细胞瘤，WNT 激活　Medulloblastoma,WNT-activated	9475/3*
髓母细胞瘤，SHH 激活伴 TP53 突变型　Medulloblastoma,SHH-activated and TP53-mutant	9476/3*
髓母细胞瘤，SHH 激活伴 TP53 野生型　Medulloblastoma,SHH-activated and TP53-wild type	9471/3
髓母细胞瘤，非 WNT/ 非 SHH Medulloblastoma,non-WNT/non-SHH	9477/3*
髓母细胞瘤，3 组　Medulloblastoma,group 3	
髓母细胞瘤，4 组　Medulloblastoma,group 4	
髓母细胞瘤，组织学分类　Medulloblastomas,histologically defined	
髓母细胞瘤，经典型　Medulloblastoma,classic	9470/3
髓母细胞瘤，促纤维增生 / 结节型　Medulloblastoma,desmoplastic/nodular	9471/3
伴有广泛结节的髓母细胞瘤　Medulloblastoma with extensive nodularity	9471/3
髓母细胞瘤，大细胞型 / 间变型　Medulloblastoma,large cell/anaplastic	9471/3
髓母细胞瘤，NOS　Medulloblastoma,NOS	9470/3
胚胎性肿瘤伴多层菊形团，C19MC 变异　Embryonal tumor with multilayered rosettes,C19MC-altered	9478/3*
胚胎性肿瘤伴多层菊形团，NOS　Embryonal tumor with multilayered rosettes,NOS	9478/3

肿瘤	ICD-O
髓上皮瘤　Medulloepithelioma	9501/3
中枢神经系统神经母细胞瘤　CNS neuroblastoma	9500/3
中枢神经系统节细胞神经母细胞瘤　CNS ganglioneuroblastoma	9490/3
中枢神经系统胚胎性肿瘤，NOS　CNS embryonal tumor,NOS	9473/3
非典型畸胎样 / 横纹肌样肿瘤　Atypical teratoid/rhabdoid tumor	9508/3
中枢神经系统胚胎性肿瘤伴横纹肌样特征 CNS　embryonal tumor with rhabdoid features	9508/3
脑神经和椎旁神经肿瘤　Tumor of the cranial and paraspinal nerves	
神经鞘瘤　Schwannoma	9560/0
细胞性神经鞘瘤　Cellular schwannoma	9560/0
丛状神经鞘瘤　Plexiform schwannoma	9560/0
黑色素性神经鞘瘤　Melanotic schwannoma	9560/1
神经纤维瘤　Neurofibroma	9540/0
非典型神经纤维瘤　Atypical neurofibroma	9540/0
丛状神经纤维瘤　Plexiform neurofibroma	9550/0
神经束膜瘤　Perineurioma	9571/0
混合型神经鞘瘤　Hybrid nerve sheath tumor	
恶性周围神经鞘瘤（MPNST）　Malignant peripheral nerve sheath tumor	9540/3
上皮样 MPNST　Epithelioid MPNST	9540/3
MPNST 伴神经束膜分化　MPNST with perineurial differentiation	9540/3
脑膜肿瘤　Meningiomas	
脑膜瘤　Meningioma	9530/0
脑膜内皮细胞型脑膜瘤　Meningothelial meningioma	9531/0
纤维型脑膜瘤　Fibrous meningioma	9532/0
过渡型脑膜瘤　Transitional meningioma	9537/0
砂砾体型脑膜瘤　Psammomatous meningioma	9533/0
血管瘤型脑膜瘤　Angiomatous meningioma	9534/0
微囊型脑膜瘤　Microcystic meningioma	9530/0
分泌型脑膜瘤　Secretory meningioma	9530/0
富淋巴浆细胞型脑膜瘤　Lymphoplasmacyte-rich meningioma	9530/0
化生型脑膜瘤　Metaplastic meningioma	9530/0
脊索样脑膜瘤　Chordoid meningioma	9538/1
透明细胞型脑膜瘤　Clear cell meningioma	9538/1
非典型脑膜瘤　Atypical meningioma	9539/1
乳头状脑膜瘤　Papillary meningioma	9538/3
横纹肌样脑膜瘤　Rhabdoid meningioma	9538/3

肿瘤	ICD-O
间变（恶性）脑膜瘤　Anaplastic(malignant) meningioma	9530/3
间质，非脑膜内皮肿瘤　Mesenchymal,non-meningothelial tumor	
孤立性纤维性肿瘤 / 血管外皮细胞瘤^{**}　Solitary fibrous tumor/hemangiopericytoma^{**}	
Ⅰ级　Grade 1	8815/0
Ⅱ级　Grade 2	8815/1
Ⅲ级　Grade 3	8815/3
血管母细胞瘤　Hemangioblastoma	9161/1
血管瘤　Haemangioma	9120/0
上皮样血管内皮细胞瘤　Epithelioid haemangioendothelioma	9133/3
血管肉瘤　Angiosarcoma	9120/3
卡波西肉瘤　Kaposi sarcoma	9140/3
尤因肉瘤 / 原始神经外胚层肿瘤　Ewing sarcoma/PNET	9364/3
脂肪瘤　Lipoma	8850/0
血管脂肪瘤　Angiolipoma	8861/0
冬眠瘤　Hibernoma	8880/0
脂肪肉瘤　Liposarcoma	8850/3
韧带样型纤维瘤病　Desmoid-type fibromatosis	8821/1
肌纤维母细胞瘤　Myofibroblastoma	8825/0
炎症性肌纤维母细胞肿瘤　Inflammatory myofibroblastic tumor	8825/1
良性纤维组织细胞瘤　Benign fibrous histiocytoma	8830/0
纤维肉瘤　Fibrosarcoma	8810/3
未分化多形性肉瘤 / 恶性纤维组织细胞瘤　Undifferentiated pleomorphic sarcoma/malignant fibrous histiocytoma	8802/3
平滑肌瘤　Leiomyoma	8890/0
平滑肌肉瘤　Leiomyosarcoma	8890/3
横纹肌瘤　Rhabdomyoma	8900/0
横纹肌肉瘤　Rhabdomyosarcoma	9220/3
软骨瘤　Chondroma	9220/0
软骨肉瘤　Chondrosarcoma	9220/3
骨瘤　Osteoma	9180/0
骨软骨瘤　Osteochondroma	9210/0
骨肉瘤　Osteosarcoma	9180/3
黑色素细胞肿瘤　Melanocytic tumor	
脑膜黑色素细胞增多症　Meningeal melanocytosis	8728/0
脑膜黑色素细胞瘤　Meningeal melanocytoma	8728/1
脑膜黑色素瘤　Meningeal melanoma	8720/3
脑膜黑色素瘤病 Meningeal melanomatosis	8728/3
淋巴瘤 Lymphomas	
中枢神经系统弥漫大 B 细胞淋巴瘤　Diffuse large B-cell lymphoma of the CNS	9680/3
免疫缺陷相关性中枢神经系统淋巴瘤　Immunodeficiency-associated CNS lymphomas	
AIDS 相关性弥漫大 B 细胞淋巴瘤　AIDS-related diffuse large B-cell lymphoma	

续表

肿瘤	ICD-O
EB 病毒阳性弥漫大 B 细胞淋巴瘤，NOS　EBV-positive diffuse large B-cell lymphoma,NOS	
淋巴瘤样肉芽肿　Lymphomatoid granulomatosis	9766/1
血管内大 B 细胞淋巴瘤　Intravascular large B-cell lymphoma of the CNS	9712/3
中枢神经系统低级别 B 细胞淋巴瘤　Low-grade B-cell lymphoma of the CNS	
中枢神经系统 T 细胞和 NK/T 细胞淋巴瘤　T-cell and NK/T-cell lymphoma of the CNS	
间变大细胞淋巴瘤，ALK 阳性　Anaplastic large cell lymphoma,ALK-positive	9714/3
间变大细胞淋巴瘤，ALK 阴性　Anaplastic large cell lymphoma,ALK-negative	9702/3
硬膜黏膜相关淋巴组织淋巴瘤　MALT lymphoma of the dura	9699/3
组织细胞肿瘤　Histiocytic tumor	
朗格汉斯组织细胞增生症　Langerhans cell histiocytosis	9751/3
Erdheim-Chester 病（脂质肉芽肿病）　Erdheim-Chester disease	9750/1
Rosai-Dorfman 病　Rosai-Dorfman disease	
幼年性黄色肉芽肿　Juvenile xanthogranuloma	9755/3
组织细胞肉瘤　Histiocytic sarcoma	
生殖细胞肿瘤　Germ cell tumor	9064/3
生殖细胞瘤　Germinoma	9070/3
胚胎性癌　Embryonal carcinoma	9071/3
卵黄囊癌　Yolk sac tumor	9100/3
绒毛膜癌　Choriocarcinoma	9080/1
畸胎瘤　Teratoma	9080/0
成熟畸胎瘤　Mature teratoma	9080/3
未成熟畸胎瘤　Immature teratoma	9084/3
畸胎瘤恶变　Teratoma with malignant transformation	9085/3
混合性生殖细胞肿瘤　Mixed germ cell tumor	
鞍区肿瘤　Tumor of the sellar region	
颅咽管瘤　Craniopharyngioma	9350/1
造釉细胞型颅咽管瘤　Adamantinomatous craniopharyngioma	9351/1
乳头状颅咽管瘤　Papillary craniopharyngioma	9352/1
颗粒细胞肿瘤　Granular cell tumor of the sellar region	9582/0
垂体细胞瘤　Pituicytoma	9432/1
梭形嗜酸细胞瘤　Spindle cell oncocytoma	8290/0
转移瘤　Metastatic tumor	

绪 表 -3　WHO 中枢神经系统部分肿瘤分级（2016）

肿瘤	级别
弥漫星形胶质细胞和少突胶质细胞肿瘤　Diffuse astrocytic and oligodendroglial tumor	
弥漫星形胶质细胞瘤，IDH 突变型　Diffuse astrocytoma, IDH-mutant	II

续表

肿瘤	级别
间变星形胶质细胞瘤，IDH 突变型　Anaplastic astrocytoma, IDH-mutant	Ⅲ
胶质母细胞瘤，IDH 野生型　Glioblastoma, IDH-wild type	Ⅳ
胶质母细胞瘤，IDH 突变型　Glioblastoma, IDH-mutant	Ⅳ
弥漫中线胶质瘤，H3 K27M 突变型 Diffuse midline glioma,H3 K27M-mutant	Ⅳ
少突胶质细胞瘤，IDH 突变型和 1p/19 共缺失　Oligodendroglioma,IDH-mutant and 1p/19q-codeleted	Ⅱ
间变少突胶质细胞瘤，IDH 突变型和 1p/19 共缺失　Anaplastic Oligodendroglioma,IDH-mutant and 1p/19qcodeleted	Ⅲ
其他星形胶质细胞瘤　Other anaplastic tumor	
毛细胞型星形胶质细胞瘤　Pilocytic astrocytoma	Ⅰ
室管膜下巨细胞星形胶质细胞瘤　Subependymal giant cell astrocytoma	Ⅰ
多形性黄色星形胶质细胞瘤　Pleomorphic xanthoastrocytoma	Ⅱ
间变型多形性黄色星形胶质细胞瘤　Anaplastic pleomorphic xanthoastrocytoma	Ⅲ
室管膜肿瘤　Ependymal tumor	
室管膜下瘤　Subependymoma	Ⅰ
黏液乳头型室管膜瘤　Myxopapillary ependymoma	Ⅰ
室管膜瘤　Ependymoma	Ⅱ
室管膜瘤，RELA 融合阳性　Ependymoma,RELA fusion-positive	Ⅱ或Ⅲ
间变室管膜瘤　Anaplastic Ependymoma	Ⅲ
其他胶质瘤　Other gliomas	
第三脑室脊索样胶质瘤　Angiocentric glioma	Ⅱ
血管中心性胶质瘤　Chordoid glioma of the third ventricle	Ⅰ
脉络丛肿瘤　Choroid plexus tumor	
脉络丛乳头状瘤　Choroid plexus papilloma	Ⅰ
不典型脉络丛乳头状瘤　Atypical choroid plexus papilloma	Ⅱ
脉络丛癌　Choroid plexus carcinoma	Ⅲ
神经元和混合性神经元 – 胶质肿瘤　Neuronal and mixed neuronal-glial tumor	
胚胎发育不良性神经上皮瘤　Dysembryoplastic neuroepithelial tumor	Ⅰ
节细胞瘤　Gangliocytoma	Ⅰ
节细胞胶质瘤　Ganglioglioma	Ⅰ
间变节细胞胶质瘤　Anaplastic ganglioglioma	Ⅲ
小脑发育不良性节细胞瘤（Lhermitte-Duclos 病）　Dysplastic cerebellar gangliocytoma(Lhermitte-Duclos disease)	Ⅰ
婴儿促纤维增生型星形胶质细胞瘤 / 节细胞胶质瘤　Desmoplastic infantile astrocytoma and ganglioglioma	Ⅰ
乳头状胶质神经元肿瘤　Papillary glioneuronal tumor	Ⅰ
形成菊形团的胶质神经元肿瘤　Rosette-forming glioneuronal tumor	Ⅰ
中枢神经细胞瘤　Central neurocytoma	Ⅱ
脑室外中枢神经细胞瘤　Extraventricular neurocytoma	Ⅱ
小脑脂肪神经细胞瘤　Cerebellar liponeurocytoma	Ⅱ
松果体区肿瘤　Tumor of the pineal region	
松果体细胞瘤　Pineocytoma	Ⅰ
中分化松果体实质肿瘤 Pineal parenchymal tumor of intermediate differentiation	Ⅱ或Ⅲ

续表

肿瘤	级别
松果体母细胞瘤　Pineoblastoma	Ⅳ
松果体区乳头状肿瘤　Papillary tumor of the pineal region	Ⅱ或Ⅲ
胚胎性肿瘤　Embryonal tumor	
髓母细胞瘤（所有类型）　Medulloblastomas(all subtypes)	Ⅳ
胚胎性肿瘤伴多层菊形团，C19MC变异　Embryonal tumor with multilayered rosettes,C19MC-altered	Ⅳ
髓上皮瘤　Medulloepithelioma	Ⅳ
中枢神经系统胚胎性肿瘤，NOS　CNS embryonal tumor,NOS	Ⅳ
非典型畸胎样/横纹肌样肿瘤　Atypical teratoid/rhabdoid tumor	Ⅳ
中枢神经系统胚胎性肿瘤伴横纹肌样特征　CNS embryonal tumor with rhabdoid features	Ⅳ
脑神经和椎旁神经肿瘤　Tumor of the cranial and paraspinal nerves	
神经鞘瘤　Schwannoma	Ⅰ
神经纤维瘤　Neurofibroma	Ⅰ
神经束膜瘤　Perineurioma	Ⅰ
恶性周围神经鞘瘤（MPNST）　Malignant peripheral nerve sheath tumor(MPNST)	Ⅱ，Ⅲ或Ⅳ
脑膜肿瘤　Meningiomas	
脑膜瘤　Meningioma	Ⅰ
非典型脑膜瘤　Atypical meningioma	Ⅱ
间变（恶性）脑膜瘤　Anaplastic(malignant) meningioma	Ⅲ
间质，非脑膜内皮肿瘤　Mesenchymal,non-meningothelial tumor	
孤立性纤维性肿瘤/血管外皮细胞瘤**　Solitary fibrous tumor/hemangiopericytoma	Ⅰ，Ⅱ或Ⅲ
血管母细胞瘤　Hemangioblastoma	Ⅰ
鞍区肿瘤　Tumor of the sellar region	
颅咽管瘤　Craniopharyngioma	Ⅰ
颗粒细胞肿瘤　Granular cell tumor of the sellar region	Ⅰ
垂体细胞瘤　Pituicytoma	Ⅰ
梭形嗜酸细胞瘤　Spindle cell oncocytoma	Ⅰ

注：1. 肿瘤性疾病的国际分类（the international classification of disease for oncology, ICD-O)建立于30多年前，目的是提高肿瘤登记的准确率和促进肿瘤流行病学调查，以及病理学家和肿瘤登记之间的必须界面。ICD-O组织学编码已被美国病理学家学会出版的系统化医学命名（systematized nomenclature of medicine, SNOMED）所采纳。编码中"……/0"代表良性肿瘤、"……/1"代表交界性或行为尚不确定的病变、"……/2"代表原位肿瘤、"……/3"代表恶性肿瘤。由于神经系统肿瘤生物学行为的特殊性，无法界定原位肿瘤，所以在WHO分类中，没有"……/2"的编码。在2000年神经系统肿瘤分类中ICD2O编码基础上，新版中枢神经系统肿瘤分类对新纳入的肿瘤和亚型进行了初步编码，并以斜体表示

2. * These new codes were approved by the IARC/WHO committee for ICD-O

3. Italics:Provisional tumor entities

4. ** Grading according to the 2013 WHO Classification of Tumor of Soft Tissue and Bone

（罗永军　董　驰　柴彦军　白亮彩　周俊林）

参 考 文 献

陈思攀 . 2012. 血氧水平依赖功能磁共振成像在脑肿瘤诊治中的应用 . 磁共振成像，3(1): 69-73.

陈秀菊，于士柱 . 2007. 星形细胞起源肿瘤的比较基因组杂交研究及其新进展 . 中国现代神经疾病杂志，7(3): 282-284.

刘灿，高燕华，徐效文，等 . 2012. 磁共振灌注成像的原理及其在脑肿瘤诊断与分级中的应用 . 中国医学影像学杂志 , (12): 953-957.

刘强，卢光明，张宗军，等 . 2009. 血氧水平依赖功能磁共振成像在累及运动区脑肿瘤中的应用 . 医学影像学杂志 , 19(8): 941-945.

刘晓虎 . 2013. BOLD-fMRI 在脑肿瘤中的应用研究进展 . 重庆医学 , 42(12): 1412-1414.

苗延巍，伍建林，郎志谨 . 2007. 脑肿瘤影像学诊断的多因素综合分析 . 中国医学影像技术 , 23(5): 788-791.

彭洪娟，蔡世峰，赵斌 . 2005. ^{1}HMRS 在脑肿瘤中的应用 . 医学影像学杂志 , 15(2): 161-163.

王毅安 . 2002. 继续发挥 X 线平片在脑肿瘤诊断中的作用 . 实用医技杂志 , 9(3): 180.

杨学军 . 2007. 解读《世界卫生组织中枢神经系统肿瘤分类 (2007 年)》. 中国神经精神疾病杂志 , 9: 513-517.

于士柱，孙翠云 . 2010. 中枢神经系统肿瘤病理学的十年进展 . 中国现代神经疾病杂志 , 1: 137-141.

于士柱，王虔 . 2009. 胶质瘤生物学标志的研究进展及其应用前景 . 中华病理学杂志 , 38(3): 145-147.

占传家，朱文珍，王承缘，等 . 2008. 2007 年世界卫生组织对于中枢神经系统肿瘤的分类 . 放射学实践 , 23(2): 122-127.

张竞文，伍建林，苗延巍，等 . 2005. 磁共振弥散加权成像对脑肿瘤瘤周水肿的临床应用 . 中国医学影像技术 , 21(12): 1810-1814.

征锦，姜岸秋，吴志远，等 . 2005. 多层螺旋 CT 灌注成像在脑肿瘤诊断中的临床研究 . 中国医学影像学杂志 , 13(3): 188-191.

Andrei I, Camila M, Erik M, et al. 2015. Glioblastoma multiforme recurrence: an exploratory study of(18)F FPPRGD2 PET/CT. Radiology, 277(2): 497-506.

Annika Reynberg L, Trine S, Marie C, et al. 2012. Computer tomography angiography of the cerebral and cervical vessels. Ugeskrift for Laeger, 174(19): 1295-1298.

Bobekbillewicz B, Hebda A, Stasikpres G, et al. 2010. Measurement of glycine in a brain and brain tumors by means of ^{1}H MRS. Folia Neuropathologica, 48(3): 190-199.

Bozzao A, Finocchi V. 2005. Role of contrast-enhanced MR venography in the preoperative evaluation of parasagittal meningiomas. European Radiology, 15(9): 1790-1796.

Bruzzone MG, D'Incerti L, Farina LL, et al. 2012. CT and MRI of brain tumors. Q J Nucl Med Mol Imaging, 56(2): 112-137.

Culbreth GG, Walker AE, Curry RW. 1950. Cerebral angiography in brain tumor suspects. J Neurosurg, 7(2): 127-138.

Estrada G, Gonzálezmaya L, Celislópez MA, et al. 2008. Diagnostic approach in suspected recurrent primary brain tumors using(18)FDG-PET/MRI, perfusion MRI, visual and quantitative analysis, and three dimensional stereotactic surface projections. First experience in Mexico. Revista Espaola De Medicina Nuclear, 27(5): 329-339.

Fuller GN, Scheithauer BW. 2007. Symposium: the 2007 revised world health organizati on(WHO)classificati on of tumors of the central nervous system: newly codified entities. Brain Pathol, 17(3): 304 .

Griffith B, Jain R. 2015. Perfusion imaging in neuro-oncology : basic techniques and clinical applications.

Radiol Clin North Am，53(3): 497-511.

Huang AP, Tsai JC, Kuo LT, et al. 2014. Clinical application of perfusion computed tomography in neurosurgery. J Neurosurg, 120(2): 473-488.

Jadin L, Pastorino S, Symons R, et al. 2015. Hyaluronan expression in primary and secondary brain tumors. Annals of Translational Medicine, 3(6): 80.

Jora C, Mattakarottu J J, Aniruddha P G, et al. 2011. Comparative evaluation of ^{18}F-FDOPA, ^{13}N-AMMONIA, ^{18}F-FDG PET/CT and MRI in primary brain tumors-A pilot study. Indian Journal of Nuclear Medicine, 26(2): 78-81.

Kleihues P, Cavenee WK. 2000. World health organization classification of tumours: pathology and genetics of tumours of nervous system. Lyon: IARC Press, 6-253.

Kleihues P, Cavenee WK. 2000. Pathology and genetics of tumours of the nervous system. Lyon: International Agency for Research on Cancer(IARC)Press, 1-314.

Langen KJ, Galldiks N. 2008. PET Imaging of Brain Tumors. Imaging in Oncology. Springer US, 67-92.

Lee JM, Jang S, Moon KS, et al. 2005. Preoperative evaluation of venous systems with 3-dimensional contrast-enhanced magnetic resonance venography in brain tumors: comparison with time-of-flight magnetic resonance venography and digital subtraction angiography. Surgical Neurology, 64(2): 133-134.

Lin XZ, Miao F, Li J Y, et al. 2011. High-definition CT Gemstone spectral imaging of the brain: initial results of selecting optimal monochromatic image for beam-hardening artifacts and image noise reduction. J Comput Assist Tomogr, 35(2): 294-297.

Lois DN, Ohgaki H, Wiestler OD, et al. 2007. World organizati on classification on of tumours of the central nervous system. Lyon: International Agency for Research on Cancer(IARC)Press.

Louis DN, Ohgaki H, Wiestler OD, et al. 2007. WHO classification of tumours of the central nervous system. Acta neuropathologica, 114(2): 97-109.

Miyagami M, Tsubokawa T. 1986. Mannitol contrast enhancement CT in brain tumor. Rinsho Hoshasen Clinical Radiography, 31(31): 15-21.

Raslan O, Sarajlic L, Romney J, et al. 2008. Diagnostic accuracy of ^{18}F-FDG-PET/CT, contrast enhanced MRI and diffusion weighted MRI in the differentiating brain tumor recurrence from radiation necrosis. Kathmandu University Medical Journal, 6(2): 204-208.

Segtnan EA, Hess S, Grupe P, et al. 2015. ^{18}F-fluorodeoxyglucose PET/computed tomography for primary brain tumors. PET Clin, 10(1): 59-73.

Wright AJ, Fellows GT. 2009. Pattern recognition of MRSI data shows regions of glioma growth that agree with DTI markers of brain tumor infiltration. Magn Reson Med, 62(6): 1646-1651.

Yang L, Huang X, Duan S. 2012. Clinical application and technique of 64-slice spiral CT subtraction angiography in head and neck. Vasa, 41(1): 27-33.

Zukotynski K, Fahey F, Kocak M, et al. 2014. ^{18}F-FDG PET and MR imaging associations across a spectrum of pediatric brain tumors: a report from the pediatric brain tumor consortium. J Nucl Med, 55(9): 1473-1480.

第一章　弥漫星形胶质细胞和少突胶质细胞肿瘤

星形细胞肿瘤（astrocytic tumor）从组织学角度是起源于星形细胞的一组从良性到恶性的神经上皮肿瘤；少突胶质细胞肿瘤（oligodendroglial tumor）是起源于少突胶质细胞的具有弥漫浸润特征的神经上皮肿瘤；混合性胶质瘤是指含有不同胶质瘤成分的一类神经上皮肿瘤，如少突星形细胞肿瘤（oligoastrocytic tumor）是由肿瘤性少突胶质细胞和星形细胞两种不同成分构成的肿瘤。2007 年 WHO 中枢神经系统肿瘤分类依据组织病理学特点，将星形细胞肿瘤分为Ⅰ～Ⅳ级的七种肿瘤，将少突胶质细胞肿瘤分为Ⅱ级的少突胶质细胞瘤和Ⅲ级的间变少突胶质细胞瘤，将少突星形胶质细胞肿瘤分为Ⅱ级的少突星形胶质细胞瘤和Ⅲ级的间变少突星形胶质细胞瘤。2016 年 WHO 中枢神经系统肿瘤分类对这两类肿瘤重新进行了区分，改变了 2007 年以前所有星形胶质细胞瘤归于一类，所有少突胶质细胞瘤为一类的做法。新的分类将所有弥漫浸润性胶质瘤（无论是星形细胞还是少突胶质细胞）归于一组，这样分类不仅仅是根据生长方式和行为表现，更多的是基于 *IDH1* 和 *IDH2* 基因共同的驱动突变；从发病机制的角度，这提供了一种基于表型和基因型的动态分类；从预后的角度，将具有相似预后标志物的肿瘤归为一组；从病人管理的角度，新的分类将对生物学和基因学相似肿瘤的治疗起到指导作用。同时，依照这种分类，应用表型和基因型联合诊断胶质瘤，很少见到只包含组织学和遗传学截然不同的星形细胞和少突胶质细胞成分的"纯"的少突星形胶质细胞瘤，因此把更常见的星形胶质细胞瘤和少突胶质细胞瘤统一起来也更合理，也可以说这是对中枢神经系统肿瘤诊断的一个合理"整合"。从影像的角度而言，不同基因型的肿瘤表现可能有差异，虽然还不能直接对其做出精细区分，但在 ASL、MRS、PWI 及 DWI 等技术方面可能取得突破，我们在这方面不做介绍。本章将在 2007 年 WHO 分类的基础上，参照 2016 分类新变化进行阐述。

第一节　弥漫星形胶质细胞瘤

【概念及分级】

弥漫星形胶质细胞瘤（diffuse astrocytoma，DA）是一种以好发于青年人、组织学高分化、缓慢生长为特点的肿瘤，呈弥漫性、浸润性生长，累及多个脑叶，与正常脑组织界线不清，造成中线结构移位。2007版WHO分类包括纤维型星形胶质细胞瘤、原浆型星形胶质细胞瘤和肥胖型星形胶质细胞瘤，2016版仅保留了肥胖型。

弥漫星形胶质细胞瘤相当于WHO Ⅱ级。

【流行病学】

DA远没有间变型星形胶质细胞瘤和胶质母细胞瘤常见，占星形细胞来源肿瘤的10%~15%，其中以纤维型星形胶质细胞瘤最常见。肿瘤分化程度好，但呈浸润性缓慢生长，有恶变成间变型星形胶质细胞瘤的潜能。其好发于青年人，峰值年龄为30~40岁，男性多见。约30%有肿瘤抑制基因 p53 的畸变，也可有第13、17和22对染色体的异常。

【临床及预后】

临床上主要表现为癫痫样抽搐、头痛、头晕及呕吐等症状，这与肿瘤的浸润生长及颅内压升高有关；或表现为亚急性进展病程、难治性高颅压征及有精神、智能障碍。神经胶质瘤的解剖位置影响预后和治疗选择，研究表明胶质瘤在大脑的解剖分布无明显特异性。DA可发生于任何脑叶。绝大多数位于大脑半球白质，以额叶、颞叶及其相邻区域最多见，极少数可发生在小脑和脑干。

DA常有转变为间变型星形胶质细胞瘤和胶质母细胞瘤的恶性倾向，其中位生存期为5~10年。DA目前尚无有效的治疗。外科治疗的原则是充分减压，术后再辅以放疗及化疗。

【病理特点】

大体标本：肿瘤成胶冻状，肿瘤呈弥漫性浸润性生长，与正常脑组织境界常不清楚，肿瘤内可有微囊变。组织学由相对分化较高的肿瘤性纤维性或肥胖性星形细胞构成，依据核的变化辨认瘤性星形细胞，肿瘤性星形细胞中等密度，细胞核大部分无异形性，只有少数核有异形性，这也是与正常星形细胞的特征性区别，同时核分裂象少见，肿瘤无坏死及微血管增生（图1-1）。

免疫组化：发现肿瘤胶质纤维酸性蛋白（GFAP）弥漫表达，波形蛋白、S-100可表达阳性。Ki-67/MIB-1标记确定的生长指数常 <4%。

分子病理：弥漫型胶质瘤包括WHO分级Ⅱ级和Ⅲ级的星形胶质细胞瘤、Ⅱ级和Ⅲ级的少突胶质细胞瘤、Ⅳ级的胶质母细胞瘤，以及与儿童相关的弥漫型胶质瘤。这种分类使得那些具有局限生长方式、缺乏 IDH 基因家族突变及频繁伴随 BRAF 突变（毛细胞型星形胶质细胞瘤，多形性黄色星形胶质细胞瘤）或 TSC1/TSC2 突变（室管膜下巨细胞星形胶质细胞瘤）者显著区分于弥漫型胶质瘤。

【影像学表现及诊断】

DA常表现为额颞叶白质区边界欠清的较均质肿块，邻近灰质可受累致脑回肿胀，瘤周水肿轻微或无，占位效应多较轻。CT平扫，大多数肿瘤表现为脑白质内低密度病灶，均质或不均质。由于浸润性生长，境界多不清楚，少数境界也可较清楚。15%~20% 的病例，肿瘤内可有小的斑点状钙化，表现为不同程度的占位效应，但多较轻。肿瘤内一般无出血。增强 CT 扫描肿瘤多不强化或呈轻度斑片状强化，极少数明显强化。肿瘤在 MR T_1WI 多表现为低信号，也可表现为低或等混杂信号，T_2WI 呈高信号（图 1-2A~图 1-2C），可非常均质，也可不均质，不均质的原因是因为部分肿瘤组织在 T_2WI 信号增加不显著，明显低于周围水肿，或因肿瘤内有钙化或囊变（即星形细胞密度分布不均所致）。DWI 上多为等或稍高信号（图 1-2D）。增强扫描肿瘤多不强化或呈轻度斑片状强化（图 1-2E）。影像学中 CT 的高密度区与组织学上星形细胞密度高、细胞分化低有关。肿瘤的少见表现为瘤内出血，其出血可能的原因包括：肿瘤异常血管壁菲薄，血管内皮细胞增殖，肿瘤侵犯血管壁，肿瘤坏死，与静脉压增高相关的颅内压增高，动脉瘤或血管畸形。对于无颅内出血危险因素（高血压或出血倾向）的患者，出现皮层下出血时需要考虑到脑部肿瘤（包括低级星形胶质细胞瘤）的可能。肿瘤 MRS 典型表现为 NAA 波显著降低，Cr 波中度降低，Cho 波显著升高，Cho/Cr 值通常大于 2。

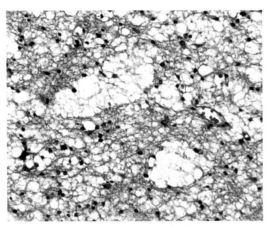

图 1-1　弥漫星形胶质细胞瘤

瘤细胞弥漫成片分布，伴微囊形成，细胞核较小，居中，轻度异型，其间见血管散在分布（HE，×10）

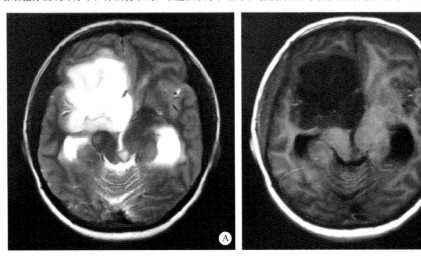

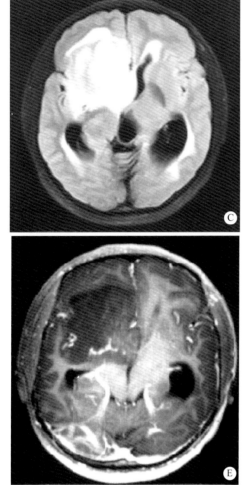
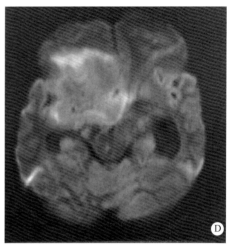

图 1-2　弥漫星形胶质细胞瘤

A. T_2WI 轴位：右额叶见团块状长 T_2 信号，信号欠均匀，病变边界较清，有占位效应，中线结构左偏，瘤周轻度水肿；B. T_1WI 轴位：病变呈长 T_1 信号；C. 轴位 T_2-Flair：病变为欠均匀较高信号，侧脑室周缘见间质性水肿征象；D. 轴位 DWI：病变呈等稍高信号，边缘水肿为较高信号；E. 增强后轴位 T_1WI：病变呈轻度不均匀强化，周边见受压移位的强化血管影

弥漫星形胶质细胞瘤诊断提示：发生于额颞叶白质区域，肿瘤边界不清，病灶较弥漫，瘤周水肿轻微，可以完全囊性变，增强后强化轻微或无。

【鉴别诊断】

1. 少突胶质细胞瘤

少突胶质细胞瘤为弥漫浸润、分化良好的成人胶质瘤，主要位于大脑半球额颞叶皮层下，由少突胶质细胞样瘤细胞构成。为 WHO Ⅱ 级，多见于 40~45 岁成人，儿童少见，男性发病率略高于女性。50%~65% 位于额叶，癫痫发作为其常见症状。CT 表现为大脑皮质或皮质下白质内等或低密度影，边界清楚，常伴有条带状钙化；MRI 呈较长 T_1、较长 T_2 信号，周围水肿不明显。肿瘤内可有出血和（或）囊性变；增强后强化轻微。

2. 大脑胶质瘤病

大脑胶质瘤病是一种少见的原发神经系统浸润性肿瘤，多具有 WHO Ⅲ 级生物学特性，常侵及三叶以上大脑组织，也可侵及幕下或脊髓。发病高峰年龄为40~50 岁，男性比女性发病早，男女性别发病率一致。临床上表现为头痛、呕吐等颅内压增高症状及癫痫等。影像表现为受累脑组织弥漫肿胀，但无组织结构破坏和局部肿块形成，MRI 可显示肿瘤范围。T_1W 为等 / 低信号；T_2W 为弥漫性高信号，Flair 为显著高信号；增强扫描可无强化，或瘤体斑点状强化、肿瘤周边斑片状 / 环形强化。

（蒋　健　白亮彩　周俊林）

第二节　间变星形胶质细胞瘤

【概念及分级】

间变星形胶质细胞瘤 (anaplastic astrocytoma，AA) 是弥漫浸润的恶性星形胶质细胞瘤，组织学是 WHO Ⅲ 级，具有发展成胶质母细胞瘤的倾向。

【流行病学】

神经上皮组织来源的肿瘤占成人原发性颅内肿瘤的 50%~60%，其中星形胶质细胞瘤约占神经上皮源性肿瘤的 3/4。按肿瘤生物学特性将星形胶质细胞瘤分成局限性和弥漫性两类，AA 属于弥漫性星形胶质细胞瘤，约占星形胶质细胞瘤的 1/3，发病高峰年龄为 50~60 岁，以额叶和颞叶最多见，小脑少见。

【临床及预后】

大脑半球病灶主要临床症状为头痛、精神症状、肢体无力、呕吐、言语困难、视力改变及嗜睡。神经系统检查可发现偏瘫、视盘水肿、脑神经损害表现、偏盲、偏身感觉缺失。发病呈进行性加重，部分可出现突然恶化，间脑肿瘤早期即可有颅内压增高表现，有偏瘫、神经性无力、记忆力减退、意识混乱及癫痫与内分泌紊乱症状。AA 呈灶状或弥漫性生长，早期阶段即可发生扩散，扩散路径多变，可以沿着脑白质纤维束及脑膜扩散。病程较其他星形胶质细胞瘤短，平均为 6~24 个月。AA 经手术和（或）放疗后预后差，一般认为肿瘤的手术切除程度、发病年龄、病程、临床表现均可决定患者的预后。肿瘤易复发，平均 2 年演变为胶质母细胞瘤。

【病理特点】

瘤组织色灰红，质地较软，在脑内呈浸润性生长，与周围脑组织有边界。肿瘤细胞可向皮质浸润生长，组织学改变为灶状或弥漫性分化不良的星形细胞，密度增加，呈多形性、核异形及有核分裂象，无微血管增生和坏死（图 1-3 ）。

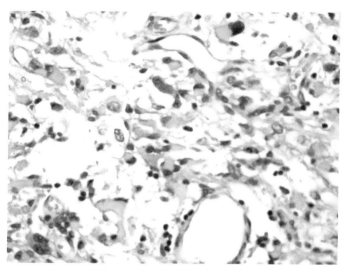

图 1-3　间变星形胶质细胞瘤

瘤细胞低密度分布，细胞胞质少，核圆形、卵圆形，核分裂象罕见，瘤组织中微囊形成（HE,×20）

【影像学表现及诊断】

AA 的好发位置为额叶、颞叶、额顶叶交界区，极少数肿瘤可呈多发病灶改变；肿瘤主要累及皮层，相邻白质往往受累，肿瘤小者占位效应轻、无水肿，大者占位效应重、水肿严重，其内部常伴坏死或钙化；肿瘤较大者边界常不清，周围组织受压明显，中线结构偏移，但病变很少向对侧大脑半球侵犯。

CT 图像上可见边界不清的低密度病变，亦可为高等混杂密度，增强后大部分可呈局部强化，小部分强化不明显。MRI 图像上可见病灶边界不清，病灶 T_1WI 为低信号，T_2WI 为等高混杂信号（图 1-4A、图 1-4B），较多形性胶质母细胞瘤信号稍均匀，一般无坏死或出血灶。增强后，80%~90% 肿瘤有强化。肿瘤强化表现不一，常呈明显不规则环形强化，也可为结节形、不规则形等，另有部分肿瘤强化均匀一致（图 1-4C、图 1-4D）。弥散加权上为等信号，囊变坏死区呈低信号。

总之，皮层下病灶，占位效应明显，水肿多见，MRI 信号较胶质母细胞瘤均匀，不规则环形或结节状强化，多提示 AA。

【鉴别诊断】

1. 胶质母细胞瘤

胶质母细胞瘤多见于中老年患者，95% 会出现瘤内坏死，增强后强化明显，内出血常见，常沿白质束扩展，通过胼胝体、前联合和后联合扩展到对侧大脑半球，呈蝴蝶样形状为其典型表现。

2. 弥漫星形胶质细胞瘤

弥漫星形胶质细胞瘤患者年龄相对较轻，随病程的进展，部分会演变为 AA，常表现弥漫性肿块，边界不清，增强后强化不明显。

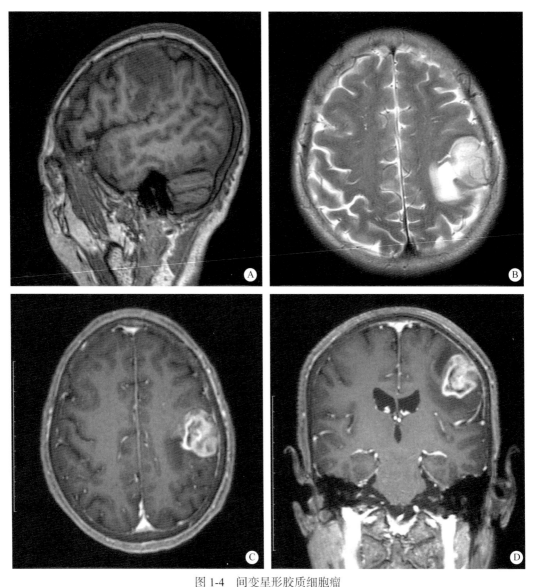

图 1-4 间变星形胶质细胞瘤

A. T$_1$WI 矢状位图：左额顶叶长 T$_1$ 病灶，信号不均匀，周围可见水肿；B. T$_2$WI 轴位图：病灶呈稍高信号；

C、D. 增强扫描轴 / 冠状位图：病灶呈不均匀环状强化

3. 脑梗死

脑梗死为老年性血管性病变，临床表现典型，呈楔形改变，累及灰白质，但因细胞扩散受限，弥散加权图呈高信号，增强后强化呈脑回样强化。

4. 单纯疱疹病毒性脑炎

该病多见于颞叶和边缘系统，出血常见，增强后强化明显，多急性发作，结合临床症状容易诊断。

（孙　秋　白亮彩　周俊林）

第三节　胶质母细胞瘤

【概念及分级】

胶质母细胞瘤（glioblastoma）别名为多形性胶质母细胞瘤、成胶质细胞瘤、恶性胶质瘤。以肿瘤发生的胚胎学说为基础，将一些高度恶性的神经上皮肿瘤命名为胶质母细胞瘤，亦称多形性胶质母细胞瘤（glioblastoma multiforme）。

胶质母细胞瘤是星形细胞肿瘤中恶性程度最高的胶质瘤，由分化差的肿瘤性星形细胞构成，属 WHO IV 级。

【流行病学】

胶质母细胞瘤占神经上皮性肿瘤的 50%~55%，占成人颅内肿瘤的 25%。本病主要发生于成人，以 45~65 岁最为多发，30 岁以下年轻患者少见。男性明显多于女性，男女发病比例为 3：2，在老年患者中男性患者多见。胶质母细胞瘤可原发于脑实质内，亦可呈继发性。继发性胶质母细胞瘤多数由间变性星形胶质细胞瘤进一步恶变而来，少部分可由混合性胶质瘤、少突胶质瘤或室管膜瘤演变而成；肿瘤位于皮质下呈浸润性生长，常侵犯几个脑叶，并侵犯深部结构，还可经胼胝体波及对侧大脑半球。发生部位以额叶最多见，其他依次为颞叶、顶叶，少数可见于枕叶、丘脑和基底核等。颅后窝胶质母细胞瘤少见，位于小脑者仅占胶质母细胞瘤的 0.24%。

【临床及预后】

几乎全部患者都有头痛、呕吐、视盘水肿、肢体无力、意识障碍与言语障碍。神经系统检查可发现偏瘫、脑神经损害、偏身感觉障碍与偏盲。癫痫的发生率较星形胶质细胞瘤和少突胶质细胞瘤少见，部分患者表现为淡漠、痴呆、智力减退等精神症状。

胶质母细胞瘤生长速度快、病程短，70%~80% 的患者病程在 3~6 个月，病程超过 1 年者仅 10%。因肿瘤恶性程度高，术后易复发，患者预后差，95% 未经治疗的患者生存期不超过 3 个月。肿瘤切除程度影响患者生存期，部分切除或行肿瘤活检者术后 6 个月及 2 年的生存率为肉眼肿瘤全切患者的一半，肉眼肿瘤全切除对改善患者神经系统症状有帮助。放疗可延长患者的生存期 4~9 个月，术后放疗可使部分患者生存期达 18 个月。然而，虽然胶质母细胞瘤的综合治疗可暂时缓解病情进展，但不能治愈肿瘤，胶质母细胞瘤患者经肿瘤肉眼全切、放疗、化疗等综合治疗后，2 年生存率为 10%，仅有不到 5% 的患者可长期生存。

【病理特点】

大体标本：边界浸润，常表现为多中心生长，肿瘤的硬度因肿瘤有无继发性改变而异，一般软硬相间，质地不均。肿瘤可呈多种颜色，瘤内常有囊变坏死及出血，钙化少见。典型肿瘤切面可见灰色的瘤体、红色的新鲜出血、紫色的出血块、黄色的陈旧出血和白色的间质增生，肿瘤亦可有大小不一的坏死灶和囊性变，囊内液体可呈血性棕色或黄色，也可为散在于肿瘤实质区内的多个小囊。

组织学表现复杂，部分肿瘤胞质十分丰富，亦有胞质完全缺如而呈裸核者，核多形性并有较多分裂象，并可见到单核或多核瘤巨细胞。供血的血管丰富，在肿瘤细胞增殖旺盛的区域内可出现血管内皮细胞的异常增殖，形成围绕的血管球，有与肾小球相似的特征，肿瘤坏死区被成堆狭长的肿瘤细胞层层环绕，形成栅栏状的坏死（图 1-5），这是构成胶质母细胞瘤镜下的另一个特征。

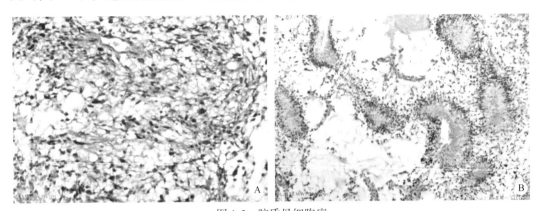

图 1-5　胶质母细胞瘤

肿瘤胞质十分丰富，核多形性并有较多分裂象（HE，×20，×10）

【影像学表现及诊断】

肿瘤好发在脑深部，在 T_1WI 图像上呈低信号，在 T_2WI 呈混杂信号（图 1-6A、图 1-6B），以高信号为主，散在性分布低与等信号，肿瘤内若有较大的坏死区则呈更低信号，若有出血呈高信号，肿瘤边界不清，与邻近脑组织不容易区分，占位效应十分明显，瘤周常呈大片状水肿，呈指样或火焰样；胼胝体常受累，中线结构或纵裂池可变形、变窄或移位；增强后肿瘤的对比增强十分显著使得肿瘤与邻近结构有明确的分界，典型表现为花环状强化（图 1-6C），壁较厚，内壁不光整，是较为特征性的表现。

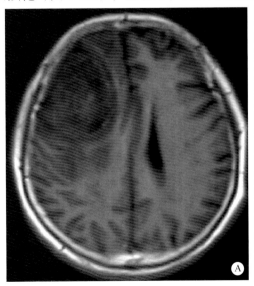
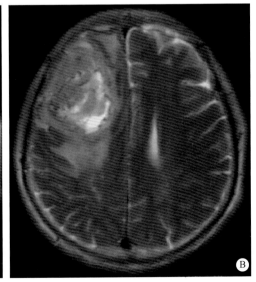

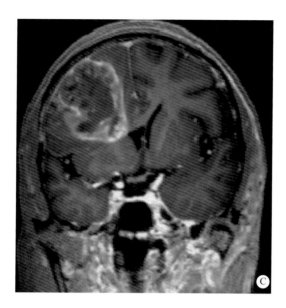

图 1-6　胶质母细胞瘤

A、B.右额叶可见一混杂信号占位，T_1WI 呈等低混杂信号，T_2WI 呈等高混杂信号；

C.增强后呈花环状强化，壁厚且不均匀

总之，本病好发于中老年人，肿瘤体积较大，常累及多个脑叶，形态不规则，信号不均匀，囊变坏死多见，可跨中线生长，水肿和占位征象显著，环状强化，是胶质母细胞瘤的特征表现。

【鉴别诊断】

1. 脑脓肿

脑脓肿同为环状强化病灶，脓肿的环形强化壁一般较薄且均匀，外壁光滑、连续、完整，张力较高。临床多有感染病史和体征。脑脓肿在 DWI 序列上，由于脓液弥散受限，呈明显高信号。而胶质母细胞瘤壁厚薄不均匀，其囊变坏死区弥散不受限，呈低信号。

2. 单发转移瘤

单发转移瘤小肿瘤大水肿，由于转移灶组织学是组织移位而非组织浸润，多数转移瘤边界一般较清，原发肿瘤病史更有助于其鉴别。

3. 原发性中枢神经系统淋巴瘤

该肿瘤部分病例合并免疫系统异常，位置往往较深，周围水肿、占位效应较轻，病灶信号多均匀，瘤内坏死囊变少见。增强后多呈团块状或分叶状强化。

（孙　秋　白亮彩　周俊林）

第四节 少突胶质细胞瘤

【概念及分级】

少突胶质细胞瘤（oligodendroglioma）被 Bailey 和 Cushing 首次报道并描述。其是一种弥漫浸润、分化良好的胶质瘤，由少突胶质细胞样瘤细胞构成，主要位于大脑半球，常伴有染色体臂 1p 和 19q 缺失。

分化好的少突胶质细胞瘤 WHO 分级相当于 II 级。

【流行病学】

大多数少突胶质细胞瘤发生于成人，发病高峰年龄为 40~45 岁，少见于儿童，约占所有原发性 CNS 肿瘤的 2.5%。颅内任何有白质纤维的地方均可发生少突胶质细胞肿瘤。大多数肿瘤好发于额叶，其次为颞叶、顶叶和枕叶。颅后窝、基底神经节、脑干、脊髓和原发性软脑膜少突胶质细胞瘤及小脑少突胶质细胞瘤也有报道。

【临床及预后】

近 2/3 的患者出现癫痫发作，可能是因为该肿瘤好发于额叶，病灶累及皮层。该肿瘤的治疗以手术切除为主，辅以放射治疗。肿瘤生长相对缓慢，病人存活时间较长。中位存活时间较长的有 15 年，较短的有 3.5 年，预后较好的相关因素包括：手术时患者年轻，肿瘤位于额叶，神经影像学无对比增强，肉眼肿瘤全切，术后 Karnofsky 评分较高。

【病理特点】

大体标本：肿瘤界限较清楚，质软，呈灰粉色。肿瘤广泛黏液变性可呈胶冻样。肿瘤可见软脑膜浸润，病灶周围水肿少见。出现钙化时肿瘤局部质脆。可见囊性变和肿瘤内出血。

镜下：细胞密度中等，瘤细胞核圆居中，大小一致，比正常少突胶质细胞稍大，胞质透亮，产生典型的蜂窝状特征，核分裂象少或无（图 1-7）。常出现微钙化。血管结构显示典型的分支状毛细血管网。

免疫组化：目前尚无特异性免疫组化标志物，与其他许多神经外胚层肿瘤共同表达 S-100 蛋白、糖类抗原决定簇 HNK1(抗 -Leu7 和 CD57)。有些研究表明，低级别少突胶质细胞瘤很少表达波形蛋白（GFAP），但间变少突胶质细胞瘤常有表达。

分子病理：少突胶质细胞瘤和间变少突胶质细胞瘤的诊断需要 *IDH* 基因家族突变和 1p19q 联合缺失证实。当 *IDH1* R132H 免疫组化阳性突变缺失时，需要 *IDH1* 132 密码子和 *IDH2* 172 密码子测序。当检测缺失或无确切的基因结果时，组织学上典型的少突胶质细胞瘤应诊断为 NOS。没有基因诊断结果的间变少突胶质细胞瘤，应仔细评估胶质母细胞瘤的基因特征。

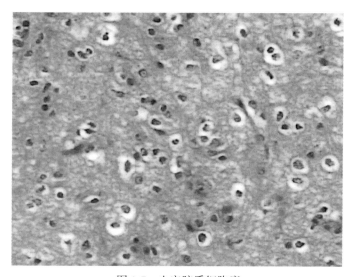

图 1-7　少突胶质细胞瘤

瘤细胞大小一致，分布均匀，排列紧密，胞质透亮，核周有空晕（HE，×20）

【影像学表现及诊断】

大多数肿瘤好发于额叶皮层下白质区，CT 平扫时，肿瘤多表现为混杂密度肿块，常有团块状或条索样钙化。未钙化部分常表现为等密度或稍高密度，少数可呈低密度或混杂低密度。肿瘤内出血少见，瘤周水肿常较轻。MRI 上，肿瘤边界清楚，形态不规则，多伴有钙化、囊性变。T_1WI 常为低、等或混杂信号，T_2WI 多为高信号，内部坏死少见。肿瘤周围水肿不明显，占位效应常较轻，若瘤体较大时占位效应可明显。MR 对肿瘤钙化的显示不及 CT。肿瘤实体部分 DWI 呈高信号或低信号，囊变区扩散不受限，呈低信号。增强扫描，肿瘤常表现为斑片状轻度强化或无明显强化（图 1-8）。少突胶质细胞瘤在 MRS 上表现为 Cho 峰增高、NAA 峰降低。间变少突胶质细胞瘤 Lip 及 Lac 峰明显升高，而少突胶质细胞瘤的 Glx 峰明显升高。Lip 和 Lac 峰是肿瘤坏死的标志物，在高级别肿瘤中两者可以同时出现。值得注意的是，Lac 峰的出现与肿瘤的预后有关，但不代表肿瘤的恶性程度高。间变少突胶质细胞瘤的 Cho 峰明显高于低级别肿瘤，可以用来准确区分低级与间变少突胶质细胞瘤。Lip 及 Lac 双峰信号强度可作为评价少突胶质细胞肿瘤恶性程度的标志物，与肿瘤的诊断、治疗方案及预后相关。

少突胶质细胞瘤发生位置表浅，常位于额颞叶皮层及皮层下，肿瘤形态不规则，瘤内钙化是其主要特征，可囊变，瘤周水肿轻，增强特征呈轻度或无明显强化。

【鉴别诊断】

1. 低级别星形胶质细胞瘤

该病发病年龄较小，常发生于大脑深部，病灶相对较小，钙化较少突胶质细胞瘤少见，瘤周水肿常较少突胶质细胞瘤多见。星形胶质细胞瘤常因位置较深引起中线结构移位。由于少突胶质细胞瘤相对于星形胶质细胞瘤的肿瘤新生血管多，因此，低级别的少突胶质细胞瘤 rCBV 高于同级的星形胶质细胞瘤，可以作为两者的鉴别要点之一。

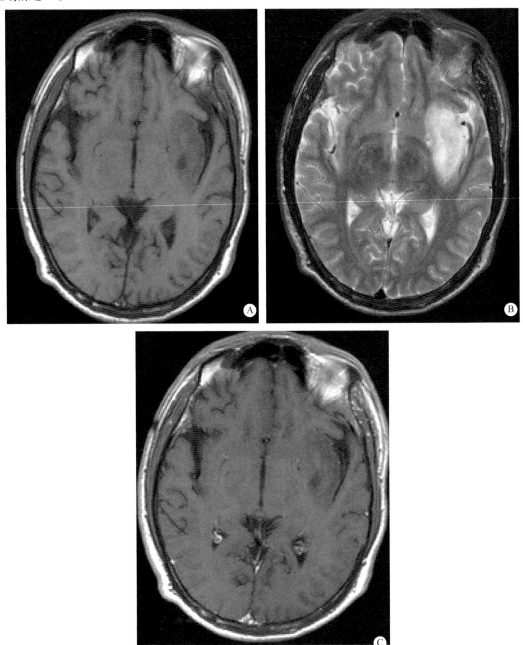

图 1-8　少突胶质细胞瘤

A. 轴位 T_1WI：病灶边界相对清楚，病灶内可见小囊变；B. 轴位 T_2WI：瘤周无水肿；C. 轴位增强 T_1WI：病灶无强化

2. 胚胎发育不良性神经上皮瘤（DNET）

该病发病年龄小于 20 岁，好发于颞叶，癫痫为其主要临床表现，常单发，以

囊性成分为主，边界清楚，部分病灶内可见分隔，钙化相对少见，影像学表现具典型的"三角征"。MRS 表现多正常，ADC 值高于少突胶质细胞瘤。

3. 脑梗死

该病发病年龄较大，有脑血管病的病史，病变呈楔形改变，累及灰白质，弥散加权图呈高信号，增强后强化呈脑回样强化。

（赵　君　白亮彩　周俊林）

第五节　间变少突胶质细胞瘤

【概念及分级】

间变少突胶质细胞瘤（anaplastic oligodendroglioma）的诊断需要明显的微血管增生和 (或) 核分裂象多的支持。

间变少突胶质细胞瘤组织学相当于 WHO Ⅲ级。

【流行病学】

间变少突胶质细胞瘤约占所有原发性 CNS 肿瘤的 1.2%，调查显示 20%~35% 的少突胶质细胞肿瘤为间变少突胶质细胞瘤。该肿瘤好发于成人，发病高峰年龄为 45~50 岁，间变少突胶质细胞瘤好发于额叶，其次为颞叶。该肿瘤可原发，也可从 Ⅱ级少突胶质细胞瘤进展而来。

【临床及预后】

原发性肿瘤患者最常见症状为癫痫。部分患者病程较长，提示先前可能存在低级别病变。从 WHO Ⅱ级少突胶质细胞瘤进展为间变少突胶质细胞瘤需 6~7 年。据研究表明，1p 和 19q 上等位基因的状态与预后密切相关。除了判断预后，1p 和 19q 也可以提示肿瘤对治疗的反应。

【病理特点】

大体标本: 肿瘤除具有 WHO Ⅱ级少突胶质细胞瘤的特点外,还可见肿瘤坏死区。

镜下：具有细胞密度高、明显细胞异型、核分裂象多、微血管增生、伴或不伴假栅栏样结构坏死。许多肿瘤细胞仍保持少突胶质细胞特点，即核圆深染，核周空晕，细胞突起少，局灶性微钙化常见，核分裂象易见。纤维型少突胶质细胞和小肥胖细胞常见于间变少突胶质细胞瘤，它们的存在不影响诊断，也不具有判断预后的价值。特征性血管改变以微血管增生为主，可见分支状毛细血管（图 1-9 ），也可出现假栅栏状坏死，但如果肿瘤表现出少突胶质细胞瘤的典型细胞学和组织学特征，如分支状毛细血管网和微钙化等，诊断 WHO Ⅲ级间变少突胶质细胞瘤比较合适。

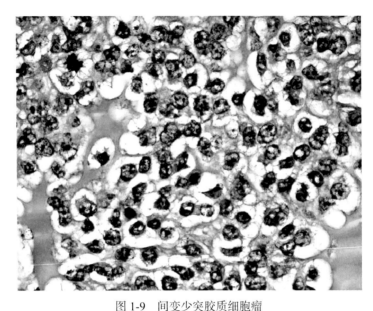

图 1-9　间变少突胶质细胞瘤

瘤细胞表现出明显的核异型性及活跃的核分裂象，具有丰富的分支状血管网（HE，×20）

【影像学表现及诊断】

间变少突胶质细胞瘤影像学表现多样，可见坏死、囊性变、瘤内出血及钙化。CT 平扫表现为低密度或混杂密度占位，边界欠清，可伴钙化，瘤周水肿较明显，瘤内可见出血或坏死灶。MRI 上，肿瘤 T_1WI 为等或低信号，常伴有出血、囊变、坏死，周围水肿较明显（图 1-10A），T_2WI 为高信号（图 1-10B），增强后明显不均匀强化，环状强化少见，常提示预后不良。肿瘤实体部分 DWI 呈高信号，囊变及坏死区扩散不受限。由于间变少突胶质细胞瘤的血管数量相对多、发育不完整及通透性增加等因素，导致其强化较少突胶质细胞瘤更明显。另外，由于间变少突胶质细胞瘤细胞核异型性多，核分裂更加活跃，肿瘤生长更加迅速，瘤内供血不足导致坏死、囊变的发生更为常见。对比增强反映的血脑屏障破坏既包括肿瘤新生血管的破坏，也有正常脑实质血管的破坏，肿瘤周围及肿瘤强化周围区域可能恶性度更高。因此，对比增强可以提高鉴别肿瘤良恶性的灵敏度和特异度。相比于低级别少突胶质细胞瘤，间变少突胶质细胞瘤的 rCBV 值更低。细胞密度增高是高级别少突胶质细胞瘤及类似高级别星形胶质细胞瘤的特征之一。MRS 中 Cho 峰的升高提示细胞膜及细胞结构的合成增加，因此，间变少突胶质细胞瘤 Cho 峰较低级别肿瘤更高。Cho/Cr 值能够用来对肿瘤进行分级，联合应用 PWI 和 MRS 可提高低级与间变少突胶质细胞瘤鉴别诊断的准确性。间变少突胶质细胞瘤有显著的 Lip 及 Lac 峰，Lip 及 Lac 是肿瘤坏死的标志物，这两种代谢产物存在常代表着高级别肿瘤，预示生物学行为及预后较差。应该注意的是，Lac 峰的独立存在意味着该肿瘤预后较差，但并不能说明肿瘤的恶性程度更高。

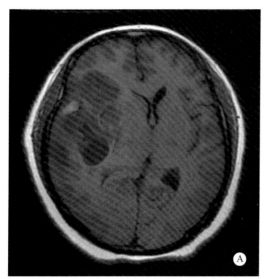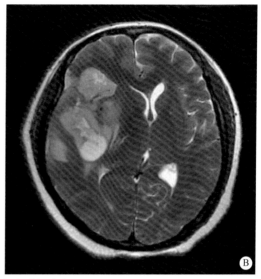

图 1-10 间变少突胶质细胞瘤

A. 轴位 T_1WI：病灶边界欠清，以等信号为主，右侧额颞叶实性病灶，瘤内见坏死、出血，瘤周水肿明显；B. 轴位
T_2WI：呈稍高信号；术后病理结果：右侧额颞叶间变少突胶质细胞瘤（WHO Ⅲ级）

间变少突胶质细胞瘤同样好发于脑表皮层及皮层下，常见坏死、囊变、出血，
瘤周水肿明显，呈明显不均匀强化或环状强化，影像学表现恶于少突胶质细胞瘤。

【鉴别诊断】

1. 胶质母细胞瘤

胶质母细胞瘤属于 WHO Ⅳ 级肿瘤，恶性程度相对较高，发病部位较深，增强
呈花环样明显强化，多有子灶。通过 MRS 和 DWI 特征表现有助于两者的鉴别。由
于胶质母细胞瘤较间变少突胶质细胞瘤对脑组织正常神经元破坏程度更高，并且具
有更高的细胞密度，因此 Cho/NAA 及 Cho/Cr 值较间变少突胶质细胞瘤更高，DWI
上肿瘤实体部分的信号也高于间变少突胶质细胞瘤。

2. 单发转移瘤

单发转移瘤瘤周多无浸润，而间变少突胶质细胞瘤多呈浸润性生长，有文献报
道，转移瘤强化边缘区 NAA/Cho 值高，而高级别胶质瘤则明显降低；高级别胶质
瘤水肿带内因混有部分肿瘤细胞浸润而 ADC 值低于转移瘤，DWI 呈等或稍高信号。

3. 间变室管膜瘤

间变室管膜瘤多发生在脑室内，实性为主肿块影，瘤内常见坏死、出血。发生
于脑实质内的间变室管膜瘤主要位于脑室附近，实性部分往往较大，具有脑膜瘤的
一定特征。

（赵 君 白亮彩 周俊林）

第六节　少突星形胶质细胞瘤

【概念及分级】

少突星形胶质细胞瘤（oligoastrocytoma）是由肿瘤性星形胶质细胞和少突胶质细胞两种不同的胶质瘤成分构成的弥漫浸润性肿瘤。细胞形态类似于 WHO Ⅱ 级的少突胶质细胞瘤和弥漫性星形胶质细胞瘤。

少突星形胶质细胞瘤组织学相当于 WHO Ⅱ 级。

【流行病学】

少突星形胶质细胞瘤占幕上低级别胶质瘤的 10%~19%。肿瘤好发于中年人，手术时中位年龄为 35~45 岁。少突星形胶质细胞瘤好发位置依次为额叶、颞叶、顶叶、枕叶。偶尔发生于脑干，罕见累及小脑。

【临床及预后】

症状和体征包括：癫痫、轻瘫、性格改变和颅内高压。有调查结果显示中位存活时间为 6.6 年，10 年存活率为 49%。存活时间长的相关因素包括手术时患者年轻（<37 岁）、肿瘤达肉眼全切、术后放疗和 Ki-67 指数低。1p 和 19q 联合缺失病例预后较好。

【病理特点】

大体标本：本病与 WHO Ⅱ 级胶质瘤不易区别。

组织学表现：细胞密度中等（图 1-11），核分裂象少或无。可存在微钙化和微囊性变，但无微血管增生和坏死。少突星形胶质细胞瘤可以分为双相（致密）和混合（弥漫）两种亚型。混合型最常见，肿瘤性少突胶质细胞和星形细胞混合存在。只有肿瘤中既存在少突胶质肿瘤细胞又存在星形细胞成分时才能诊断该肿瘤。观察表明坏死和微血管增生对肿瘤的判断比较重要，坏死也有助于判断预后。增生相关核抗原 Ki-67 用于判断该肿瘤是否存在间变很有效。

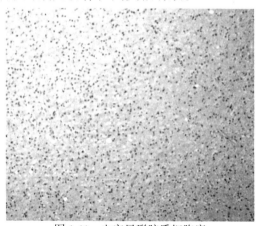

图 1-11　少突星形胶质细胞瘤

瘤细胞中等密度排列，部分区域细胞呈"格子样"，周围毛细血管增生，部分区域细胞弥漫排列，体积小，胞质少，核分裂象罕见，间质微囊形成（HE，×10）

免疫组化：到目前为止，尚无区分少突胶质肿瘤细胞和星形细胞两种成分的特异性标志物。

【影像学表现及诊断】

少突星形胶质细胞瘤的影像学无特征性表现。肿瘤多位于幕上，幕下少见，在 CT 和 MRI 上均表现为边界清楚。肿瘤 T_1WI 为等或低信号（图 1-12A），T_2WI 为高信号，周围水肿较轻（图 1-12B），增强后轻-中度不均匀强化（图 1-12C、图 1-12D）。

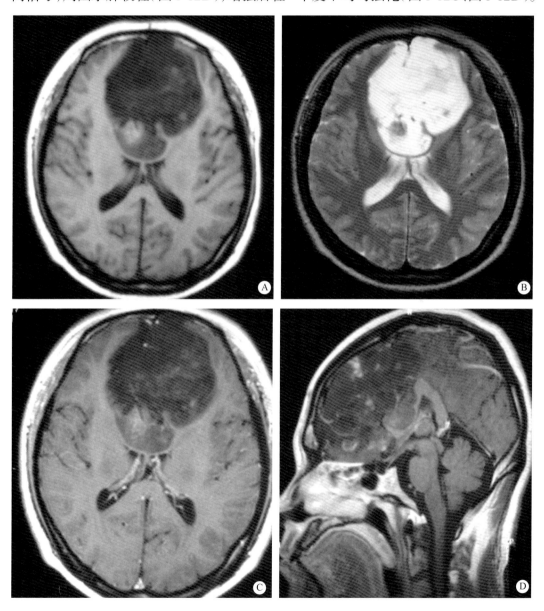

图 1-12　少突星形胶质细胞瘤

A. 轴位 T_1WI：肿瘤位于额叶，跨越中线，累及胼胝体，病灶边界清楚，以低信号为主，内可见混杂信号；B. 轴位 T_2WI：肿瘤周围无明显水肿；C、D. 分别为轴位及矢状位增强 T_1WI：肿瘤呈轻度不均匀强化，囊变区不强化

少突星形胶质细胞瘤好发于中年人,多位于幕上,瘤体边界清楚,瘤内可见囊变、坏死区,瘤周水肿轻,肿瘤呈轻 - 中度不均匀强化。

【鉴别诊断】

本病与单纯的少突胶质细胞瘤和低级别星形胶质细胞瘤常难以鉴别,但少突星形胶质细胞瘤边界相比前两者较为清楚。

（赵　君　白亮彩　周俊林）

第七节　间变少突星形胶质细胞瘤

【概念及分级】

间变少突星形胶质细胞瘤（anaplastic oligoastrocytoma）具有恶性组织学特征:细胞密度高,核异型性、多形性和核分裂象增多,还可见微血管增生。

间变少突星形胶质细胞瘤 WHO 分级为Ⅲ级。

【流行病学】

间变少突星形胶质细胞瘤发病高峰年龄为 40~50 岁,平均年龄为 44 岁。50%以上肿瘤位于额叶,其次是颞叶。

【临床及预后】

该肿瘤病程通常较短,也有病程长达数年的患者。该肿瘤的预后较胶质母细胞瘤要好。具有 1p 缺失和出现坏死的间变少突星形胶质细胞瘤患者预后较好。

【病理特点】

大体标本:间变少突星形胶质细胞瘤与其他间变型胶质肿瘤无明显区别,并可见瘤内出血、钙化和囊性变。

镜下:表现有间变特征,如核异型、细胞多形性、细胞密度高和核分裂象活跃,并可见微血管增生（图 1-13）。观察表明坏死和微血管增生比较重要,坏死也有助于判断预后。增生相关核抗原 Ki-67 用于判断是否存在间变。Ki-67 指数越高,间变的可能性越大。

【影像学表现及诊断】

间变少突星形胶质细胞瘤由于存在坏死、囊性变、瘤内出血和钙化,其影像学表现多样。在 CT 上表现为低密度或等密度影,边界较清楚。MRI 上,肿瘤 T_1WI为等或低信号（图 1-14A）,T_2WI 为高信号,常伴有出血、囊变坏死,周围水肿较明显（图 1-14B）,增强后明显不均匀强化（图 1-14C、图 1-14D）。间变少突星形胶质细胞瘤的微血管增生、血管发育不完整、通透性增加等因素,导致其强化较少突星形胶质细胞瘤更明显。而间变少突星形胶质细胞瘤细胞核异型性多、核分裂更加活跃,肿瘤生长更加迅速,瘤内供血不足导致坏死、囊性变的发生。

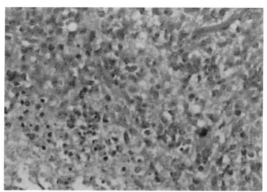

图 1-13 间变少突星形胶质细胞瘤

核异型性多见，核分裂活跃，可见微血管增生（HE，×20）

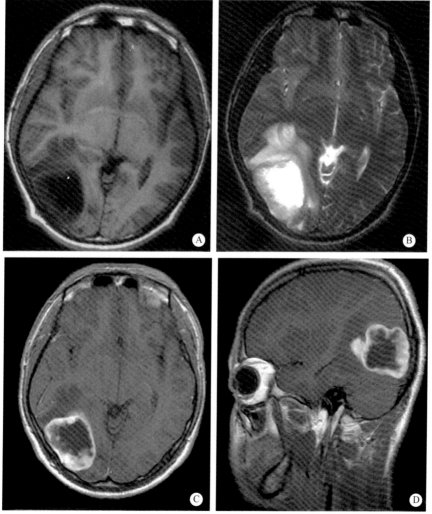

图 1-14 间变少突星形胶质细胞瘤

A.轴位 T_1WI：肿瘤位于右枕叶皮髓质交界，边界较清；B.轴位 T_2WI：瘤周水肿明显；C、D.分别为轴位及矢状位

增强 T_1WI：肿瘤明显不均匀强化，其内坏死区无强化，内壁不光整，见多发结节状强化影

间变少突星形胶质细胞瘤好发年龄为 40~50 岁，额颞叶多见，瘤内常见出血、坏死囊变、钙化，瘤周水肿明显，强化显著，强化壁较薄。

【鉴别诊断】

1. 间变少突胶质细胞瘤

间变少突胶质细胞瘤同样好发于脑表皮层及皮层下，常见坏死、囊变、出血，瘤周水肿明显，呈明显不均匀强化或环状强化，影像学表现恶于少突胶质细胞瘤。

2. 间变型星形胶质细胞瘤

间变型星形胶质细胞瘤发病年龄相对较大，主要发生于皮层下，占位效应明显，水肿多见，MRI 信号较均匀，呈不规则环形或结节状强化。

3. 胶质母细胞瘤

胶质母细胞瘤好发于中老年人，病灶较大，多伴有中心坏死、出血，壁厚且不规则，呈花环状强化。

（赵 君 白亮彩 周俊林）

参 考 文 献

阿特拉斯 . 2008. 中枢神经系统磁共振成像 . 3 版 . 李坤成译 . 郑州：河南科学技术出版社，614-618.

曹代荣，王弘岩，李银官，等 . 2008. 成人幕上毛细胞型星形胶质细胞瘤的 MRI 诊断 . 中国中西医结合影像学杂志，6(5): 335-337.

丁粉干，张新华，官兵，等 . 2011. EGFR 过表达和 EGFR 基因扩增与胶质母细胞瘤预后关系的 Meta 分析 . 中华肿瘤防治杂志，4: 264-268.

耿道颖 . 2009. 颅脑影像鉴别诊断学 . 北京：人民军医出版社，12-21.

黄志发，黄慧玲，姚鑫，等 . 2011. 血管内皮细胞生长因子受体 2(KDR) 多态与国人脑胶质瘤的遗传易感性研究，1-4.

吕博川 . 2007. 大脑半球弥漫型星形胶质细胞瘤的临床、影像学和病理特征（附 1 例报告）. 临床神经病学杂志，20(5): 387-389.

马小梅，刘在波 . 2009. 毛细胞黏液样星形胶质细胞瘤的研究进展 . 国际病理科学与临床杂志，29(4): 350-352.

孙秋，周俊林，董驰 . 2012. 不典型毛细胞型星形胶质细胞瘤 MRI 表现 . 中国 CT 与 MRI 杂志，8: 1-5.

汤国才，朴月善，赵兰，等 . 2007. 颅内碰撞瘤 . 中国现代神经疾病杂志，1: 52-56.

吴恩惠 . 1995. 头部 CT 诊断学 . 2 版 . 北京：人民卫生出版社，46.

许守利，马永华，孙建刚 . 2010. 毛细胞型星形胶质细胞瘤的 CT、MRI 表现及病理学基础 . 中国医学影像学杂志，18(2): 175-178.

鱼博浪 . 2009. 中枢神经系统 CT 和 MRI 鉴别诊断 . 西安：陕西科学技术出版社，7-11.

鱼博浪 . 2014. 中枢神经系统 CT 与 MR 鉴别诊断 . 3 版 . 西安：陕西科学技术出版社，131-137, 146-148, 418.

张福林，汪寅 . 2003. 胶质母细胞瘤的新概念 . 中国神经肿瘤杂志，1: 47-52.

张云亭，白人驹，于铁链 . 2006. 疑难病例影像诊断分析 . 北京：人民军医出版社，4-6.

朱庆庆，武乐斌，王光彬 . 2009. 毛细胞型星形胶质细胞瘤影像学诊断现状 . 医学影像学杂志，3: 348-351.

Arslanoglu A, Cirak B, Horska A, et al. 2003. MR imaging characteristics of pilomyxoid asteocytomas. AJNR Am J Neuroradio, 24(9): 1906-1908.

Asada T, Takayama Y, Tokuriki Y, et al. 2007. Gliomatosis cerebri presenting as a parkinsonian syndrome. J Neuroimaging, 17: 269-271.

Bendszus M, Warmuth-Metz M, Klein R, et al. 2000. MR spectroscopy in gliomatosis cerebri. AJNR Am J Neuroradiol, 21(2): 375-380.

Braffman BH, Bilaniuk LT, Naidich TP, et al. 1992. MR imaging of tuberous sclerosis: pathogenesis of this phakomatosis, use of gadopentetate dimeglumine, and literature review. Radiology, 183(1): 227-238.

Brat DJ, Scheithauer BW, Fuller GN. 2007. Newly codified glialneoplasms of the 2007 WHO classification of tumours of the celltral nervous system: angiocentrie glioma, pilomyxoid astrocytoma and pituicytoma. Brain Pathol, 17(3): 319.

Crespo-Rodríguez AM, Smirniotopoulos JG, Rushing EJ. 2007. MR and CT imaging of 24 pleomorphic xanthoastrocytomas(PXA)and a review of the literature. Neuroradiology, 49(4): 307-315.

Cuccia V, Zuccaro G, Sosa F, et al. 2003. Subependymal giant cell astrocytoma in children with tuberous sclerosis. Childs Nerv Syst, 19(4): 232-243.

Darwish B, Koleda C, Lau H, et al. 2004. Juvenile pilocytic astrocytoma "pilomyxiod variant" with spinal metastance. Clin Neurosci, 11(6): 640-642.

Goh S, Butler W, Thiele EA. 2004. Subependymal giant cell tumors in tuberous sclerosis complex. Neurology, 63(8): 1457-1461.

Golash A, Thorne J, West CG. 1998. Low grade pilocytic astrocytoma presenting as a spontaneous intracerebral haemorrhage in a child. Br J Neurosurg, 12(1): 59-62.

Hamlat A, Le Strat A, Guegan Y, et al. 2007. Cerebellar pleomorphic xanthoastrocytoma: case report and literature review. Surg Neurol, 68(1): 89-94.

Hilario A, Ramos A, Perez-Nuñez A, et al. 2012. The added value of apparent diffusion coefficient to cerebral blood volume in the preoperative grading of diffuse gliomas. AJNR Am J Neuroradiol, 33(4): 701-707.

Howe FA, Barton SJ, Cudlip SA, et al. 2003. Metabolic profiles of human brain tumors using quantitative in vivo ^{1}H magnetic resonance spectroscopy. Magn Reson Med, 49(2): 223- 232.

Hu X, Wong K K, Yang G S, et al. 2011. Support vector machine multiparametric MRI identification of pseudoprogression from tumor recurrence in patients with resected glioblastoma. J Magn Reson Imaging, 33(2): 296-305.

Ivette Bicik, Ramesh Raman, John J, et al. 1995. PET-FDG of Pleomorphic Xanthoastrocytoma. J Nucl Med, 36(1): 97-99.

Jennings MT, Frenchman M, Shehab T, et al. 1995. Gliomatosis cerebri presenting as intractable epilepsy during early childhood. J Child Neurol, 10(1): 37-45.

Kleihues P, Buger PC, Scheithauer BW. 1995. WHO histologic typing of tumors of the central nervous system. Second Edi.

Kong L, Cooper L A, Wang F, et al. 2011. Integrative, multi-modal analysis of glioblastoma using TCGA molecular data, pathology images and clinical outcomes. IEEE Trans Biomed Eng, 58(12): 3469-3474.

Larjavaara S, mäntylä R, Salminen T, et al. 2007. Incidence of gliomas by anatomic location. Neuro-Oncology, 9(3): 319-325.

Lewis RA, Gerson LP, Axeison KA, et al. 1964. von Recklinghausen neurofibromatosis. Ⅱ. Incidence of optic gliomata. Ophthalmology, 91(8): 929-935.

Louis DN, Ohgaki H, Wiester OD, et al. 2007. The 2007 WHO classification of tumours of the ccentral nervous system. Lyon: IARC Press, 20-21.

Macaulay RJB, Jay V, Hoffman HJ, et al. 1993. Increased mitotic activity as a negative prognostic indicator in pleomorphic xanthoastrocytoma. J Neurosurg, 79: 761-768.

Nabbout R, Santos M, Rolland Y, et al. 1999. Early diagnosis of subependymal giant cell astrocytoma in children with tuberous sclerosis. J Neurol Neurosurg Psychiatry, 66(3): 370-375.

Nozaki T, Sato H, Yamazoe T, et al. 2015. Diffuse astrocytoma initially presenting as a massive intracerebral hemorrhage: case report. Neurol Med Chir, 55(1): 86-88.

Nozaki T, Sato H, Yamazoe H, et al. 2015. Diffuse astrocytoma initially presenting as a massive intracerebral hemorrhage: case report. Neurol Med Chir, 55(1): 86-88.

Omura T, Nawashiro H, Osada H, et al. 2008. Pilomyxoid astrocytoma of the fourth ventricle in an adult. Aeta Neurochir(Wien), 150(11): 1203-1206.

Osborn A, Blaser S, Salzman K. 2004. Diagnostic imaging: brain. New York: Amirsys Inc, 6-29.

Osborne JP, Fryer A, Webb D. 1991. Epidemiology of tuberous sclerosis. Ann NY Acad Sci, 615: 125-127.

Sajadi A, Janzer RC, Lu TL, et al. 2008. Pilomyxoid astrocytoma of the spinal cord in an adult. Aeta Neuroehir(Wien), 150(7): 729-731.

Takei H, Rouah E, Bhattacharjee MB. 2015. Cerebellar pleomorphic xanthoastrocytoma in a patient with neurofibromatosis type 1: a case report and literature review. Int J Clin Exp Pathol, 8(6): 7570-7574.

Takei H, Florez L, Bhattacharjee MB. 2008. Cytologic features of subependymal giant cell astrocytoma: a review of 7 cases. Acta Cytol, 52(4): 445-450.

Tien RD, Cardenas CA, Rajagopalan S. 1992. Pleomorphic xanthoastrocytoma of the brain: MR findings in six patients. AJR Am JRoentgenol, 159: 1287-1290.

Whittle IR, Gordon A, Misra BK, et al. 1989. Pleomorphic xanthoastrocytoma. J Neurosurg, 70: 463-468.

Yu S, He L, Zhuang X, et al. 2011. Pleomorphic xanthoastrocytoma: MR imaging findings in 19 patients. Acta Radiol, 52(2): 223-228.

第二章　其他星形胶质细胞肿瘤

在 2016 年 WHO 中枢神经系统肿瘤新分类中，界定弥漫型胶质瘤包括 WHO 分级Ⅱ级和Ⅲ级的星形胶质细胞瘤、Ⅱ级和Ⅲ级的少突胶质细胞瘤、Ⅱ级和Ⅲ级的少突星形胶质细胞瘤、Ⅳ级的胶质母细胞瘤及儿童相关的弥漫型胶质瘤，这种分类使得那些具有局限生长方式的、缺乏 *IDH* 基因家族突变以及频繁伴随 *BRAF* 突变（毛细胞型星形胶质细胞瘤，多形性黄色星形胶质细胞瘤）或 *TSC1/TSC2* 突变（室管膜下巨细胞星形胶质细胞瘤）者显著区分于弥漫型胶质瘤，换句话说，弥漫星形胶质细胞瘤和少突胶质细胞瘤在疾病分类上比弥漫星形胶质细胞瘤与毛细胞型星形胶质细胞瘤之间更类似。所以，把其他有别于弥漫型胶质瘤的这些肿瘤统归为其他星形胶质细胞肿瘤，包括：毛细胞型星形胶质细胞瘤、毛黏液样型星形胶质细胞瘤、多形性黄色星形胶质细胞瘤、间变多形性黄色星形胶质细胞瘤及室管膜下巨细胞星形胶质细胞瘤，大脑胶质瘤病在新分类中未再出现，但是鉴于对其组织学的认识及影像学特征，我们将其也放入其他星形胶质细胞肿瘤中进行介绍。

第一节　毛细胞型星形胶质细胞瘤

【概念及分级】

毛细胞型星形胶质细胞瘤（pilocytic astrocytoma，PA）是 Penfield 于 1937 年根据肿瘤细胞两端突起为细长的毛发样胶质纤维丝而命名的一种少见肿瘤。

该肿瘤被列为 WHO Ⅰ级星形胶质细胞瘤。

【流行病学】

本病好发于儿童及青少年，成人亦可发病，约占原发性中枢神经系统肿瘤的 1.5%，男女发病比例均等。PA 是神经纤维瘤病Ⅰ型（NF Ⅰ）中主要的中枢神经系统肿瘤，大约 15% 的 NF Ⅰ患者发生 PA，散发性 PA 可出现 17q 的缺失，包括编码 NF1 的区域，由于 NF1 有肿瘤抑制功能，NF1 表达的缺失可能与该家族性肿瘤综合征相关的肿瘤中起一定作用，包括 PA。神经纤维瘤蛋白是 NF1 编码的蛋白，包含一个由 400 个氨基酸组成的区域对应于 GTP 酶激活蛋白。免疫组化研究发现神经纤维瘤蛋白在纤维性星形胶质细胞瘤中过表达，上述研究表明，PA 具有一定遗传学背景。

【临床及预后】

临床表现主要为头痛、头昏伴呕吐等颅内压增高症状，个别患者表现为癫痫、视物模糊、视物双影、月经紊乱、肌张力增高等。

毛细胞型星形胶质细胞瘤是一种生长缓慢、边界清楚的良性胶质瘤，平均发病年龄为 58 个月。因其手术切除效果好，复发及转移率较低，预后良好而有别于其他类型的星形胶质细胞瘤。该瘤临床表现缺乏特异性，主要与发病部位有关。

【病理特点】

典型的毛细胞型星形胶质细胞瘤由排列呈双相性的肿瘤细胞组成，致密的肿瘤细胞和松散的结缔组织相互交替，绝大多数毛细胞型星形胶质细胞瘤含有 Rosenthal 纤维和嗜酸性小体，肿瘤细胞核分裂象不常见（图 2-1）。在某些病例中会出现肿瘤细胞包囊伴随肉芽组织和血管增生共同出现的现象。瘤内某些区域血管丰富似毛细血管瘤或海绵状血管瘤。

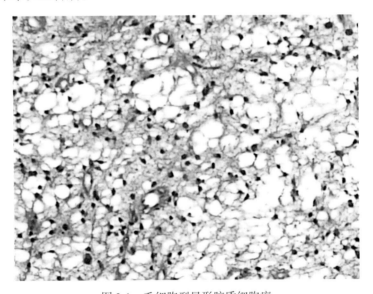

图 2-1 毛细胞型星形胶质细胞瘤
像少突胶质细胞瘤一样蜂窝状瘤细胞区（HE，×20）

【影像学表现及诊断】

CT 与 MRI 平扫表现：PA 囊内液体有较多蛋白，故 CT 平扫呈低密度，但高于脑脊液，MRI 平扫 T_1WI 表现为低信号，高于脑脊液，T_2WI 表现为与脑脊液相似或稍低于脑脊液，呈高信号（图 2-2A、图 2-2B）。实性部分 CT 表现为等或略低密度，T_1WI 表现为等或略低信号，T_2WI 表现为不均匀或均匀高信号。

CT 与 MRI 增强表现：由于肿瘤内含丰富血管，所以肿瘤实性部分包括壁结节及囊壁一般都呈均匀或不均匀增强，少数肿瘤只有壁结节等实性部分增强，而囊壁增强不明显或不增强，部分囊性病例可无增强（图 2-2C）。

毛细胞型星形胶质细胞瘤是较具有特征的一类神经上皮肿瘤，好发于儿童，鞍区及小脑多见，多为囊性或囊实性病灶，瘤周水肿轻，实性部分强化明显。

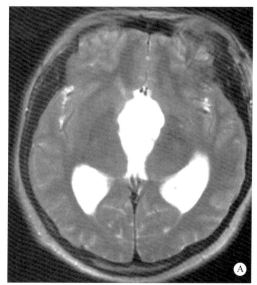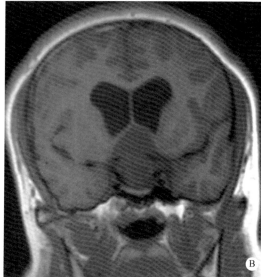

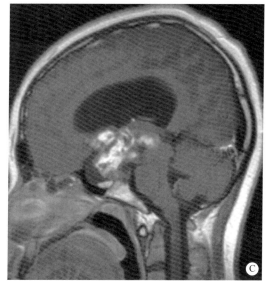

图 2-2　毛细胞型星形胶质细胞瘤

A. 轴位 T_2WI：鞍区不规则占位，边界清楚，呈高信号；B. 冠状位 T_1WI：呈稍长 T_1 信号；

C. 矢状位增强图：病灶呈不均匀强化

【鉴别诊断】

幕上 PA 主要应与其他病理类型的星形胶质细胞瘤鉴别，其他肿瘤若有明显强化，一般病理上属于Ⅱ级以上的肿瘤，瘤周或多或少会有水肿带出现。

1. 室管膜瘤

幕下 PA 应与室管膜瘤相鉴别，室管膜瘤呈不规则形，MRI 上 T_1WI 呈混合信号或等信号，T_2WI 呈不均匀高信号或混合信号，肿瘤不均匀增强，边缘不光整，周围常伴有低密度或长 T_1、长 T_2 信号脑组织水肿区。

2. 血管母细胞瘤

MRI 显示约 50% 肿瘤有瘤内壁结节；强化 MRI 均可见瘤壁结节增强较 PA 显著，形成所谓"壁灯"征，血管母细胞瘤多为成年人发病，且常合并红细胞增多症、肝胰肾囊肿、肾癌等，即所谓 Von Hippel-Lindan 病，均有助于鉴别。

（孙　秋　白亮彩　周俊林）

第二节　毛黏液样星形胶质细胞瘤

【概念及分级】

毛黏液样星形胶质细胞瘤（pilomyxoid astrocytoma，PMA）先前被认为是毛细胞型星形胶质细胞瘤 (PA)，或 PA 的一种临床不典型病例，但其特有的发病年龄和发生部位使之有别于典型 PA。

2007 年 WHO 中枢神经系统肿瘤组织学分类中毛黏液样星形胶质细胞瘤被列为 PA 的一个亚型，组织学分级为 WHO Ⅱ 级。

【流行病学】

PMA 的发病人群和 PA 相似，小儿最常见，但平均发病年龄更小，PMA 的患儿发病年龄平均为 18 个月甚至更早，近几年也有少数成人 PMA 的报道。PMA 病变多位于视交叉、下丘脑，肿瘤界线较清，生长缓慢，与 PA 相比肿瘤更具侵袭性，有丰富的黏液样背景，没有 Rosenthal 纤维和嗜酸性颗粒小体。

【临床及预后】

PMA 患者的临床表现多与病变发生的部位、颅内压增高等有关，最常见的临床症状有头痛、恶心、呕吐、眼球震颤、视物模糊甚至失明，其他少见的临床表现有吮吸无力、体重不增、嗜睡等。PMA 呈浸润性生长，有侵袭性，易局部复发，多数患者多次复发，甚至随脑脊液发生中枢神经系统内转移。

【病理特点】

在组织学上，PMA 显示弥漫的和明显的黏液瘤样改变，即以大量的黏液为背景（图 2-3A），瘤细胞围绕血管分布，并以血管为中心呈放射状排列，形成假菊形团（图 2-3B），瘤细胞较致密，有侵袭性，由相对单一、中等大小的双极细胞构成，核分裂象可见，肿瘤缺乏 PA 中实性和微囊的双相性生长形式，肿瘤内也不见 Rosenthal 纤维和嗜酸性颗粒小体。

【影像学表现及诊断】

PMA 最好发于中线区域，如鞍上、第四脑室旁，幕上及幕下均可发病，婴幼儿好发，成人也可见；MRI 多表现实性或囊实性肿块，为长 T_1、长 T_2 信号，边界清或不清，瘤周多数水肿不明显，部分可有较重水肿出现，根据生长部位不同出现相应占位效应，实性病灶 T_1WI 表现为低信号，中心可见更低信号区，T_2WI 表现为均匀高信号，增强后少数可出现轻度强化改变（图 2-4，图 2-5A、图 2-5B），多数增强后实性部分强化明显（图 2-4，图 2-5C）；易出现沿脑脊液播散；部分病例也可表现为囊性伴壁结节病灶，结节多位于囊壁一侧，囊壁界线均清晰，结节处邻近组织分界不清，病灶 T_1WI 表现为等或低信号，T_2WI 表现为均匀高信号，增强后囊壁及结节明显强化。

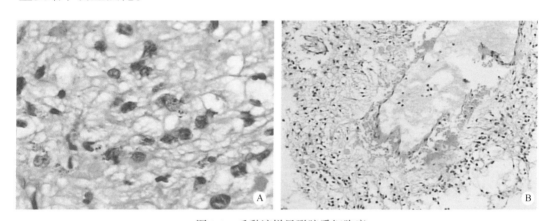

图 2-3 毛黏液样星形胶质细胞瘤

A. 黏液样背景下出现细胞核大小不等，可见多核巨细胞 (HE，×40)；B. 瘤细胞围绕血管呈放射状排列

（HE，×20）

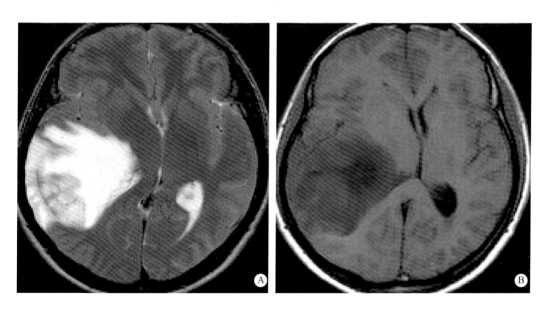

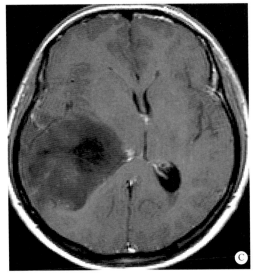

图 2-4　毛黏液样星形胶质细胞瘤
A. T₂WI轴位：病灶呈弥漫性、边界不清、瘤周水肿明显，呈混杂高信号；B.T₁WI轴位：呈混杂低信号；C.增强轴位：病灶强化不明显

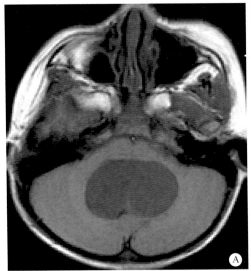

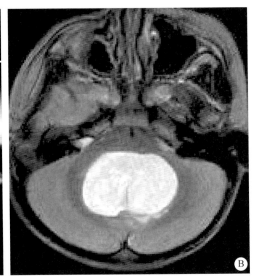

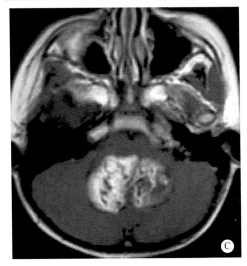

图 2-5　毛黏液样星形胶质细胞瘤
A. T₁WI轴位：病灶边界清楚、呈实性改变、呈低信号；B. T₂WI轴位：病灶呈高信号；C.增强轴位：肿块不均匀明显强化

PMA 作为 WHO Ⅱ级肿瘤，婴幼儿多见，病程较短，好发于鞍上，MRI 表现为实性病灶，由于大量黏液背景，T_2WI 信号高，肿瘤实性部分强化显著。

【鉴别诊断】

本病主要与经典 PA 鉴别，PA 好发于小脑，其次是幕上中线结构区域，而 PMA 幕上幕下均可发生；PA 表现为以囊性为主的囊实性改变，而 PMA 多以实性为主；PMA 较 PA 的发病年龄更小，瘤内钙化少见 (<10%)，而出血较 PA 更多见，因此对于位于幕上中线结构、临床及影像表现酷似 PA 的肿瘤，若瘤内有出血或患者年龄较小时，应首先考虑为 PMA，而不是 PA。

（孙　秋　白亮彩　周俊林）

第三节　多形性黄色星形胶质细胞瘤

【概念及分级】

多形性黄色星形胶质细胞瘤（pleomorphic xanthoastrocytoma，PXA）是发生于年轻人幕上的中枢神经系统少见肿瘤，属星形胶质细胞瘤，其肿瘤细胞的多形性、缺乏有丝分裂及坏死等又不同于星形胶质细胞瘤。其首先由 Kepes 等在 1979 年报道。

多形性黄色星形胶质细胞瘤相当于 WHO Ⅱ级。

【流行病学】

PXA 约占星形细胞肿瘤的 1%，好发于儿童和青少年，2/3 的患者小于 18 岁，成人平均发病年龄为 33 岁，老年人也有发生。肿瘤无明显性别差异。在 PXA 发生过程中没有发现特定的病因，已有报道表明，肿瘤的发生与脑皮质发育异常和神经节细胞病变，即畸形状态可能有关；而神经纤维瘤病Ⅰ型患者可能与 NF1 功能缺陷有关。PXA 起源于软脑膜下的星形细胞，肿瘤常位于幕上、脑的表浅部位，其中颞叶占 42%、额叶占 33%、顶叶占 21%，约 21% 的病例累及一个以上的脑叶，也可见于丘脑、额叶深部或小脑，脑桥罕见。肿瘤常累及软脑膜。

【临床及预后】

肿瘤主要临床表现为癫痫，部分患者癫痫病史较长；其他症状有头晕、头痛，也可无症状，一般从出现症状到确诊的时间约为 5.3 个月。治疗上，就手术而言，PXA 部分切除与完全切除相比并不影响患者的长期存活，而放疗的疗效也尚待肯定，尽管如此仍认为 PXA 部分切除并放疗后复发可能性不高。因此，PXA 通常被认为是一类相对良性的星形胶质细胞瘤，然而由于存在伴有间变特征的多形性黄色星形胶质细胞瘤和 (或) 复发的可能，其预后尚不完全确定。

【病理特点】

大体标本：肿瘤位置表浅，呈结节状肿块，边界清楚，常伴有大的液性囊肿，病变深部可浸润邻近脑组织。组织学特征是细胞的多形性，由多形性巨细胞、梭形细胞和泡沫细胞构成，这些细胞常被网状纤维和嗜酸性颗粒小体所包绕。显微镜下观察可见细胞有异型性和多细胞性，核分裂少见，坏死和血管增生不明显（图2-6）。约2/3的病例组织学上为复合性病变。

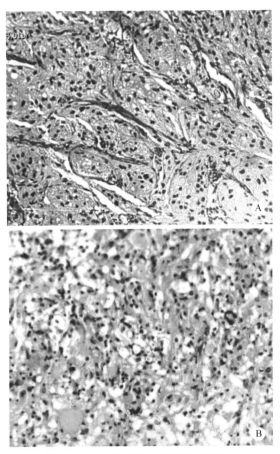

图 2-6　多形性黄色星形胶质细胞瘤

瘤细胞呈多形性，弥漫散在分布，核大小不一，胞核增大、深染，见多核细胞，部分胞质呈泡沫状（HE，×20）

通常，肿瘤缺乏核分裂和坏死。当伴有明显核分裂象（≥5/10HPF）和（或）坏死的病例可诊断为"伴有间变特征的多形性黄色星形胶质细胞瘤"（pleomorphic xanthoastrocytoma with anaplastic features）。上述两种类型肿瘤均有复发的可能，后者组织学上更具侵袭性，复发可能性会增加。

免疫组化：提示瘤组织神经胶质纤丝的酸性蛋白（GFAP）和S-100阳性。CD34抗原常有表达。MIB-1/Ki-67标记指数一般<1%。

【影像学表现及诊断】

PXA典型表现为颞叶表浅的实性肿块，内部见大囊肿，肿瘤实性部分一般靠外，贴近脑表浅部位（脑膜侧）且形态较扁，肿瘤边界多清晰。CT平扫PXA为等或低密度肿块，钙化少见，肿瘤内缘不光整，一般不侵犯颅骨。MRI上肿瘤可为囊性、囊实混合性或实性；肿瘤边界多清晰，部分模糊；瘤周水肿多轻微，部分水肿明显，也可表现为无水肿。影像学特征对肿瘤临床行为的判断有一定价值。瘤周水肿、占位效应是判断肿瘤侵袭性的指标。肿瘤的囊性成分在 T_1WI 为低信号，在 T_2WI 为高信号，实性成分在 T_1WI 为低或等信号，在 T_2WI 为略高信号（图2-7A～图2-7C）；增强后实性成分与周围软脑膜可明显、中度强化或无强化效应（图2-7D、图2-7E）。囊实性者附壁结节明显强化，囊壁可强化或不强化，囊壁强化代表囊壁为肿瘤组织，囊壁不强化说明囊壁为反应性增生的胶质细胞构成。PXA 在颅后窝多表现为明显强化的实性肿瘤。NF1 患者发生 PXA，肿瘤可为脑回样强化，形似 Lhermitte-Duclos 病，为其少见表现。肿瘤实性部分在 DWI 上为稍高、等信号，囊性部分为低信号。

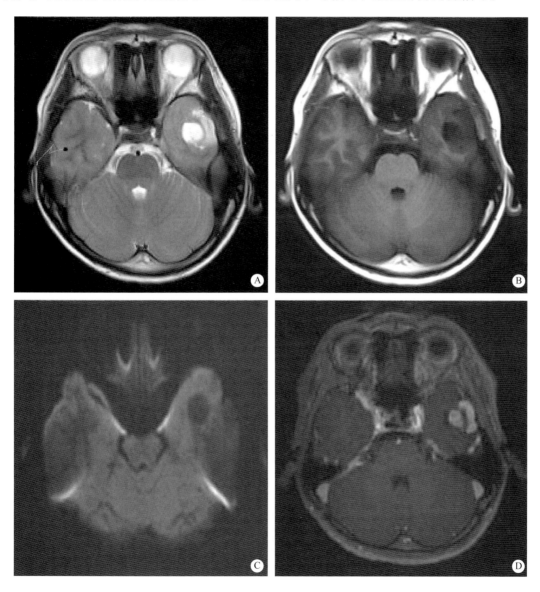

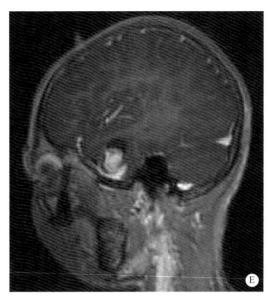

图 2-7 多形性黄色星形胶质细胞瘤

A.轴位 T_2WI：左侧颞叶见球形较高信号，信号欠均匀，呈囊实性表现；B.轴位 T_1WI：病变实性区域靠近脑表面，为稍低信号，囊性部分为低信号，病变周围水肿不明显；C.轴位 DWI：病变实性部分为等信号，囊性部分为低信号；D、E.增强后轴位、矢状位 T_1WI：病变实性部分明显强化，囊性部分及囊壁未见强化

综上所述，多形性黄色星形胶质细胞瘤较为特征性的表现为大脑半球肿瘤，位置表浅，囊实性为主，囊较大；实性部分为贴近脑表的结节或形态较扁的软组织影，瘤周水肿轻，增强后实性部分明显强化。

【鉴别诊断】

1. 节细胞瘤

节细胞瘤为 WHO Ⅰ 级神经上皮肿瘤，瘤体由肿瘤性成熟的神经节细胞组成，占颅内肿瘤的 0.4%~0.9%。其多发生于 30 岁以前，男女比例为 (1.1~1.9)：1。最常见临床症状为长期癫痫。肿瘤好发于颞叶，其次为额、顶叶交界区。一般单发，偶有多发。CT 上肿瘤多为不均质的低密度，MR T_1W 为混杂信号，短 T_1 信号有一定特征，T_2W 为高信号；肿瘤常见囊变，可完全囊变，由单个或多个囊组成。囊变内出现钙化为 CT 特征。

2. 血管母细胞瘤

血管母细胞瘤为其他脑膜相关肿瘤，WHO Ⅰ 级，可散发，也可与 Von Hippel-Lindau 综合征相关。其主要见于 30~40 岁人群，男女性别比大致相当。临床表现为因肿瘤阻碍脑脊液流动而导致的颅内压升高及脑积水；肿瘤可产生促红细胞生成素，导致继发性红细胞增多。血管母细胞瘤是成人小脑第四脑室区最常见的肿瘤，发生于中线旁小脑半球。肿瘤多为圆形。影像学分为大囊小结节型、单纯囊型和实质肿块型。典型表现为大囊和附壁小结节(5~10mm)，境界清楚，附壁结节位于一侧囊壁，少数可见于囊外；增强后附壁结节明显均质强化，囊液及囊性部分的边缘无强化，肿瘤水肿轻。

3. 囊性脑膜瘤

大部分脑膜瘤为良性，相当于 WHO Ⅰ级，部分脑膜瘤预后较差，相当于 WHO Ⅱ级和 WHO Ⅲ级。囊性脑膜瘤好发于中年以上人群，女性发病率明显偏高。肿瘤生长缓慢，头痛和癫痫为其最初表现。脑膜瘤好发于大脑凸面，因大量坏死、血管变性、液体渗出，大部分肿瘤可呈囊性。依据肿瘤实质部分密度、信号和强化等特点，以及脑外肿瘤的证据，有助于诊断。

4. 胚胎发育不良性神经上皮瘤（DNT）

该肿瘤少见，为 WHO Ⅰ级，主要发生于儿童和青少年，通常与皮质发育不良有关。患者典型临床表现为癫痫。肿瘤位于幕上、皮层及皮层下白质，好发于颞叶，常累及脑表面并向外膨出，压迫颅骨、骨质变薄。肿瘤呈结节状多囊性改变，瘤内可有细小分隔。典型者呈楔形，无瘤周水肿，占位效应轻，增强后不强化或轻度强化。

（蒋　健　白亮彩　周俊林）

第四节　间变型多形性黄色星形胶质细胞瘤

【概念及分级】

间变型多形性黄色星形胶质细胞瘤（anaplastic pleomorphic xanthoastrocytoma, APXA）多发生于年轻人，为幕上的中枢神经系统少见肿瘤，属星形胶质细胞瘤，其肿瘤细胞的多形性、有丝分裂及坏死等又不同于多形性黄色星形胶质细胞瘤。

间变型多形性黄色星形胶质细胞瘤相当于 WHO Ⅲ级。

【流行病学】

多形性黄色星形胶质细胞瘤约占星形细胞肿瘤的 1%，好发于儿童和青少年，自 1979 年 Kepes 等报告首例病例以来，陆续见诸于文献，其中 9%～20% 的患者可发生恶性转化，即伴间变特征的多形性黄色星形胶质细胞瘤。肿瘤常位于幕上、脑的表浅部位，肿瘤常累及软脑膜。

【临床及预后】

伴间变特征的多形性黄色星形胶质细胞瘤患者临床主要表现为头痛和癫痫。治疗上，就手术而言，APXA 部分切除与完全切除相比并不影响患者的长期存活，而放疗的疗效也尚待肯定，与 WHO Ⅱ级多形性黄色星形胶质细胞瘤患者相比，这部分患者生存时间更短，预后相对较差。

【病理特点】

大体标本：肿瘤位置表浅，呈结节状肿块，边界清楚，常伴有大的液性囊肿，病变深部可浸润邻近脑组织。该肿瘤的典型组织学特征包括肿瘤细胞多形性、含脂肪的泡沫样细胞、淋巴细胞浸润和嗜伊红颗粒小体，其中伴明显核分裂象（≥ 5/10 个高倍视野或 Ki-67 抗原标记指数 ≥ 5%）和（或）坏死者诊断为伴间变特征的多形性黄色星形胶质细胞瘤（图 2-8）。

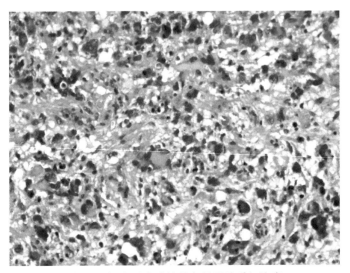

图 2-8　间变型多形性黄色星形胶质细胞瘤

瘤细胞密集，多形性，核异形、深染（HE，× 200）

免疫组化：GFAP、波形蛋白及 S-100 均呈弥漫性阳性，部分患者神经元标志物，如 NeuN、Syn、NF 表达阳性。肿瘤细胞 CD34 表达阳性有助于诊断，典型多形性黄色星形胶质细胞瘤患者 CD34 阳性率高达 84%，伴间变特征的多形性黄色星形胶质细胞瘤仅为 44%，胶质母细胞瘤则罕见 CD34 表达阳性。

【影像学表现及诊断】

影像学表现肿瘤体积较大、界限尚清的实性或囊性肿块，增强扫描可见瘤结节或囊壁强化，好发于颞叶。CT 平扫 APXA 为等或低密度肿块，钙化少见，肿瘤内缘不光整，一般不侵犯颅骨。MRI 上肿瘤可为囊性、囊实混合性或实性；肿瘤边界多模糊；瘤周水肿明显。影像学特征对肿瘤临床行为的判断有一定价值。瘤周水肿、占位效应是判断肿瘤侵袭性的指标。肿瘤的囊性成分在 T_1WI 为低信号，T_2WI 为高信号，实性成分 T_1WI 为低或等信号，T_2WI 为略高信号；增强后实性成分与周围软脑膜可明显中度强化或无强化效应（图 2-9）。囊实性者附壁结节明显强化，囊壁可强化或不强化，囊壁强化代表囊壁为肿瘤组织，囊壁不强化说明囊壁为反应性增生的胶质细胞构成。肿瘤实性部分在 DWI 上为稍高、等信号，囊性部分为低信号。

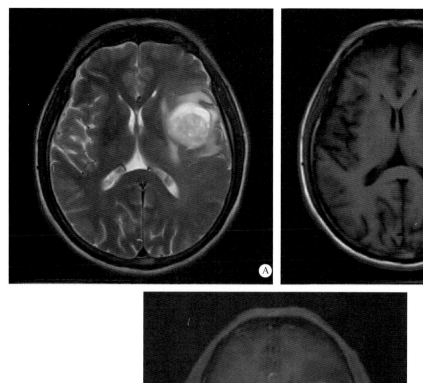

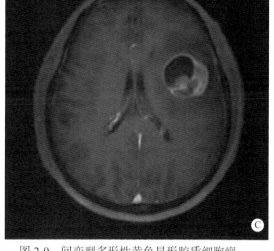

图 2-9　间变型多形性黄色星形胶质细胞瘤

男性，58 岁，左侧额、颞叶脑表囊实性环形病变，壁厚薄不均，增强后明显环形不均匀强化，瘤周轻度水肿

综上所述，间变型多形性黄色星形胶质细胞瘤较为特征性的表现为大脑半球肿瘤，位置表浅，囊性或实性为主，囊较大；瘤周水肿重，占位效应明显，增强后实性部分明显强化。

【鉴别诊断】

1. 节细胞瘤

节细胞瘤为 WHO Ⅰ级神经上皮肿瘤，瘤体由肿瘤性成熟的神经节细胞组成，占颅内肿瘤 0.4% ~ 0.9%。多发生于 30 岁以前，男女比例为（1.1 ~ 1.9）∶1。最常见的临床症状为长期癫痫。肿瘤好发于颞叶，其次为额、顶叶交界区。一般单发，偶有多发。CT 上肿瘤多为不均质的低密度，MR T_1W 为混杂信号，短 T_1 信号有一定特征，T_2W 为高信号；肿瘤常见囊变，可完全囊变由单个或多个囊组成。囊变内出现钙化为 CT 特征。

2. 间变少突胶质细胞瘤

间变少突胶质细胞瘤同样好发于脑表皮层及皮层下，常见坏死、囊变、出血，瘤周水肿明显，呈明显不均匀强化或环状强化，影像学表现恶于少突胶质细胞瘤。

3. 囊性脑膜瘤

大部分脑膜瘤为良性，相当于 WHO Ⅰ 级，部分脑膜瘤预后较差，相当于 WHO Ⅱ 级和Ⅲ级。该病中年以上好发，女性发病率明显偏高。肿瘤生长缓慢，头痛和癫痫为其最初表现。脑膜瘤好发于大脑凸面，因大量坏死、血管变性、液体渗出，大部分肿瘤可呈囊性。依据肿瘤实质部分密度、信号和强化等特点，以及脑外肿瘤的证据，有助于诊断。

（白亮彩　董　驰　周俊林）

第五节　室管膜下巨细胞星形胶质细胞瘤

【概念及分级】

室管膜下巨细胞星形胶质细胞瘤 (subependymal giant cell astrocytoma，SEGA) 是由大的节细胞样星形细胞组成的良性、缓慢进展的脑室肿瘤，具有明显的星形表型。

该肿瘤相当于 WHO Ⅰ 级。

【流行病学】

SEGA 多伴有结节性硬化症 (TSC)，单独存在者极少见，尽管 TSC 和 SEGA 的关系尚未肯定，但 SEGA 是 TSC 患者最常发生的中枢神经系统肿瘤。TSC 是一种相对常见的常染色体显性遗传疾病，也见于无家族史的患者，5%~20% 的 TSC 患者室管膜下结节进展为低级别的中枢神经肿瘤，即 SEGA。

SEGA 通常起源于一侧或双侧室间孔区的室管膜下结节，肿瘤是由大脑实质星形细胞从室管膜下进脑室内的，而不是室管膜本身的肿瘤。肿瘤最常见于儿童和青年，临床发现年龄约 20 岁，婴儿已有报道。临床研究表明 SEGA 男性多发。

如不加干预，SEGA 通常会缓慢持续增长数周至数月，只有少数病例出现消退或持续稳定。极少数 SEGA 可以为侵袭性表现，出现脑实质的侵犯、广泛的瘤周水肿，也可发生在松果体或下丘脑等非典型部位。肿瘤通常向脑室内生长并能产生急性或慢性脑积水。

依据 TSC 典型的临床表现（癫痫、皮脂腺瘤、智力低下），SEGA 发生部位特殊，一般较易诊断。

【临床及预后】

通常，TSC 患者主诉包括位置头痛（在相关位置），癫痫发作突然恶化或出现进展性癫痫发作；或出现颅内压增高症状，如恶心、呕吐等，另有复视、嗜睡等症状。对于 TSC 患儿即使没有临床症状，仍建议每 1~3 年进行一次影像学检查，如果室管膜下结节在检查间期增长，需要更频繁地复查。SEGA 早期症状可以轻微，10% 的患者具有综合征的表现。临床常在 20 岁左右的 TSC 患者中偶然发现，或因肿块引起的梗阻性脑积水而被发现。

SEGA 一般应采取外科手术切除，患者术后生存率很高，必要时还可辅以放射治疗。有文献报道患者死亡率约为 47.6%（10/21），死亡年龄为 10~19 岁，肿瘤增长为主要死因（6/10），包括由于肿瘤生长而导致的脑积水（5/6）、肿瘤内出血（1/6）等。

【病理特点】

肿瘤界线清楚，常发生钙化，由三种类型的细胞组成：有原纤维的梭形细胞、肥大原浆性星形细胞和巨大的锥体细胞。核呈细颗粒状，核仁明显；核具有多形性，多核细胞常见，核有丝分裂活性可增加（图 2-10）。SEGA 有胶质和神经特征。免疫组织化学提示肿瘤细胞对 GFAP 和 S-100 蛋白显示不同的反应；神经丝蛋白和神经元相关Ⅲ类 β-tubulin 染色可阳性；SEGA 的神经节成分对突触素几乎没有免疫反应性。Ki-67 标记的增生指数一般很低，平均为 1.5%~7.4%。

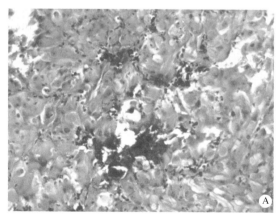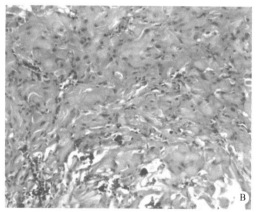

图 2-10　室管膜下巨细胞星形胶质细胞瘤

病理切片瘤细胞呈多角状，少数呈胖梭形密集排列，细胞体积较大，胞质丰富，嗜酸性，核增大，核分裂象罕见，瘤组织中见多灶钙盐沉积，并见淋巴细胞浸润（HE，×40）

【影像学表现及诊断】

SEGA 典型表现为侧脑室内边界清楚的肿块，多数病灶位于室间孔区。其 MR 表现随肿块所在位置及是否伴随 TSC 而有所不同。肿瘤常为圆形或不规则形，境界清楚，直径 2~3cm 或更大。CT 平扫呈等或稍高密度，肿瘤实质较均质，少数肿瘤内见出血和囊变；瘤内可钙化。MR T_1WI 为稍低信号，T_2WI 为高信号，有时质地不均匀，钙化和伴铁沉积的磁敏感效应诱发的信号缺失，在 T_2WI 和 GRE 序列图像表现为明显低信号（图 2-11A~图 2-11H）。增强后肿瘤均质性强化（图 2-11I、图 2-11J），部分病例强化显著。

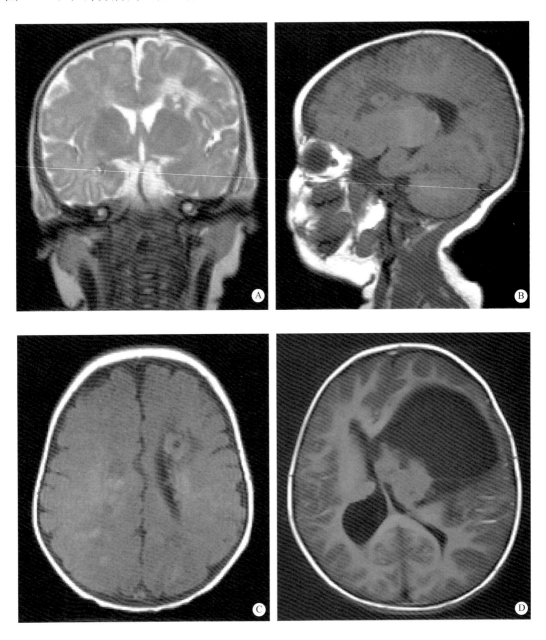

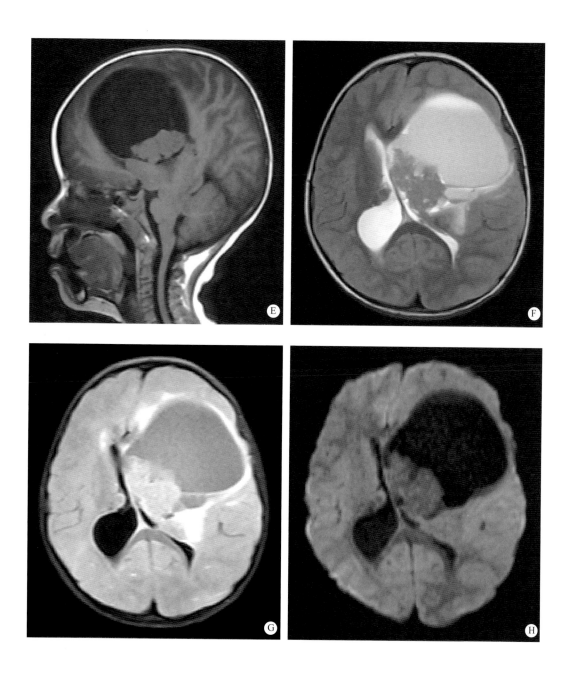

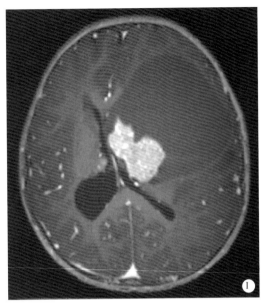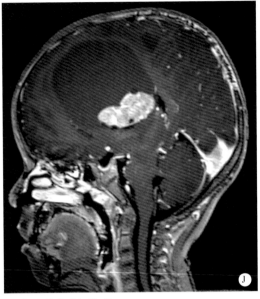

图 2-11 室管膜下巨细胞星形胶质细胞瘤

A~C. 患儿 2 个月时 MRI。A. 冠状位 T₂WI：左侧侧脑室前角旁类圆形稍低信号，内见多处小囊状高信号，周缘见轻度水肿；B. 矢状位 T₁WI；C. 轴位 T₁WI：肿瘤呈类圆形等信号，内见小囊状较长 T₁ 信号，侧脑室轻度受压；D~J. 患儿 3 岁时 MRI。D. 轴位 T₁WI；E. 矢状位 T₁WI：左侧侧脑室、额叶见巨大囊实性病变，占位效应显著，实性成分呈分叶状，为等信号，囊性区域呈长 T₁ 信号，并见等信号线样分隔；F. 轴位 T₂WI：实性部分呈较低信号，囊性区域为较高信号，并见分层；G. 轴位 T₂-Flair：实性部分呈较高信号，囊性区域信号抑制；H. 轴位 DWI：实性部分为等稍低信号，囊性区域为低信号；I~J. 增强后 FS-T₁WI：肿瘤实性部分明显较均质强化，囊性部分及囊壁未见强化

　　室管膜下巨细胞星形胶质细胞瘤发病年龄小于 20 岁，多与结节性硬化症相关，典型表现为室间孔区的侧脑室内均质肿块，钙化为其特征，增强后显著强化。

【鉴别诊断】

　　中枢神经细胞瘤：WHO Ⅱ 级，好发于青壮年，平均发病年龄为 30 岁，男女发病率无明显差异。肿瘤发生于孟氏孔附近，向双侧侧脑室内突出或以一侧侧脑室为主，也可向第三脑室生长，附着于透明中隔，瘤体较大，形态不规则，影像表现为等、稍高密度或较长 T₁、较长 T₂ 信号，肿瘤血供丰富，内见流空血管影，增强后轻到中度强化，部分病例亦可明显强化。肿瘤可引起一侧或双侧侧脑室扩大。

（蒋　健　白亮彩　周俊林）

第六节　大脑胶质瘤病

【概念及分级】

　　大脑胶质瘤病（gliomatosis cerebri，GC）是一种罕见的弥漫性胶质瘤，肿瘤的

特点是神经胶质细胞弥漫性浸润，通常涉及 3 个或 3 个以上脑叶，常为双侧性，右侧大脑易被累及。GC 可分为原发性和继发性，原发性 GC 在早期临床发现的时候就已侵犯大片脑组织；继发性 GC 是由早期发现的典型局灶浸润的弥漫性胶质瘤在一定时间内进展浸润而成。

大脑胶质瘤病相当于 WHO Ⅲ 级。

【流行病学】

GC 的病因尚不明确，被列为未知组织发生的肿瘤。GC 可发生于大脑的任何部位，76% 位于大脑半球，一般累及半球的白质、丘脑 – 基底核区（75%）、胼胝体（50%）、脑干和脊髓（10%~15%）、小脑（10%）等。肿瘤可发生于任何年龄，但多见于 20~40 岁（高峰年龄 30~40 岁），男性比女性发病早。已有研究提示 GC 存在基因异常，如 TP53 突变等。

【临床及预后】

GC 可发生于脑内及脊髓的任意部位、视神经，亦可仅累及白质；GC 的浸润程度与组织学类型和临床特征不相称；部分病例可形成明显肿块，也可延续到其他位置。临床表现是非特异性的，包括头痛、癫痫、视力障碍、皮质脊髓束损伤、嗜睡、痴呆。这些症状是由于颅内压力增高（头痛和呕吐），以及特定部位肿瘤的更多局部症状，如乏力和其他运动障碍、神经内分泌异常、行为和精神（思维过程）的变化所导致的。GC 合并脑积水、脑疝罕见，出血尤为罕见。GC 极少出现帕金森综合征，症状因肿瘤缓慢生长、晚期才会破坏脑组织而较晚出现。人格改变比局部症状更常见。

大脑胶质瘤病呈进行性发展，预后一般较差，中位生存期仅有 38 个月，手术治疗并不能有效延长患者生存期，标准化疗无效，放疗虽能稳定或改善部分患者的神经功能，但它对生存期的影响尚待证实。

【病理特点】

大体标本: GC 可弥漫浸润白质和灰质,肿瘤大体表现为肿瘤所在大脑半球肿胀,以白质为主，可同时累及脑深部结构，脑基本轮廓仍保持。肿瘤细胞的形态多样，同时含有星形胶质细胞、少突胶质细胞或施万细胞分化表型。肿瘤病理特点是细胞数增加伴实质浸润，无坏死或新生血管（图 2-12）。显微镜下见不同分化阶段的星形细胞，明显浸润灰质和白质，主要分布在神经元和血管周围，同时伴有白质增厚和广泛脱髓鞘改变，不形成明显肿块，但基本神经解剖结构保持良好。形态学分析显示 GC 大部分细胞参数与低级别星形胶质细胞瘤相同。尽管少突胶质细胞瘤和混合性的少突星形胶质细胞瘤也可见胶质瘤病的生长方式，但其通常表现为星形细胞的表型。

免疫织化：GFAP 阳性，Ki-67 标记指数分别为 1%~30%。

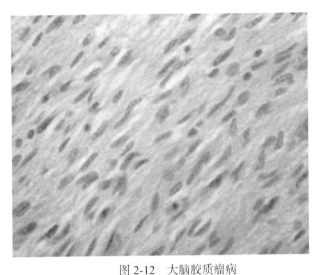

图 2-12 大脑胶质瘤病

病理切片瘤细胞平行状弥漫浸润，增生的小的胶质细胞，长梭形，核梭形（HE，×40）

【影像学表现及诊断】

GC 可表现为弥漫生长的、无明显边界的病变，多不形成肿块。MRI 一般表现为无明显边界的 T₂WI 高信号、T₂WI 稍低信号病变（图 2-13A~ 图 2-13D），以白质受累为主，弥漫性脑沟和脑室消失的改变比较轻微。增强扫描无明显强化（图 2-13E、图 2-13F）。肿瘤浸润区脑体积增大，但脑基本轮廓仍保持。MRI 可显示相应脑沟变浅、消失，脑室受压。增强扫描常无强化，随着病变进展可出现强化效应。MRS 可应用于鉴别 GC 处于稳定或进展期，提示疾病潜在的治疗相关性。GC 显示肌醇升高，Cho 正常或轻度升高，NAA 降低，DTI 显示 GC 较其他肿瘤神经纤维走行正常。动态对比增强 T₂WI MR 示相对脑血流量降低，可能与肿瘤缺乏血供相关，PET-FDG 示代谢显著降低。

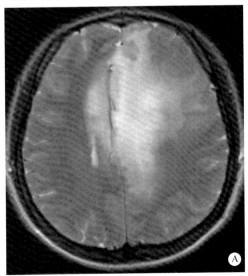
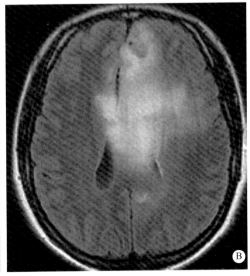

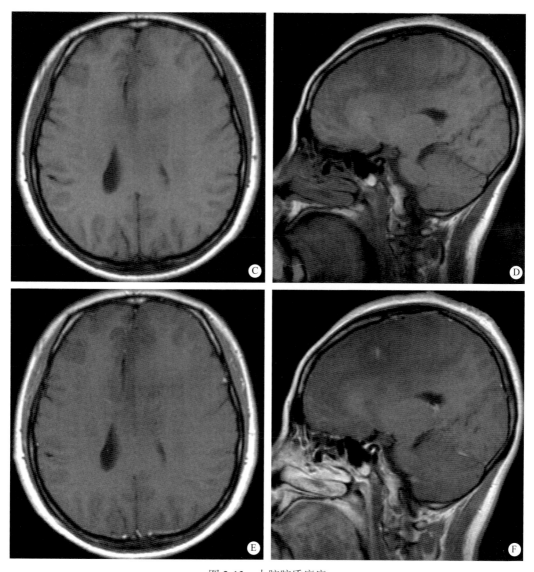

图 2-13 大脑胶质瘤病

A. 轴位 T_2WI：左侧额叶及胼胝体见不规则大片状较高信号，边界不清，周围无明显水肿，有占位效应；B. 轴位 T_2-
Flair：病变为高信号，边缘模糊；C、D. 轴位、矢状位 T_1WI：病变呈斑片状稍低信号，相应脑组织肿胀；
E、F. 增强后轴位、矢状位 T_1WI：病变强化不明显，仅见少许斑片样强化

　　大脑胶质瘤病多表现为 3 个及以上脑叶受累，肿瘤呈纵深生长，边界不清，多
不形成具体肿块，强化不明显。

【鉴别诊断】

1. 弥漫星形胶质细胞瘤

　　该肿瘤相当于 WHO Ⅱ级。其好发于青年人，临床以癫痫样抽搐，以及头痛、
呕吐等颅内压升高症状为主。肿瘤可累及多个脑区。大多数肿瘤表现为脑白质内低

密度病灶或较长 T_1、较长 T_2 信号，均质或不均质。由于浸润性生长，境界多不清楚，少数境界也可较清楚。15%~20% 的病例，肿瘤内可有小的斑点状钙化，表现为不同程度的占位效应。肿瘤内一般无出血。增强扫描肿瘤多不强化或呈轻度斑片状强化，极少数明显强化。

2. 病毒性脑炎

少数发生于额颞叶的病毒性脑炎，范围较大，直径为 6~7cm，占位效应明显，引起中线移位，类似于肿瘤，称为肿瘤样病毒性脑炎。影像表现为大片状低密度区或较长 T_1 信号区，境界比较清楚或不清楚；部分病变内见广泛非液性坏死及液性坏死。增强后常无强化表现。

3. 静脉性脑梗死

该病临床表现没有特异性，主要是头痛等颅内高压征象。常见原因是硬膜窦血栓形成，通常发生在大静脉窦的附近，病变导致引流区的静脉和毛细血管压力增高。致水肿并伴有受累组织的出血，多位于脑白质或灰白质交界区。

（蒋　健　白亮彩　周俊林）

参 考 文 献

赵君, 周俊林, 董驰. 2012. 不同级别少突胶质细胞瘤影像病理对照. 中国临床医学影像学, 23(5): 305-308.

赵君, 周俊林, 张静. 2012. 不同分级少突胶质细胞肿瘤的 MRI 诊断. 磁共振成像, 3(1): 30-34.

Alvarez JA, Cohen ML, Hlavin ML. 1996. Primary intrinstic brainstem oligodendroglioma in an adult. Case report and review of the literature. J Neorosurg, 85(6): 1165-1169.

Bailey P, Cushing H. 1926. A classification of tumors of the glioma group on a histogenetic basis with a correlation study of prognosis. Lippincott: Philadelphia.

Beckmann MJ, Prayson PA. 1997. A clinicopathologic study of 30 cases of oligoastrocytoma including p53 immunohistochemistry. Pathology, 29(2): 159-164.

Cairncro JG, Ueki K, Zlatescu MC, et al. 1998. Specific genetic predictors of chemotherapeutic response and survival in patients with anaplastic oligedendregliomas. J Natl Cancer Inst, 90(19): 1473-1479.

Dehghani F, Schacbenmayr W, Laun A, et al. 1998. Prognostic implication of histopathological, immunohistochemical and clinical features of oligedendreglioma: a study of 89 cases. Acta Neuropathol, 95(5): 493-504.

Fountas KN, Karampelas I, Nikolakakos LG, et al. 2005. Primary spinal cord oligedendreglioma: case report and review of the literature. Childs Nerv Syst, 21(2): 171-175.

Hart MN, Petito CK, Earle KM. 1974. Mixed gliomas. Cancer, 33(1): 134-140.

Jaskotsky D, Zawirski M, Papierz W, et al. 1987. Mixed gliomas. Their clinical course and results of surgery. Zentralbl Neurochir, 48(2): 120-123.

Koperek O, Gelpi E, Birner P, et al. 2004. Value and limits of immunohistochemistry in differential diagnosis of clear cell primary brain tumors. Acta Neuropathol, 108(1): 24-30.

Kros JM, Pieterman H, Van Eden CG, et al. 1994. Oligodendroglioma: the rotterdam-dijkzigt expedience. Neurosurgery 34(6): 959-966.

Kros JM, Van Eden CG, Stefanko SZ, et al. 1990. Prognostic implications of glial fibrillary acidic protein containing cell types in Oligedendregliomas. Cancer, 66(6): 1204-1212.

Kros JM. 2007. Panel review of a set of anaptastic oligodendroglioma of EORTC trial 26951: interobserver variation, correlation with 1p/19q loss and clinical outcome. J Neuropathol Exp Neurol, 66(6): 545-551.

Lebrun C, Fontaine D, Ramaioli A, et al. 2004. Long-term outcome of oligedendregliomas. Neurology, 62(10): 1783-1787.

Miller CR, Dunham CP, Scheithauer BW, et al. 2006. Significance of necrosis in grading of oligodendroglial neoplasms: a clinicopathological and genetic study of 1093 newly-diagnosed high-grade gliomas. J Clin Oncol, 24(34): 5419-5426.

Motoi M, Yoshino T, Hayashi K, et al. 1985. Immunohistochemical studies on human brain tumors using anti-Leu 7 monoclonal antibody in paraffin-embedded specimens. Acta Neuropathol, 66(1): 75-77.

Mueller W, Hartmann C, Hoffmann A, et al. 2002. Genetic signature of oligoastrocytomas correlates with tumor location and denotes distinct molecular subsets. Am J Pathol, 161(1): 313-319.

Nakagawa Y, Perentes E, Rubinstein LJ. 1986. Immunohistochemical characterization of oligedendregliomas: an analysis of multiple markers. Acta Neuropathol, 72(1): 15-22.

Ng HK, Poon WS. 1999. Diffuse leptomeningeal gliomatosis with oligodendroglioma. Pathology, 31(1): 59-63.

Ohgaki H, Kleihues P. 2005. Population-based studies on incidence, survival rates, and genetic alterations in astrocytic and oligodendroglial gliomas. J Neuropathol Exp Neurol, 64(6): 479-489.

Olson JD, Riedel E, DeAngelis LM. 2000. Long-term outcome of low-grade oligedendreglioma and mixed glioma. Neurology, 54(7): 1442-1448.

Packer RJ, Sutton LN, Rorke LB, et al. 1985. Oligodendroglioma of the posterior fossa in childhood. Cancer, 56(1): 195-199.

Peters O, Gnekow AK, Rating D, et al. 2004. Impact of location on outcome in children with low-grade oiigodendroglioma. Pediatr Blood Cancer, 43(3): 250-256.

Reifenberger G, Szymas J, Wechsler W. 1987. Differential expression of glial- and neuronal-associated antigens in human tumors of the central and peripheral nervous system. Acta Neuropathol, 74(2): 105-123.

Schiffer D, Dutto A, Cavalla P, et al. 1997. Prognostic factors in oligedendreglioma. Can J Neurol Sci, 24(4): 313-319.

Shaffrey ME, Farace E, Schiff D, et al. 2005. The Ki-67 labeling index as a prognostic factor in Grade II oligoastrocytomas. J Neurosurg, 102(6): 1033-1039.

Shaw EG, Scheithauer BW, O fallon JR, et al. 1994. Mixed oligoastrocytomas: a survival and prognostic factor analysis. Neurosurg, 34(4): 577-582.

Shaw EG, Schcithauer BW, O'Fallon JR, et al. 1992.Oligodendrogliomas: the mayo clinic experience J Neurosurg, 76(3): 428-434.

Taillibert S, Chodkiewicz C, Laigle-Donadey F, et al. 2006. Gliomatosis cerebri: a review of 296 cases from the ANOCEF database and the literature. J Neurooncol, 76(2): 201-205.

第三章　室管膜肿瘤

室管膜肿瘤（ependymal tumor）是起源于室管膜细胞的一组从良性到恶性的神经上皮肿瘤，占全部神经上皮肿瘤的 3%~9%，肿瘤主要位于脑室系统，其中幕上占 40%，幕下占 60%，其发病高峰年龄为 40~50 岁。依据病理特点，2007 年 WHO 分类将其分为室管膜下瘤（WHO Ⅰ级）、黏液乳头状室管膜瘤（WHO Ⅰ级）、室管膜瘤（WHO Ⅱ级）、间变室管膜瘤（WHO Ⅲ级）。

第一节　室管膜下瘤

【概念及分级】

室管膜下瘤（subependymoma）是一种生长缓慢的良性肿瘤，位于脑室壁，丛状胶质瘤细胞包埋在丰富的纤维基质中，常伴有微囊形成。室管膜下瘤的概念于 1945 年由 Scheinker 首次提出。以往其也被称为室管膜瘤下星形胶质细胞瘤或室管膜下球形星形胶质细胞瘤。

室管膜下瘤组织学相当于 WHO Ⅰ级。

【流行病学】

该肿瘤常无症状，部分只在尸检时偶然发现，故很难确定其确切的发病率。室管膜下瘤在各年龄段均可发病，但常发生于中老年人，男女比例约为 2.3∶1。室管膜下瘤占全部颅内肿瘤的 0.2%~0.7%，髓内非常少见。

【临床及预后】

室管膜下瘤生长缓慢，临床症状一般不明显，但当肿瘤造成脑脊液循环通路阻塞时，引起颅内压增高征。发生在脊髓的病例，表现为相应的运动和感觉异常。

【病理特点】

大体标本：瘤体表现为大小不等的结节，质硬，并突入脑室腔内。肿瘤大小一般不超过 1~2cm。

镜下：其组织学特点为簇状细胞核埋入致密的胶质纤维基质中形成分叶状结构，瘤细胞形态一致，多伴小囊腔形成，核分裂象偶见或缺如（图 3-1）。

免疫组化：瘤细胞示 GFAP（＋）、波形蛋白（－）、EMA（－）、S-100(+)，Ki-67 阳性细胞数 <5%。

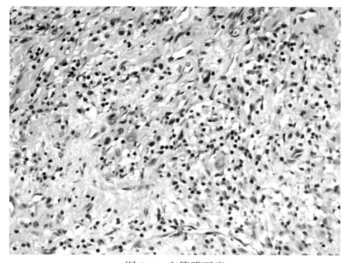

图 3-1　室管膜下瘤

瘤细胞形态一致，埋入致密的胶质细胞纤维基质中，伴微囊形成，可见钙化及出血（HE，×10）

【影像学表现及诊断】

　　该肿瘤主要表现为边界清楚的类圆形或椭圆形团块影，髓内肿瘤呈边界清晰的条状。CT 平扫以低或等密度为主（图 3-2A），密度欠均匀，有小的更低密度囊变区，钙化少见，呈细小的砂粒状。MRI 表现为 T_1WI 稍低或低信号，T_2WI 呈高信号，Flair 呈高信号，DWI 呈低信号；病灶内信号往往不均匀，可见 T_1WI 更低、T_2WI 更高信号的小囊变区，部分病灶内可见流空的血管影。肿块的边界清晰，通常黏附于透明隔或脑室壁，阻塞脑脊液循环后出现梗阻性脑积水改变。瘤周水肿一般无或轻微（图 3-2B、图 3-2C）。发生于颈髓或颈胸髓内的肿块可出现类似室管膜瘤的影像学改变，即肿块边界清晰，在肿块的头侧髓内见长 T_1、长 T_2 的囊变区，亦可伴脊髓中央管扩张。增强后扫描室管膜下瘤往往无或仅有轻微的强化，这被认为是室管膜下瘤比较特征性的影像学征象（图 3-3）。

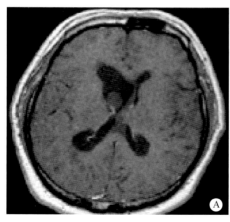
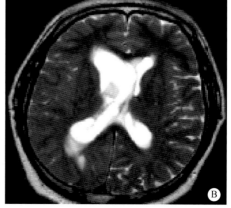

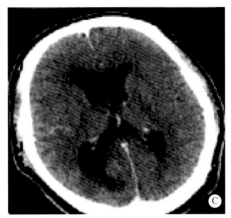

图 3-2　室管膜下瘤

A、B. 分别为 MRI T_1WI、T_2WI 轴位图像,示右侧侧脑室内结节样病灶,与脑室壁关系密切,呈稍长 T_1、稍长 T_2 信号,边缘较清晰;C.结节在 CT 上呈等、稍低密度,不伴钙化。右侧侧脑室明显积水扩张,透明隔结构向左侧移位

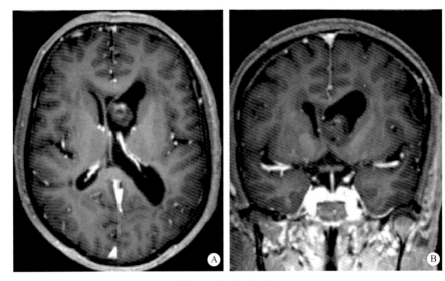

图 3-3　室管膜下瘤

女性,59 岁,头颅 MR 直接增强示左侧侧脑室内结节样占位,呈不均匀轻度强化,同侧侧脑室略积水扩张

综上所述,室管膜下瘤多位于侧脑室,与透明隔或脑室壁粘连紧密,多数可见小囊变区,增强后多无强化或轻微强化。

【鉴别诊断】

发生于脑室内的室管膜下瘤主要需与室管膜瘤、室管膜下巨细胞星形胶质细胞瘤及中枢神经细胞瘤等鉴别。

1. 室管膜瘤

该肿瘤好发于儿童,肿瘤形态多不规则,一般大于 3cm,伴水肿,因囊变、出血而信号、密度不均匀,其囊变常见,且往往较大,增强后呈较明显的不均匀强化。

2. 室管膜下巨细胞星形胶质细胞瘤

该肿瘤常见于儿童和青少年，孟氏孔区呈类圆形或分叶状结节或肿块，其内可有囊变，增强后病灶明显呈均匀或不均匀强化，钙化常见。常合并结节性硬化，临床有癫痫、皮脂腺瘤和智力低下等典型表现。

3. 中枢神经细胞瘤

该肿瘤好发于青壮年，典型的肿瘤形态呈"发泡"样，粗大的钙化常见。肿瘤附着于透明隔，增强后呈中度到明显的强化。

脊髓内室管膜下瘤主要与黏液乳头型室管膜瘤、髓内星形胶质细胞瘤相鉴别。

1. 黏液乳头型室管膜瘤

该肿瘤最常见的部位为脊髓下端、圆锥部和终丝，半数伴有脊髓空洞；室管膜下瘤多发于颈髓，脊髓空洞少见。此外，黏液乳头型室管膜瘤的上端或下端常可见囊变区，且为富血管肿瘤，增强后实性部分明显强化；室管膜下瘤多为肿瘤内的小囊变，无增强或增强轻微。

2. 髓内星形胶质细胞瘤

该肿瘤多位于颈胸段脊髓，多边界欠清楚，增强扫描亦见肿瘤实性增强，部分边缘模糊。室管膜下瘤边界清楚，增强不明显。

（谢一婧　白亮彩　周俊林）

第二节　黏液乳头型室管膜瘤

【概念及分级】

黏液乳头型室管膜瘤（myxopapillary ependymoma）是生长缓慢的胶质瘤，好发于年轻人，几乎都位于脊髓圆锥、马尾和终丝。1932 年由 Kernohan 首次描述该肿瘤的形态学特征和生物学行为。

黏液乳头型室管膜瘤组织学相当于 WHO Ⅰ级，未发现间变亚型。

【流行病学】

黏液乳头型室管膜瘤占室管膜瘤的 9%~13%，是圆锥 – 马尾区最好发的髓内肿瘤，占这一区域原发性肿瘤的 90%。但偶尔发生于其他部位，如颈 – 胸脊髓段、第四脑室等，近期有报道其发生在颅内硬膜外。6~82 岁均可发病，平均发病年龄为36 岁。

【临床及预后】

原发性脊髓黏液乳头型室管膜瘤临床表现与腰骶段椎管内其他肿瘤类似，缺乏特异性。主要临床表现以腰背部及下肢疼痛、麻木、无力及大小便功能障碍多见。该肿瘤容易复发和播散转移，最有效的治疗方法是完整切除肿瘤，无法完全切除病变建议放射治疗，预后良好，平均生存时间约为 6 年。

【病理特点】

大体标本：表现为分叶状肿块、质软、色灰，常有包膜，与周围圆锥和（或）马尾神经少有粘连。无浸润性。

镜下：肿瘤细胞围绕血管黏液样间质轴心排列成乳头状结构，瘤细胞和血管之间的黏液袖套区或形成微囊（图 3-4）。

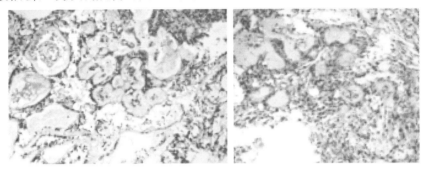

图 3-4 椎管内黏液乳头型室管膜瘤（WHO I 级）

长梭形瘤细胞呈放射状排列在血管间质周围，间质黏液变性，核分裂象罕见（HE，×10）

【影像学表现及诊断】

MRI 平扫上，在 T_1WI 上与脊髓灰质相比呈低或等信号，但均稍高于脑脊液的信号，在 T_2WI 上呈等或高信号（图 3-5）。该肿瘤常可自发性出血，因此在 T_1WI 上可夹杂高信号。肿瘤富含血管，增强扫描后肿瘤通常明显强化（图 3-6）。黏液乳头型室管膜瘤可沿终丝进入神经孔向髓外和硬膜外生长，常导致椎间孔扩大。这一征象较具有特征性。

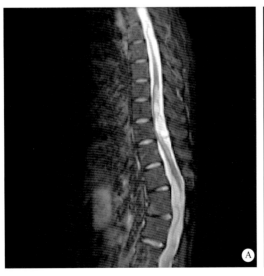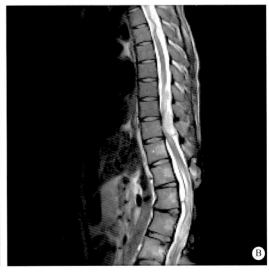

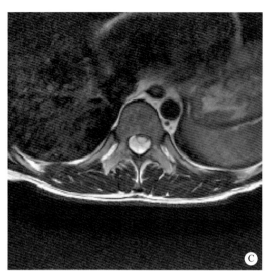
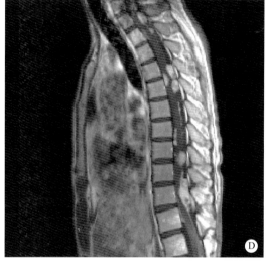

图 3-5 黏液乳头型室管膜瘤

T_5、T_7、T_8、T_{10} 椎体水平椎管内髓外硬膜下可见多发团状及长条状稍长 T_2、稍短 T_1 信号，内部信号欠均匀，T_{10} 椎体水平病灶下段见囊状长 T_2 信号，脊髓多处受压变细，T_2WI 信号不均匀

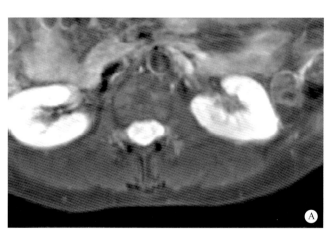
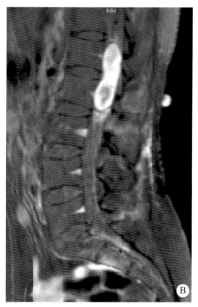

图 3-6 黏液乳头型室管膜瘤

L_1、L_2 椎体水平椎管内脊髓圆锥占位，MR 直接增强显示为较明显强化

总之，发生在脊髓圆锥、马尾和终丝的肿瘤，平扫呈等长 T_1、长 T_2 信号，内常夹杂短 T_1 出血信号，增强后显著强化，且肿瘤可沿终丝向髓外及硬膜外生长，提示黏液乳头型室管膜瘤的存在。

【鉴别诊断】

黏液乳头型室管膜瘤需要与神经鞘瘤、脊膜瘤、血管母细胞瘤等鉴别。

1. 神经鞘瘤

神经鞘瘤经常发生瘤内囊变、坏死，可致椎间孔扩大，其发病率远高于黏液乳头型室管膜瘤。

2. 脊膜瘤

脊膜瘤多发生于胸段，其次为颈段，腰段及以下者少见。病灶与硬脊膜成宽基底结合紧密，且邻近硬脊膜增厚，见"脊膜尾征"，为本病特征表现，且病变上下端蛛网膜下腔增宽，表现为"硬膜下征"，亦具特征性。

3. 血管母细胞瘤

血管母细胞瘤大部分表现为强化的单个大囊小结节或多囊小结节，瘤内出现流空血管信号，较具特征性。

（谢一婧　白亮彩　周俊林）

第三节　室　管　膜　瘤

【概念及分级】

室管膜瘤（ependymoma）是起源于脑室壁或脊髓导水管的肿瘤，由肿瘤性室管膜细胞构成。一般生长在脑室表面，也可能在毗邻脑室的脑实质组织或者沿着椎管的任何地方发生。

室管膜瘤组织学相当于 WHO Ⅱ级。

【流行病学】

室管膜瘤分别占颅内肿瘤的 2%~9%，髓内肿瘤的 30%~60%，约占成人颅内肿瘤的 5% 和儿童颅内肿瘤的 10%。男性多于女性，本病多见于儿童及青年。在小于 5 岁的儿童中，室管膜瘤是最常见的肿瘤，发病率呈双峰型：大高峰在 5 岁，小高峰在 35 岁。成年者发生多位于脊髓，且以颈胸段为主。发生于少年儿童者多位于颅后窝，且以第四脑室为主。

【临床及预后】

临床表现与肿瘤位置有关。幕下肿瘤常出现脑积水和颅内压增高的体征和症状；颅后窝受累时出现小脑型共济失调、视觉障碍等；幕上肿瘤表现为局灶性神经功能障碍、癫痫和高颅压征；肿瘤发生在脊髓时表现为相应的运动和感觉障碍。室管膜瘤的总生存期和肿瘤位置密切相关。手术切除程度、病理级别、辅助治疗与无进展生存期相关，手术切除程度是室管膜瘤无进展生存期的独立预后因素。

【病理特点】

大体标本：呈红色，分叶状，质地脆，有时可见囊变，血供一般较为丰富，边界清。

镜下：常见的特征为界限清楚、胶质瘤细胞密度适中、核形态单一、核圆形或卵圆形和胡椒盐状染色质。核分裂象罕见或缺如。室管膜瘤最具特征性的组织学改变是瘤细胞排列成菊形团或腔隙，有时亦可排列于小血管周围，称之为假菊形团（图3-7）。室管膜瘤亚型包括：细胞型、乳头型、透明细胞型及伸长细胞型。细胞型常见于脑室外，细胞密度较高，但核分裂象不增多，假菊形团常不明显，真菊形团可不存在；乳头型表现为室管膜瘤上皮样细胞形成线状，被覆于脑脊液所经腔面，偶尔可见高密度增生的细胞形成指状突起，被覆平整，紧密连接的单层立方细胞和肿瘤细胞；透明细胞型多好发于年轻人的幕上肿瘤，其组织学特点像少突胶质细胞，可见到核周空晕；伸长细胞型好发于脊髓。顾名思义，该肿瘤细胞细长，呈双极，并生出胞突附在脑室表面，缺乏典型的室管膜菊形团，且假菊形团仅依稀可见，故容易与毛细胞星形胶质细胞瘤相混淆。

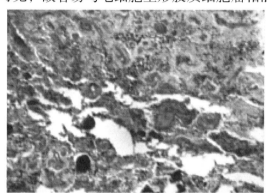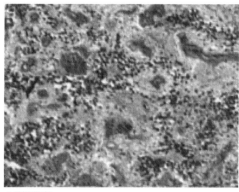

图 3-7　室管膜瘤

肿瘤组织中小血管丰富，钙化明显，小血管壁玻变，血管周围形成假菊形团结构，细胞排列密集，胞核小，形态温和，

核分裂象不易见到 (HE，×10)

免疫组化：室管膜瘤细胞大部分表达 GFAP、EMA、S-100 蛋白和波形蛋白。

分子病理：人们期望对室管膜瘤分子特性的进一步研究能够提供更多精确、客观的方法，从而对此类肿瘤进行分型，以助于更加确切地定义这些肿瘤。与此同时，一个由基因定义的室管膜瘤亚型已经获得认可：室管膜瘤，*RELA* 融合基因阳性。该变体约占儿童幕上肿瘤的绝大多数。该变体免疫组化染色发现具有特异性的 L1CAM 表达，但尚有待进一步阐明。

【影像学表现及诊断】

室管膜瘤瘤体内常有多发小囊变区。CT 平扫时常呈混杂密度，实性成分呈稍高或等密度，囊变区呈低密度。MRI 平扫，在 T_1WI 上呈混杂低信号，在 T_2WI 上呈混杂高信号（图 3-8A、图 3-8B），增强扫描时实性部分明显强化（图 3-8C）。有时可清晰显示其内蜿蜒走行的血管流空信号。其常合并脑积水。大脑半球室管膜瘤通常在顶、颞、枕三叶交界处，肿瘤一般紧邻侧脑室，绝大多数含有大囊并有钙化。约 73.7% 的肿瘤可见囊变，出血少见。可塑性生长是第四脑室室管膜瘤最重要的特征，不同程度沿正中孔和（或）沿侧孔蔓延。

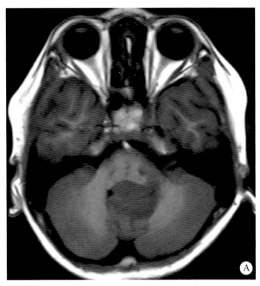
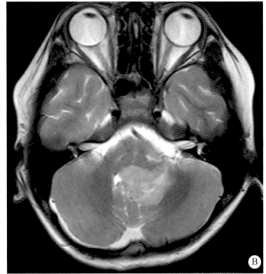
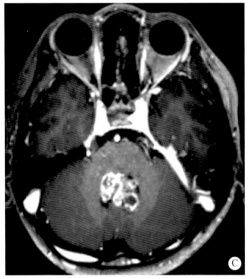

图 3-8　室管膜瘤

A、B. MRI T$_1$WI、T$_2$WI 平扫轴位图，示第四脑室内占位，平扫 T$_1$WI 呈低信号，T$_2$WI 呈稍高信号、信号欠均匀，
且瘤体向左侧桥小脑角区蔓延生长；C. MRI 增强扫描图像，可见肿块呈不均匀明显强化

　　总之，发生在颅后窝中线区，与小脑蚓部或第四脑室顶部关系密切，密度或信号不均匀，常有钙化、囊变、出血，常可见塑形生长表现，增强扫描呈不均匀强化者，应考虑室管膜瘤。

【鉴别诊断】

1. 第四脑室室管膜瘤

　　在不同部位发生的室管膜瘤需要与该部位好发的肿瘤相鉴别。第四脑室室管膜瘤主要与髓母细胞瘤、脉络丛乳头状瘤鉴别。

（1）髓母细胞瘤：第四脑室室管膜瘤多为良性肿瘤，病程长，发展慢，病变多有囊变、出血、坏死、钙化，很少浸润邻近脑实质；而髓母细胞瘤恶性程度高，发生于成人者少见，病程短，发展快，多起源于小脑蚓部，突向第四脑室，与脑干间常有一含脑脊液的间隙，增强扫描较室管膜瘤强化更明显，但囊变及钙化少见。

（2）脉络丛乳头状瘤：第四脑室脉络丛乳头状瘤成人多见，肿块呈圆形或类圆形，边缘常呈颗粒状或凹凸不平，反映了本病的病理特征，肿瘤境界清楚，周围有脑脊液包绕，脑积水症状出现早且更严重，脑室扩大明显，其钙化与强化较室管膜瘤明显。

2. 侧脑室室管膜瘤

侧脑室室管膜瘤需与侧脑室内脑膜瘤、脉络丛乳头状瘤及室管膜下瘤鉴别。

（1）侧脑室内脑膜瘤：常位于侧脑室三角区，形状较规则，表面光整，信号均匀，强化明显。

（2）室管膜下瘤：常发生于室间孔附近，大多完全位于侧脑室内，境界清楚，很少侵犯周围脑组织，脑水肿及钙化均少见，增强扫描时无或有轻微强化。

（3）侧脑室脉络丛乳头状瘤：因大量分泌脑脊液致脑室系统扩大，而室管膜瘤与室壁间有广基相连是两者鉴别要点。

3. 脑实质内室管膜瘤

脑实质内室管膜瘤以颞顶枕叶交界区居多，肿瘤一般较大，可呈囊性、实性或囊实性改变，可浸润到邻近脑室内，这些特点有助于与脑实质内其他肿瘤相鉴别。形状以不规则形为主，囊变及钙化率高，肿瘤实质部分往往较明显强化，而囊变区不强化，瘤周水肿一般较轻或无，主要需要与星形胶质细胞瘤及胶质母细胞瘤鉴别。

（1）星形胶质细胞瘤：实性部分钙化罕见，而室管膜瘤多有条状或点状钙化；常伴较明显水肿，室管膜瘤周围水肿较轻或无；发病年龄多为40~50岁，而室管膜瘤发病年龄多较轻。

（2）胶质母细胞瘤：多发生于50岁以上者，肿瘤进展快，常沿白质束扩展，通过胼胝体、前联合和后联合扩展到对侧大脑半球，呈蝶样，且出血较多。

4. 脊髓室管膜瘤

脊髓室管膜瘤是成人髓内最常见的肿瘤，以颈髓多见，肿瘤头端或尾端脊髓多有反应性囊变，主要鉴别包括：

（1）脊髓星形胶质细胞瘤：一般呈偏心性浸润性生长，与正常脊髓分界不清，多发生于儿童患者，增强后扫描呈斑片状不均匀性轻、中度强化，而室管膜瘤多发生于年轻成人，肿瘤呈中心性生长，增强后强化明显，边界清楚。

（2）髓内的血管母细胞瘤：较少见，也可表现为脊髓的弥漫性增粗、囊变、出血，但肿瘤在 T_1WI 上表现为等或高信号，在 T_2WI 上为高信号，特别是肿瘤内可见流空的血管信号，为其重要特征，也可表现为囊壁结节强化的特点，有助于鉴别。

（谢一婧　白亮彩　董　驰　周俊林）

第四节　间变室管膜瘤

【概念及分级】

间变室管膜瘤 (anaplastic ependymoma) 是室管膜分化的一种恶性胶质瘤，又称恶性室管膜瘤或分化不良性室管膜瘤，肿瘤可由室管膜瘤恶变而来，也可直接由室管膜细胞演变而成，生长迅速且预后不佳。

间变室管膜瘤组织学相当于 WHO Ⅲ 级。

【流行病学】

间变室管膜瘤是少见的中枢神经系统肿瘤。刘彤华报道间变室管膜瘤较室管膜瘤少见，约占 25%，其幕上发生所占比例较幕下多，且幕上者成人较多。本病特异性的遗传性改变尚不清楚。尽管部分是由 WHO Ⅱ 级室管膜瘤进展而来，但尚未证明有连续性的遗传改变。

【临床及预后】

间变室管膜瘤的症状和体征与发生部位有关。幕上肿瘤表现为局灶性神经功能障碍、癫痫和高颅压症状；幕下肿瘤常出现脑积水和颅内压增高症。常进展迅速，在疾病的早期阶段就引起颅内压增高。

治疗主要行肿瘤全切术，对于复发患者可行手术加放疗，但预后一般较差。根据文献报道，恶性的组织学特征并不精确预言患者的预后，细胞密度高和核分裂活跃与患者的存活率有关。肿瘤不能完整切除和沿脑脊液播散可作为预后差的指标。

【病理特点】

大体标本：瘤体边界可辨认，常呈颗粒状，不透明且质地较软。

镜下：间变室管膜瘤的细胞密度明显增高，核分裂象活跃，常伴微血管增生和假栅栏状坏死。血管周围假菊形团是该型的组织学特征。一些学者认为间变室管膜瘤细胞核分裂象增多、血管增生是该型侵袭性临床过程及分级的重要组织学特征（图 3-9），而常见的坏死和间质出血与生物学侵袭性不相关。

【影像学表现及诊断】

幕上间变室管膜瘤常具有如下 MRI 特点：①侧脑室旁囊实性肿块，以大囊大结节多见。②实性为主肿块，常伴多发囊变和出血（图 3-10A、图 3-10B）。③增强扫描实性结节和囊壁明显增强（图 3-10C），囊变、坏死和出血区无强化。④瘤周水肿显著。

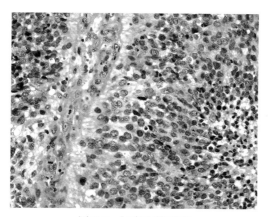

图 3-9　间变室管膜瘤

瘤细胞密度增高，胞质嗜酸，核浆比增大，核分裂象易见，伴微血管增生和假栅栏状坏死，见少量微血管的假菊形团（HE，×10）

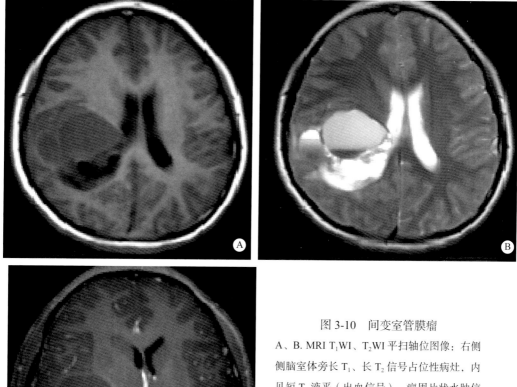

图 3-10　间变室管膜瘤

A、B. MRI T_1WI、T_2WI 平扫轴位图像：右侧侧脑室体旁长 T_1、长 T_2 信号占位性病灶，内见短 T_2 液平（出血信号），瘤周片状水肿信号，肿块紧贴同侧侧脑室；C. MRI 增强图像，显示肿块边缘呈较明显环形强化，肿瘤内部无明显强化效应

有文献报道出血是间变室管膜瘤的特点。然而，白玉贞等报道的 15 例间变室管膜瘤均未见出血，故可以认为间变室管膜瘤可以表现为出血，但无出血也不应排除该瘤。瘤细胞异形性明显，核分裂活跃是病理分级的主要依据。

综上，间变室管膜瘤常见于脑实质侧脑室旁，边缘呈分叶状，其囊变、出血及瘤周水肿均较 WHO Ⅱ 级室管膜瘤显著。

【鉴别诊断】

幕上间变室管膜瘤必须与中枢神经细胞瘤鉴别。中枢神经细胞瘤多见于年轻成人，20~40 岁为发病高峰期，多数起源于侧脑室前 2/3、孟氏孔附近，侧脑室的透明隔或侧脑室壁，多呈分叶状，小囊变、坏死、钙化和流空血管影常见，有向对侧脑室生长的趋势，常以广基附着于侧脑室上壁，多呈不均匀强化。肿瘤位于脑室内的信号不均和匍行性信号流空影是其特征性 MR 表现。而间变室管膜瘤多见于脑室旁，临床以大囊为主，囊实性肿块或实性肿块伴以周边出血多见，其有鉴别意义。

幕下间变室管膜瘤以儿童多见，常发生于第四脑室底，主要需与毛细胞型星形胶质细胞瘤相鉴别，后者发病年龄小，以大囊小结节表现，瘤体表面光整，瘤结节细小，无瘤周水肿，容易鉴别。

（谢一婧　白亮彩　周俊林）

参 考 文 献

白玉贞，韩晓东，牛广明 . 2012. 脑实质间变型室管膜瘤的 MRI 表现 . 放射学实践，27(12): 1304-1307.

陈建敏，金中高 . 2009. 中枢神经细胞瘤的影像学诊断 . 放射学实践，24(6): 600-602.

陈利军，陈士新，兰延宏，等 . 2010. 脑室外室管膜瘤的 MRI 诊断 . 中国医学影像技术，26(10): 1844-1847.

陈灵朝，姚瑜，汪洋，等 . 2013. 93 例室管膜瘤的临床特点及预后分析 . 中华神经外科杂志，29(11): 1087-1089.

高明勇，张永芬，卢瑞梁 . 2004. 少见和不典型椎管肿瘤的 MRI 诊断和误诊分析 . 临床放射学杂志，23(9): 757-775.

关长群，李爱娟，杨本强 . 2005. 幕上胶质瘤与脑内室管膜瘤的 CT、MRI 表现与病理超微结构和免疫组化对照研究 . 中国实用内科杂志，25(1): 61-62.

荆彦平，张焱，程敬亮，等 . 2011. 中枢神经系统室管膜瘤 MRI 分析 . 实用放射学杂志，27(12): 1795-1797.

李德志，郝淑煜，马光铄，等 . 2012. 脊髓黏液乳头型室管膜瘤的临床特点和治疗 (附 11 例报告). 中华神经外科杂志，28(6): 586-589.

刘彤华，刘复生 . 2006. 疑难外科病理诊断与鉴别诊断 . 北京：科学技术文献出版社，773.

刘晓东，顾士欣，孙兵，等 . 2013. 原发性脊髓黏液乳头型室管膜瘤的诊断和治疗 . 中华神经外科学杂志，29(9): 888-890.

潘志立，余永强，钱银峰，等 . 2008. 侧脑室肿瘤的 MRI 诊断及鉴别诊断 . 临床放射学杂志，27(7): 874-877.

任爱军，高培毅 . 2003. 脊髓室管膜下瘤的 MR 影像诊断 . 中华放射学杂志，37(5): 21-23.

唐勇 , 张雪林 . 2006. 脊髓室管膜瘤 MRI 特征分析及其鉴别诊断 . 临床放射学杂志 , 25(5): 409-411.

吴国根 . 2003. 骶尾部黏液乳头型室管膜瘤 1 例 . 临床与实验病理学杂志 , 19(3): 340.

许进 , 蒋光愉 , 周序珑 . 2002. 颅内硬膜外黏液乳头型室管膜瘤 1 例 . 临床与实验病理学杂志 , 18(1): 16.

周良辅 . 2001. 现代神经外科学 . 上海 : 复旦大学出版社 , 393-394.

Brian T, Anne G, Whang K, et al. 2006. Subependymoma: an analysis of clinical and imaging features. Neurosurg, 58(5): 881-890.

Estrozi B, Queiroga E, Bacchi CE, et al. 2006. Myxopapillary ependymoma of the posterior mediastinum. Ann Diagn Pathol, 10(5): 283-287.

Fu YS, Chen AT, Kay S, et al. 1974. Is subependymoma(subependymal glomerate astrocytoma)an astrocytoma or ependymoma A comparative ultrastructural and tissue culture study. Cancer, 34(6): 1992-2008.

Good CD, Wade AM, Hayward RD, et al. 2001. Surveilance neuroimaging in childhood intracranial ependymoma: how effective, how often, and for how long. Neurosurgery, 94(1): 27-32.

Hoeffel C, Boukobza M, Polivka M, et al. 1995. MR manifestations of subependymomas. AJNR, 16(10): 2121-2129.

Jallo GI, Zagzag D, Epstein F. 1996. Intramedullary subependymoma of the spinal cord. Neurosurgery, 38(2): 251-257.

Kernohan JW. 1931. Primary tumor of the spinal cord and intradural filum terminate. In: Penfield W. Cytology and Cellular Pathology of the Nervous System. New York: Hoeber, 993.

Leblanc R, Preul M, Robitaille Y, et al. 1991. Surgical considerations in cerebral amyloid angiopathy. Neurosurgery, 29(4): 712-718.

Louis DN, Ohgaki H, Wiestler OD, et al. 2007. The 2007 WHO classification of tumors of the central nervous system. Acta Neuropathology, 114(2): 97-109.

McGuire CS, Sainani KL, Fisher PG. 2009. Both location and age predict survival in ependymama: a SEER study. Pediatr Blood Cancer, 52(1): 65-69.

Rauhut F, Reinhardt V, Budach V, et al. 1989. Intramedullary pilocytic astrocytomas-a clinical and morphological study after surgical and photon or neutron therapy. Neurosurg Rev, 12(4): 309-313.

Takahashi R H, Sawa H, Kuroda S, et al. 1996. Pathologic precesses leading to cerebral hemorrhage in amyloid angiopathy. Neuropathology, 16(1): 99-105.

Tarik T, Chi JH, McCormick PC, et al. 2006. Pathologic and epidemiologic findings of intramedullary spinal cord tumors. J Neurosurg Clin N Am, 17(1): 7-11.

Vonsattle JP, Myers RH, Hedley-Whyte ET, et al. 1991. Cerebral amyloid angiopathy without and with cerebral hemorrhages: a comparative histological study. Ann Neurol, 30(3): 637 -649.

Wippold FJ 2nd, Smimiotopoulos JG, Moran CJ, et al. 1995. MR imaging of myxopapillary ependymoma: findings and value to determine extent of tumor and its relations to intraspinal structures. AJR, 165(5): 1263.

Yadav YR, Chandrakar SK. 2009. Pure cortical supratentorial extraventricular ependymoma. Neurol India, 57(2): 213-215.

第四章　脉络丛肿瘤

脉络丛肿瘤（choroid plexus tumor，CPT）是指起源于脉络丛上皮细胞的神经上皮肿瘤，肿瘤发病率低，恶性少见。该肿瘤主要位于儿童患者侧脑室，成人患者主要位于第四脑室，且成人中的脉络丛肿瘤更倾向于通过第四脑室侧孔向桥小脑角生长。依据病理特点，2007 年 WHO 分类将其分为脉络丛乳头状瘤(WHO Ⅰ级)、不典型脉络丛肿瘤（WHO Ⅱ级）、脉络丛乳头状癌（WHO Ⅲ级）。

第一节　脉络丛乳头状瘤

【概念及分级】

脉络丛乳头状瘤（choroid plexus papilloma）是起源于脉络丛上皮的乳头状瘤，是一种少见的良性肿瘤。

脉络丛乳头状瘤组织学相当于 WHO Ⅰ级。

【流行病学】

脉络丛乳头状瘤占颅内肿瘤的 0.4%~0.6%。该肿瘤好发于儿童，1 岁以下婴幼儿更多见，占发病率的 40%~50%，平均发病年龄为 17 个月，男性多于女性，男女之比约为 1.6∶1。本病的发病部位因患者、年龄的差异而有所不同，儿童多见于侧脑室，而成人则多见于第四脑室。

【临床及预后】

脉络丛乳头状瘤在临床上无特殊的症状和体征，多表现为颅内压增高。婴幼儿为头颅增大，前囟张力高及易激惹。成人则为头痛、呕吐及视盘水肿。目前首选的治疗措施为手术切除，全切肿瘤多可治愈本病，预后良好。

【病理特点】

大体标本：肿瘤呈灰白或灰红色，血运丰富，表面呈乳头状、绒毛颗粒状，质软或稍韧，血运较丰富。切面粗糙，少见出血、囊变、钙化、坏死。肿瘤在脑室内为半游离状，与脉络丛相连，同肿瘤周围脑组织分界清楚。

镜下：肿瘤细胞与正常脉络丛细胞相似，表现为单层或柱状立方上皮细胞围绕血管呈均一乳头状排列，无明显核异形及核分裂象（图 4-1）。肿瘤细胞可脱落，并沿脑脊液循环种植播散。

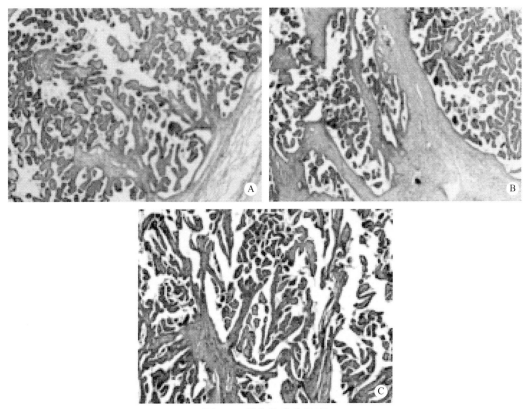

图 4-1　脉络丛乳头状瘤

肿瘤增生呈乳头状，乳头纤细，中央为纤维血管束，外覆单层立方上皮，核呈卵圆形、较温和、位于基底部，核分裂象少见（HE，×10）

【影像学表现及诊断】

脉络丛乳头状瘤最大的影像学特点是肿瘤边缘常常为颗粒状或凹凸不平，肿瘤内部信号虽然基本均匀，但仍然可分辨出细小的颗粒样混杂信号，这与其病理特点大体一致。肿瘤常引起脑积水。肿瘤常位于扩大的脑室内，并与脉络丛组织相连，周围可见脑脊液的包绕，积水严重者肿瘤几乎完全浸泡在脑脊液内，这是肿瘤的另一个特点。该肿瘤囊变、出血、钙化少见。T_1WI 加权像中呈低信号，较脑实质信号低，但较脑脊液信号高，T_2WI 加权像中呈高信号，增强后肿瘤实质部分常显著均匀强化，囊变及坏死区显示更清晰（图 4-2）。

综上所述，脉络丛乳头状瘤好发于脑室，与脉络丛组织相连，多为圆形或分叶状，肿瘤边缘呈颗粒状是其较具特征性的表现，增强显著，可引起不同程度的脑积水。

【鉴别诊断】

该肿瘤主要需与室管膜瘤、脑膜瘤相鉴别。

1. 室管膜瘤

室管膜瘤为脑室较为常见的肿瘤，信号混杂，肿瘤边缘较清楚，可见出血、钙化、囊变和坏死。增强扫描极不均匀强化，肿瘤具有一定的塑形性。

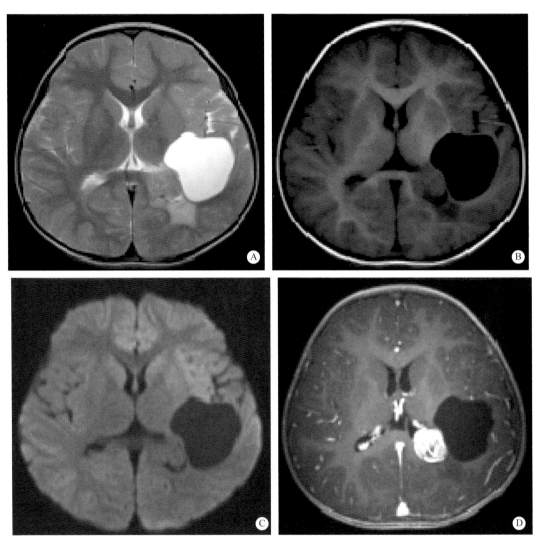

图 4-2　脉络丛乳头状瘤

男性，2 岁。左侧侧脑室三角区占位，平扫 (A、B) 呈稍长 T$_1$、稍长 T$_2$信号，DWI 呈等信号（C），增强后呈不均
匀显著强化 (D)，邻近脑实质内见一囊状长 T$_1$、长 T$_2$信号，考虑为局部脑脊液积聚

2. 脑膜瘤

该肿瘤边缘光滑，形态多呈圆形，基本符合其他部位脑膜瘤的征象，一般不引
起脑室系统扩大。

（谢一婧　白亮彩）

第二节　不典型脉络丛乳头状瘤

【概念及分级】

不典型脉络丛乳头状瘤（atypical choroids plexus papilloma）定义为脉络丛乳头状瘤伴活跃的核分裂象。

脉络丛乳头状瘤组织学相当于 WHO Ⅱ 级。

【流行病学】

该病的发生年龄、发病部位及肿瘤形态与其他两种脉络丛肿瘤相比多无特异性。

【临床及预后】

该肿瘤临床表现同脉络丛乳头状瘤。手术切除仍可能获得痊愈，但与脉络丛乳头状瘤相比复发率更高。

【病理特点】

大体标本：一般体积较大，呈菜花状，可与脑室粘连，囊变更多见。

镜下：其组织学特征包括有丝分裂活动增加、胞质增多、核多形性、乳头状生长方式模糊和坏死（图 4-3）。不典型脉络丛乳头状瘤的病理诊断标准具有以下 2 项或多项组织学异常：①多灶性细胞学的不典型性 (轻 – 中度，但达不到重度)，包括核肥大、不规则，染色质增多；②很少见到核分裂象 [(1~10) 个 /40 HPF]，均为正常分裂象；③组织结构基本上仍为乳头状生长，但可出现结构的复杂化，如乳头分支细或互相吻合成腺样。

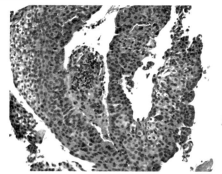

图 4-3　不典型脉络丛乳头状瘤

镜下示瘤细胞多形性及异型性明显，核大小不一，不规则，可见中等量粉染或浅染的胞质，排列呈巢状伴腺样、腺泡状及乳头状结构形成，核分裂象可见，未见明显坏死（HE，×10）

【影像学表现及诊断】

不典型脉络丛乳头状瘤的影像学表现与脉络丛乳头状瘤相似，两者鉴别困难。与脉络丛乳头状瘤相比，不典型脉络丛乳头状瘤的体积更大，分叶状改变较明显，肿瘤内部囊变更多，与邻近侧脑室壁分界不清且相邻脑实质可见较明显水肿，肿瘤所在部位的脑室局限性扩张，而脉络丛乳头状瘤脑脊液分泌明显增多引起全脑室系统扩张，或一侧脑室全部扩张，且中线结构大多偏移，这些均提示肿瘤的生物学行为偏恶性（图 4-4）。肿瘤可沿脑脊液播散，并可转移到神经系统外，如肺部及锁骨上软组织内。

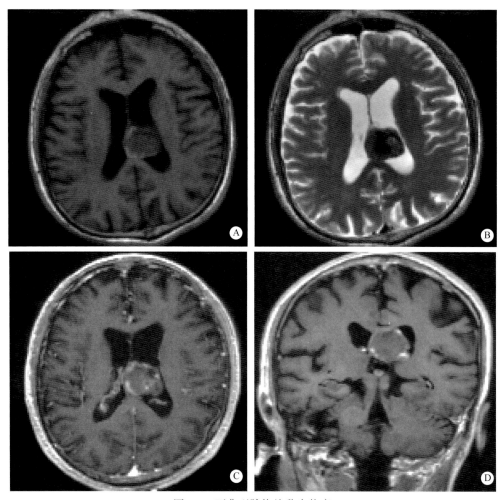

图 4-4　不典型脉络丛乳头状瘤

男性，65岁，左侧脑室占位。MR 平扫（A、B）T₁WI 呈稍高信号、T₂WI 呈等低混杂信号，增强后肿块呈轻度不均匀强化（C、D），侧脑室轻度积水扩张

总之，有如下表现时应考虑不典型脉络丛乳头状瘤的可能：①肿瘤体积较大，囊变较多；②与邻近脑室壁分界不清，脑室局限性扩张，邻近脑实质明显水肿；③增强后实性部分明显强化且与脉络丛关系密切。

【鉴别诊断】

发生于脑室的室管膜瘤有时会和不典型脉络丛乳头状瘤有相似的表现，前者肿瘤密度或信号更不均匀，常有钙化、囊变、出血，常可见塑形生长表现，增强扫描呈不均匀强化，常不引起与肿瘤大小不成比例的交通性脑积水。

（谢一婧　白亮彩）

第三节　脉络丛癌

【概念及分级】

脉络丛癌（choroid plexus carcinoma）是脉络丛乳头状肿瘤的恶性亚型。1929年 Perthes 切除脉络丛乳头状瘤研究时发现其有癌变。

脉络丛癌组织学相当于 WHO Ⅲ 级。

【流行病学】

脉络丛癌是一种颅内少见的肿瘤，占颅内肿瘤的 0.05%~0.1%，可发生于任何年龄，但儿童较成人多见，无明显性别差异。据报道其发生部位与年龄有关，75%幼儿好发于侧脑室体部，儿童、青少年好发于侧脑室三角区，16% 成人发生于第四脑室，4% 发生于第三脑室。也有异位发生在脑室外的病例报道。

【临床及预后】

脉络丛癌主要表现是进行性颅高压而少有局灶定位体征，其原因是肿瘤过度分泌脑脊液、肿瘤间歇出血导致脑脊液吸收床的破坏和肿瘤占位效应。治疗首选肿瘤全切手术，统计表明全切术后 5 年存活率 >50%。对于次全切的患者，应给予术后放疗。

【病理特点】

镜下：肿瘤表现显著的恶性特征，核分裂象多见（>5/10HPF），细胞密度增高、核多形性、模糊的乳头状结构伴肿瘤细胞结构不清及坏死（图 4-5）。

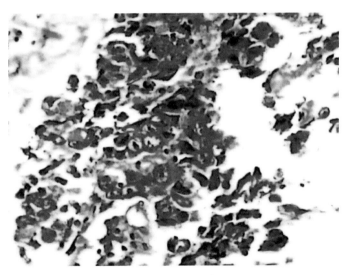

图 4-5　脉络丛癌

瘤细胞核多形、分裂、密度增高，核质比例失调（HE，×20）

【影像学表现及诊断】

脉络丛癌在 CT 和 MRI 上显示其发病部位与瘤体大体形态、走行有显著特点。①瘤体呈分叶状或菜花状，往往位于脑室内或贴紧脑室壁，并超出脑室边缘向脑实质内生长，这与病理上瘤体基底位于脑室壁上，肿瘤蒂部与侧脑室脉络丛连接的表现一致。②出血和钙化，是脉络丛癌的一个特点，但无特异性。在 CT 上，有钙化或新鲜出血时，瘤内含有部分高密度灶（图 4-6A）。在 MRI 上，瘤内夹杂散在的短 T_1、短 T_2 信号，出血灶呈短 T_1、长 T_2 信号（图 4-6B~图 4-6D）。③瘤周水肿，程度不一，严重者可以占据两个脑叶以上，白质水肿呈指套状。中线结构常受压移位，往往伴不同程度脑积水。④ CT、MR 增强扫描，瘤体实质部分明显强化。

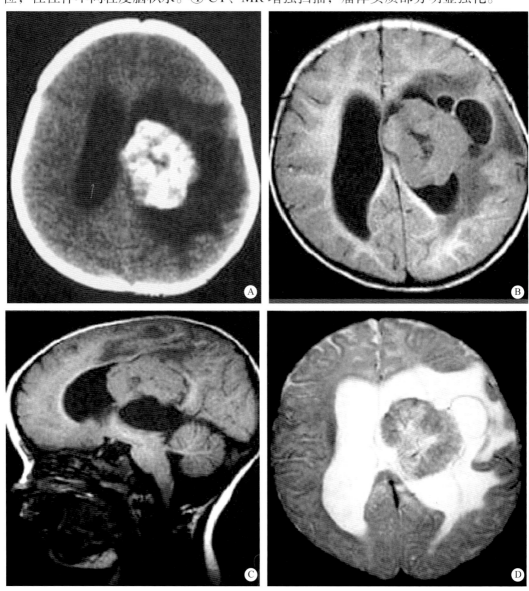

图 4-6　脉络丛癌

A. CT 轴位图：左侧侧脑室内不规则形高密度占位，可见水肿并幕上脑积水；B、C. T_1WI 轴位及矢状位图：分叶状等 T_1 信号肿块，中心可见更低信号区；D. T_2WI 轴位图：肿块呈等长 T_2 信号，中心坏死区呈高信号

总之，脉络丛癌总体符合脉络丛乳头状瘤的表现，但更具恶性肿瘤的特征。

【鉴别诊断】

脉络丛癌主要应与室管膜瘤、脉络丛乳头状瘤等鉴别。

1. 室管膜瘤

该肿瘤好发于第四脑室，50% 可有钙化，瘤周水肿轻，交通性脑积水及肿瘤侵及脑组织引起的水肿表现都较轻。

2. 脉络丛乳头状瘤

该肿瘤主要局限于脑室内，边界清楚，易出现明显的交通性脑积水，脑实质的水肿并不显著，瘤体没有突出到脑室外，无中线结构移位。

（谢一婧　白亮彩）

参 考 文 献

高峰，刘正，赵艳娥，等 . 2012. 非典型性脉络丛乳头状瘤的 MRI 表现 . 医学影像学杂志，22(7): 1056-1059.

蒋超梅，罗林，陈国云，等 . 2015. 脉络丛乳头状瘤的影像诊断与病理对照分析 . 大理学院学报，14(8): 45-48.

宋修峰，张云亭 . 2008. 2007 年 WHO 中枢神经系统肿瘤分类变化及新增肿瘤实体的影像学表现 . 国际医学放射学杂志，31(3): 159-162.

汤翔宇，朱文珍，王承缘 . 2009. 非典型脉络丛乳头状瘤一例 . 放射学实践，24(6): 682-683.

王良，王承缘，陈荣萍 . 1995. CT 诊断脉络丛乳头状瘤 (附三例分析). 中华放射学杂志，8: 29(558).

王忠诚 . 2005. 神经外科学 . 武汉：湖北科学技术出版社，560-562.

杨桂芬，张龙江，卢光明，等 . 2010. 2007 年 WHO 中枢神经系新增肿瘤及肿瘤亚型的影像学表现 (附 6 例报告). 放射性实践，25(1): 29-32.

翟卫东，马振宇，袁俊，等 . 2005. 脉络丛乳头状瘤术后椎管内种植二例 . 中华神经医学杂志，4(5): 513.

张晓玲，魏志杰，车延旭 . 2012. 桥小脑角区不典型脉络丛乳头状瘤 2 例病理及免疫组化分析 . 中风与神经疾病杂志，29(9): 831-832.

朱海青，沈静，周金宝，等 . 2007. 异位脉络丛癌 (附 1 例报告及文献复习). 临床神经外科杂志，4(4): 170-172.

朱明旺，戴建平 . 1997. 脉络丛乳头状瘤的 MRI、CT 诊断 . 中华放射学杂志，31(10): 670-673.

朱宇辉，詹勇，蒋超梅，等 . 2012. 脉络丛乳头状瘤的磁共振诊断 (附 10 例报告). 罕少疾病杂志，3: 29-32.

Buxton X, Punt J. 1997. Choroid plexus papilloma producing symptoms by secretion of cerebrospinal fluid. Pediatr Neurosurg, 27(2): 108-111.

Carpenter DB, Michelsen WJ, Hays Ap. 1982. Carcinomas of the choroids plexus, case repart. J Neurosurg, 56(5): 722-727.

Jeibmann A, Hasslblatt M, Gerss J, et al. 2006. Prognostic implications of atypical histologic features in choroid plexus papilloma. J Neuropathol Exp Neurol, 65(11): 1069-1073.

Levy ML, Goldfarb A, Hyder DJ, et al. 2001. Choroid plexus tumors in children: significance of stromal invasion. Neurosurgery, 48(2): 303-309.

Louis DN, Ohgaki H, Wiestler OD, et al. 2007. The 2007 WHO classification of tumours of the central nervous system. Acta Neuropathol, 114(5): 97-109.

Mcevoy AD, Harding BN, Phipps KP, et al. 2000. Management of choroid plexus tumors in children: 20 years experience at a single neurosurgical center. Pediatr Neurosurg, 32(4): 192-199.

Osborn AG. 1991. Handbook of Neuroradiology. St Louis: Mosby, 429-436.

第五章　其他胶质瘤

将起源不定或不明确的神经上皮肿瘤归于其他神经上皮类肿瘤。依据病理特点，2007 年 WHO 中枢神经系统肿瘤分类将其分为血管中心性胶质瘤（WHO Ⅰ级）、第三脑室脊索样胶质瘤（WHO Ⅱ级）、星形母细胞瘤。

第一节　星形母细胞瘤

【概念及分级】

星形母细胞瘤（astroblastoma）为一种比较罕见的胶质肿瘤，该肿瘤兼具室管膜上皮细胞和星形细胞两者的超微结构特点，在起源方面一直存有争议。临床上对该肿瘤缺乏相应的认识，而且其组织学特征与很多胶质瘤具有相似的图像，在诊断方面易于混淆。星形母细胞瘤最初由 Bailey 和 Bucy 在 1930 年报道，认为星形母细胞瘤起源于介于室管膜上皮细胞与星形细胞间的长梭形伸展细胞。

由于星形母细胞瘤独特的组织学特征，在中枢神经系统肿瘤国际分类中被 WHO 列为原因未明的神经上皮肿瘤。WHO 分级尚未建立，目前根据组织学特征分为低级别和高级别两组。

【流行病学】

星形母细胞瘤占原发胶质瘤的 0.45%~2.8%。可发生于任何年龄，好发于儿童、青少年和青年，女性发病率高于男性。肿瘤多位于大脑半球，部位多为额顶部，另外有报道其也可发生于胼胝体、小脑、脑干、视神经和马尾。

【临床及预后】

该肿瘤临床症状与肿瘤发生的部位有较大关系，表现为头痛、恶心、呕吐和局限性神经功能障碍等。星形母细胞瘤较为罕见，最佳的治疗原则尚未确定，调查显示，低级别肿瘤手术完整切除可以成功治愈，多数学者认为术后放疗应作为辅助治疗手段的首选。高级别星形母细胞瘤术后有经验的医生常要采用放疗和(或)化疗治疗措施；高级别星形母细胞瘤预后差，易复发，长期存活期取决于肿瘤的发生部位、手术切除的范围和辅助治疗的反应。

【病理特点】

该肿瘤典型的表现为边界清楚的皮质或皮质下的球形肿物，较大肿瘤可有囊性变和坏死。

瘤细胞相对小，胞体常呈角状或立方状，核呈圆形、卵圆形或梭形，染色质中等粗。瘤细胞围绕在血管周围形成假菊形团结构（图5-1），细胞突起较粗短，无明显血管周围的细胞突起区。低级别组肿瘤血管周围假菊形团较为一致，低到中度的核分裂象，几乎无细胞异型性，血管内皮细胞增生少或无，血管壁明显透明变性；高级别组肿瘤显示细胞密度高，血管壁周围多层细胞，分裂象多，细胞异型，血管内皮细胞增生和肥大，无血管壁透明变性。

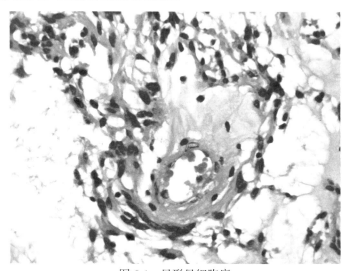

图5-1　星形母细胞瘤

肥胖细胞围绕在血管周围形成假菊形团结构（HE，×20）

【影像学表现及诊断】

肿瘤CT平扫密度略高于正常脑实质密度，多表现为大的分叶状幕上表浅肿物，呈囊实性（图5-2A）；发生钙化是该肿瘤的一个特征，钙化的形态可以多种多样，但以小斑点状钙化多见。MRI显示肿瘤 T_1 加权成像与正常脑实质呈等信号，多发囊性变围绕实性成分形成“发泡样”改变，T_2 加权呈等或略高信号，肿瘤周围浸润及血管源性水肿较轻，增强后肿瘤强化比较明显，多呈明显不均强化（图5-2B）。

对于年龄较小患者，近脑表生长、球形、实性环囊的占位病变，实性部分有钙化和强化明显，水肿较轻，应该考虑有可能是星形母细胞瘤。

【鉴别诊断】

1. 儿童脑室外室管膜瘤

该肿瘤多位于邻近脑室的部位，多由实性和囊性部分构成，囊性部分常较大，实性部分内缺乏小的囊变区，可出现钙化，增强实性部分强化显著。

2. 少突胶质细胞瘤

少突胶质细胞瘤儿童期比较少见，肿瘤通常起于白质，然后向灰质发展，但其钙化多呈不定形或呈曲线条状钙化而不同于星形母细胞瘤的小斑点状钙化。

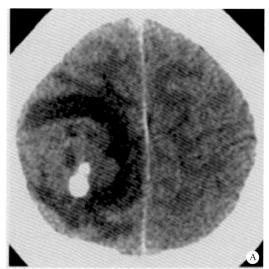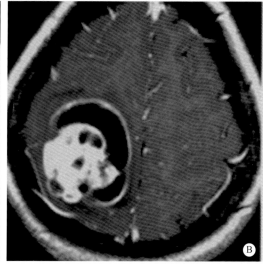

图 5-2 星形母细胞瘤

A. 轴位 CT 平扫：右侧额顶部囊实性占位，实性成分略高，略呈分叶状，其内可见结节状钙化灶及小囊性病灶；B. 轴位 T_1WI 增强：增强扫描后病灶明显强化，可将囊壁强化，病灶呈"发泡样"改变

3. 中枢神经系统原始神经外胚层肿瘤（PNET）

该肿瘤常发生于儿童，肿块单发多见，病灶体积通常较大，形态呈分叶状或类圆形，可为实性或囊实性，实性肿瘤常见囊变，多分布于周边，易发生坏死和出血性改变，肿块密度/信号不均匀，可有钙化，瘤周水肿不明显，增强扫描不均匀明显强化。

（翟永川 韩引萍 白亮彩 董 驰）

第二节 第三脑室脊索样胶质瘤

【概念及分级】

第三脑室脊索样胶质瘤（chordoid glioma of the third ventricle，CGTV）是 1998 年最先由 Brat 等报道的一种罕见第三脑室肿瘤。2007 年 WHO 中枢神经系统肿瘤分类中将第三脑室脊索样胶质瘤与血管中心型胶质瘤、星形母细胞瘤均列为其他神经上皮来源肿瘤。临床、影像及病理均酷似脑膜瘤、室管膜瘤及胶质瘤等。但在组织学、超微结构及免疫组化等方面都有不同的特征。

肿瘤一般很少浸润周围脑组织，生物学行为属低度恶性，WHO 分级为 II 级。

【流行病学】

第三脑室脊索样胶质瘤成人多见，男女比例为 1：(1.9~2.0)，常发生于第三脑室、鞍上及下丘脑。许多研究报道提示肿瘤可能起源于具有室管膜分化特征的细胞，也有学者认为其可能来源于第三脑室与中脑水管连接处或终板内特异性的室管膜细胞

（伸长细胞 tanycyte）。但迄今尚未发现与该肿瘤发生相关的基因。

【临床及预后】

该肿瘤临床主要表现为第三脑室占位引起梗阻性脑积水所致的头痛、恶心、呕吐和运动失调等。可压迫内侧颞叶引起心理和记忆异常，也可使下丘脑和视交叉向下移位，引起甲状腺功能低下和（或）视力障碍等。其他临床症状包括内分泌紊乱、体重减轻、各种神经系统症状及精神障碍等。虽然该肿瘤属于低度恶性，但其生物学行为并不乐观。肿瘤完全切除后辅助治疗的作用还不清楚，即使经过放射治疗，有些患者的预后不良，残余肿瘤仍可复发。

【病理特点】

大体标本：病理为界线清楚的肿块，位于第三脑室或与下丘脑、鞍上结构相连。

镜下：肿瘤由排成簇状、条索状的上皮样细胞组成。瘤细胞胞质丰富，埋在黏液（常为空泡状）基质中（图5-3）。瘤细胞为圆形到多边形，胞质伊红染色，界线清楚或不清，部分有突起，核类圆形，大小形态较一致，染色质均匀，部分核内可见小核仁，可见核内包涵体，大部分肿瘤无核分裂。间质中可见大量的淋巴、浆细胞浸润，并可见大量的 Russell 小体。肿瘤向周围脑组织轻度浸润，未见小血管增殖与组织坏死，旋涡状结构及砂粒小体少见。

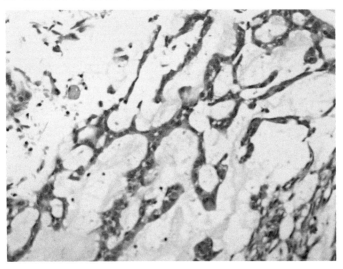

图5-3　第三脑室脊索样胶质瘤

黏液基质中见排列呈条索状、簇状的上皮样细胞（HE，×20）

免疫组化：细胞 GFAP 和波形蛋白均呈弥漫强阳性，上皮细胞膜抗原（EMA）、细胞角蛋白（cytokeratin）、CD34 及 S-100 表达不恒定，有的报道为灶状阳性，有的报道为阴性。

【影像学表现及诊断】

第三脑室脊索样胶质瘤位于第三脑室前部，也可见于下丘脑和鞍上区域，以实质性肿瘤多见，可伴有囊变。多数边界清，直径一般为 2.5~3.5cm，卵圆形，多压迫视神经、垂体柄，亦可向下延伸至下丘脑和视交叉，很少向周围脑组织浸润。头颅CT 表现为：中等或高密度占位，可有钙化，无或较轻瘤周水肿，增强扫描示肿瘤明显强化。头颅 MRI 表现为：呈长或等 T_1、长 T_2 信号（图 5-4A、图 5-4B），瘤周可有较轻水肿；在 T_1 加权图像上呈均一强化（图 5-4C），当囊变坏死时强化不均。

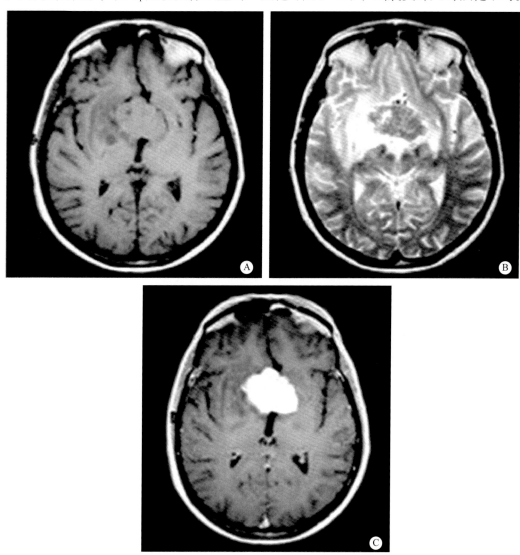

图 5-4　第三脑室脊索样胶质瘤

A. 轴位 T_1WI：第三脑室前部一实性占位，呈稍低信号；B. 轴位 T_2WI：病灶呈稍高信号，周围可见片状水肿带；C. 轴位 T_1WI 增强：病灶呈明显均匀强化

　　该肿瘤少见，但影像表现相对典型，对于和第三脑室相关的等或略高密度类球形占位，境界清楚，伴或不伴钙化和囊变，增强后强化明显的，一定要想到该肿瘤的可能。

【鉴别诊断】

1. 脊索样脑膜瘤

该肿瘤为一种特殊类型的脑膜瘤，好发于青少年，常合并 Castleman 病、多克隆内种球蛋白血症、低色素小红细胞性贫血及发育障碍等。MRI 检查肿瘤常位于幕上，呈等 T_1、长 T_2 信号，明显强化，常有脑膜尾征。

2. 室管膜下巨细胞瘤

该肿瘤多位于侧脑室室管膜下或孟氏孔附近，CT 平扫呈等或高密度，内可见囊变及周边钙化，周围室管膜下可见结节，MRI 上增强多表现为不均明显强化。

3. 颅咽管瘤

颅咽管瘤好发于儿童，多位于鞍上，囊性或囊实混合性，常有钙化。

4. 脑膜瘤

脑膜瘤好发于成人，影像表现与 CG 相似，但脑膜尾征、邻近鞍结节骨质硬化、DWI 高信号及合并神经纤维瘤病有助于鉴别。

（翟永川　韩引萍　白亮彩　董　驰）

第三节　血管中心性胶质瘤

【概念及分级】

血管中心性胶质瘤（angiocentric glioma，AG）是 2005 年由 Lelloch-Tubiana 等和 Wang 等首次报道。关于 AG 的起源目前尚不清楚，存在较多争议，超微结构研究发现，其具有星形细胞和室管膜细胞的特征。2007 年 WHO 将该肿瘤划分为一种新的神经上皮肿瘤，归类于其他神经上皮肿瘤（起源不定的神经上皮肿瘤），分级为 WHO Ⅰ级，属良性胶质瘤。

【流行病学】

AG 临床上比较少见，迄今报道仅几十例，均位于幕上，其中男性与女性比例大致相同。AG 以儿童和年轻人多发，平均发病年龄为（17.0±15.0）岁（2.3~70 岁），其好发部位以额、颞叶，脑皮质浅层或皮质下多见。

【临床及预后】

该肿瘤临床表现为长期耐药性癫痫，其他症状有头昏、头痛、呕吐、昏迷等。血管中心性胶质瘤具有惰性生物学特征，主要表现为良性的临床特征，以外科手术切除为主要的治疗方式，部分病例辅助放疗和化疗，肿瘤复发和病情进展少见，患者临床愈后佳，但报道的病例中有病灶不全切除后复发者，其组织形态学表现恶性征象，最终死亡。

【病理特点】

大多数 AG 为实性肿块，部分可出现囊变。肿瘤细胞沿皮质内中小血管呈环状、放射状、纵向排列，血管周围的瘤细胞呈单层或多层，形成菊形团或假菊形团样结构（图5-5），多数瘤细胞为双极细胞，核拉长，染色质呈细小点彩状，细胞核呈椭圆形、圆形或梭形，核仁不明显，胞质丰富。核分裂和坏死少见。实体性肿瘤区域呈束状或结节状结构。

免疫组化：GFAP 阳性，EMA 点状阳性。

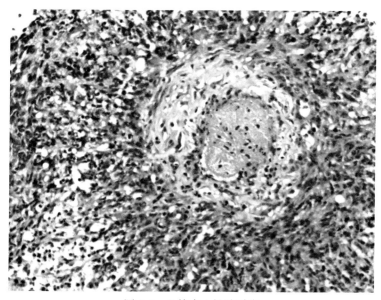

图 5-5 血管中心性胶质瘤

肿瘤细胞沿小血管呈环状、放射状、纵向排列，形成菊形团或假菊形团样结构（HE，×10）

【影像学表现及诊断】

该肿瘤弥漫性生长边界不清或局限性生长边界不规则，也可呈类圆形。CT 表现为低、等或高密度灶，无侵袭性，水肿不明显，合并出血后可显示出现瘤内血肿，可有明显水肿区和占位效应。MRI 显示 AG 肿瘤多呈实性，边界清晰，多位于皮质浅层，T_1WI 呈花边样高信号（图5-6A）、T_2WI 呈柄样向脑室扩展，皮层灰质和皮层下白质均受累，Flair 图像示境界清楚、实性高信号、向皮质下白质扩展的皮质病变（图5-6B）。增强扫描强化不明显或不规则（图5-6C）。MRI 上表现类似低级别胶质瘤。

该肿瘤影像表现缺乏特异性，对位于皮质区，多为实性，界线欠清楚，无明显强化，常见延伸至皮质下白质的占位，可以考虑该肿瘤的可能。

【鉴别诊断】

1. 胚胎发育不良性神经上皮瘤（DNET）

DNET 病灶主要累及皮层，多呈三角形或楔形，肿瘤囊变多见，Flair 示肿瘤边缘或体内可见条状稍高信号，肿瘤多不强化，少数可见点状或小结节状强化。

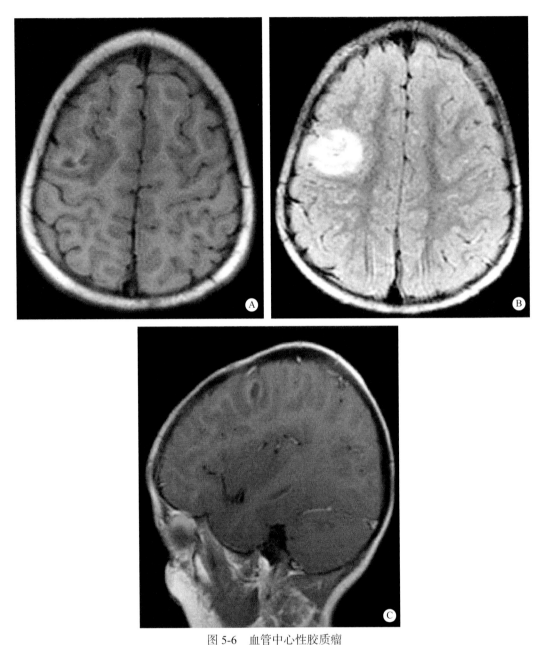

图 5-6 血管中心性胶质瘤

A.轴位 T_1WI: 病灶主体以等信号为主,周边见花边高信号; B.Flair 序列: 右额叶灰质和部分白质呈明显高信号; C.T_1WI 增强矢状面: 没有明显强化

2. 少突胶质细胞瘤

该肿瘤好发于 35~40 岁成人，癫痫为主要临床表现，病灶常位于额颞叶的皮层及皮层下，呈弥漫浸润，强化不显著，肿瘤内多见条索状及结节状钙化是其重要的鉴别特点。

3. 神经节细胞瘤

该肿瘤病灶以实性为主，可表现为囊变与壁结节，病灶边境清楚，增强扫描病灶多不强化，病变实质部分可有明显强化。

（翟永川 韩引萍 白亮彩 董 驰）

参 考 文 献

赵君,周俊林,董驰.2012.不同级别少突胶质细胞瘤影像病理对照.中国临床医学影像杂志,23(5): 305-308.

Brat DJ, Hirose Y, Cohen KJ, et al. 2000. Astroblastoma: clinicopathologic features and chromosomal abnormalities defined by comparative genomic hybridization. Brain Pathology, 10(3): 342-352.

Brat DJ, Scheithauer BW, Staugaitis SM, et al. 1998. Third ventricular chordoid glioma: a distinct clinicopathologic entity. Journal of Neuropathology & Experimental Neurology, 57(3): 283-290.

Hu XW, Zhang YH, Wang JJ, et al. 2010. Angiocentric glioma with rich blood supply. Journal of Clinical Neuroscience, 17(7): 917-918.

Iwami K, Arima T, Oooka F, et al. 2009. Chordoid glioma with calcification and neurofilament expression: case report and review of the literature. Surgical neurology, 71(1): 115-120.

Jung TY, Jung S. 2006. Third ventricular chordoid glioma with unusual aggressive behavior. Neurologia medico-chirurgica, 46(12): 605-608.

Lellouch-Tubiana A, Boddaert N, Bourgeois M, et al. 2005. Angiocentric neuroepithelial tumor(ANET): a new epilepsy-related clinicopathological entity with distinctive MRI. Brain pathology, 15(4): 281-286.

Louis DN, Ohgaki H, Wiestler OD, et al. 2007. The 2007 WHO classification of tumours of the central nervous system. Acta neuropathologica, 114(2): 97-109.

Lum DJ, Halliday W, Watson M, et al. 2008. Cortical ependymoma or monomorphous angiocentric glioma. Neuropathology, 28(1): 81-86.

Port JD, Brat DJ, Burger PC, et al. 2002. Astroblastoma: radiologic-pathologic correlation and distinction from ependymoma. American journal of neuroradiology, 23(2): 243-247.

Wang M, Tihan T, Rojiani AM, et al. 2005. Monomorphous angiocentric glioma: a distinctive epileptogenic neoplasm with features of infiltrating astrocytoma and ependymoma. Journal of Neuropathology & Experimental Neurology, 64(10): 875-881.

第六章　神经元和混合性神经元 - 胶质肿瘤

神经元和混合性神经元 - 胶质肿瘤（intracranial neuronal and mixed neuronal-glial tumors）是由肿瘤性神经元或肿瘤性神经元与肿瘤性胶质细胞组成的一类肿瘤，属于中枢神经系统良性肿瘤，占颅内肿瘤的 1%~3%，多发生于儿童和青年，主要表现为癫痫、颅内压增高症状，以及依肿瘤部位不同所致的神经功能受损。依据病理特点，2007 年 WHO 中枢神经系统肿瘤分类将其分为婴儿促纤维增生型星形胶质细胞瘤 / 节细胞胶质瘤（WHO Ⅰ级）、胚胎发育不良性神经上皮瘤（WHO Ⅰ级）、节细胞瘤（WHO Ⅰ级）、节细胞胶质瘤（WHO Ⅰ级）、中枢神经细胞瘤（WHO Ⅱ级）、脑室外中枢神经细胞瘤（WHO Ⅱ级）、乳头状胶质神经元肿瘤（PGNT，WHO Ⅰ级）、小脑脂肪神经细胞瘤（WHO Ⅱ级）、形成菊形团的胶质神经元肿瘤（WHO Ⅰ级）、副神经节瘤（WHO Ⅰ级）、间变型节细胞胶质瘤（WHO Ⅲ级）。

第一节　婴儿促纤维增生型星形胶质细胞瘤 / 节细胞胶质瘤

【概念及分级】

婴儿促纤维增生型星形胶质细胞瘤 / 节细胞胶质瘤（desmoplastic infantile astrocytoma/ganglioglioma，DIA/DIG）是婴儿中枢神经系统少见的肿瘤，1987 年由 Vandenberg 等首先报道，1993 年确立为中枢神经系统新的肿瘤类型。为位于幕上大脑皮质表面和软脑膜的胚胎性肿瘤，常与硬脑膜相连，多为大囊性表现。组织成分为纤维间质增生伴神经上皮，主要限于肿瘤性星形细胞（婴儿促纤维增生型星形胶质细胞瘤，DIA）或与星形细胞一起含不等量的神经元成分（婴儿促纤维增生型节细胞胶质瘤，DIG）。

DIA/DIG 组织学上为 WHO Ⅰ级。

【流行病学】

DIA/DIG 是小儿的少见肿瘤，多为个案报道，有报道在 6500 例中枢神经系统肿瘤中有 22 例是婴儿促纤维增生型节细胞胶质瘤（0.3%）；在儿童颅内中枢神经系统肿瘤中有 6 例是婴儿促纤维增生型星形胶质细胞瘤（1.25%），占脑部肿瘤的 16%。本病常发生于 2 岁以下儿童，男女比例为 1.5∶1。遗传学相关研究表明，本病多见染色体组型正常或只观察到非克隆性异常，包括 1p、3p、3q、5q、7q、9p、11q、14q、17p、21q、22q 的改变。

【临床及预后】

DIA/DIG 症状进展缓慢，常表现为头围增大、易激惹、呕吐、嗜睡、囟门膨隆、落日征、偏瘫及频发癫痫等。其预后一般很好，手术多可治愈。

【病理特点】

大体标本：肿瘤较大，直径常为 10~13cm，多为囊实性，实质部分呈灰白色，质硬，无明显坏死，肿瘤无包膜，与周围脑组织边界不清，但少侵及脑室，囊液常为清亮或淡黄色液体。

镜下：可见显著的致密纤维组织增生（图 6-1A），混杂有神经上皮成分（神经元细胞和星形细胞）（图 6-1B）。纤维母细胞呈束状排列，部分区域可见席纹状结构，某些肿瘤细胞较肥胖、胶原纤维丰富，这是导致肿瘤外观坚实的原因。肿瘤性星形细胞呈长梭形，可有少量肥胖型细胞和原始神经上皮。

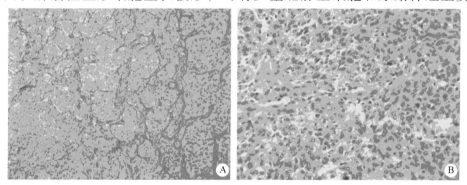

图 6-1　婴儿促纤维增生型星形胶质细胞瘤 / 节细胞胶质瘤

A. 瘤细胞核呈圆形，细胞呈巢团状分布，可见胶原纤维分隔（HE，×20）；B. 胞质嗜酸，核质比增大、异型深染（HE，×40）

免疫组化：胶质细胞为 GFAP、S-100 蛋白和波形蛋白阳性表达，原始细胞GFAP、Syn 和 NF 阳性表达，间叶成分波形蛋白和Ⅳ型胶原阳性表达。

【影像学表现及诊断】

肿瘤常位置较表浅，多位于幕上，可累及多个脑叶，好发于额叶和顶叶，其次为颞叶，少见于枕叶，亦可位于脑室内。CT 及 MRI 常表现为脑叶内囊实性肿块，实性部分位置表浅，常贴近脑膜，与脑膜广基底相连（图 6-2A），囊变多见，囊性部分位置较深，与脑脊液信号类似；部分肿瘤内可出现钙化；病变周围水肿不明显（图 6-2B）；增强扫描囊壁及实性部分常明显强化（图 6-2C、图 6-D），而囊性部分不强化，实性部分位于肿瘤表面，常可侵蚀骨内板（图 6-2E、图 6-2F）。

该肿瘤主要发生于婴儿，特征性影像表现为位置表浅，多呈囊实性，实性部分贴近脑膜并明显强化。

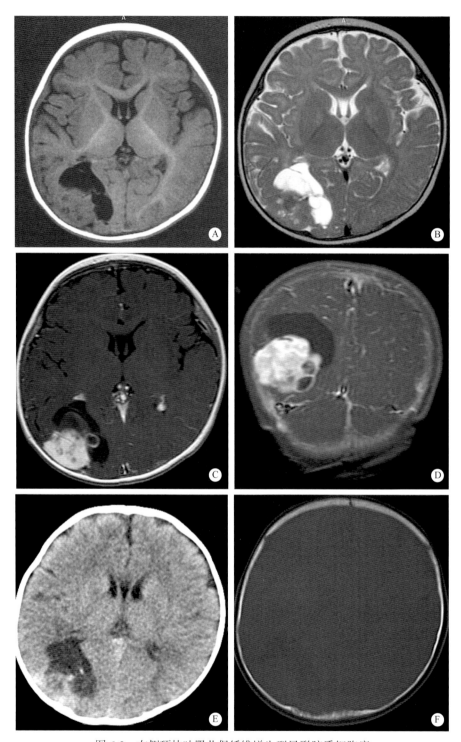

图 6-2　右侧顶枕叶婴儿促纤维增生型星形胶质细胞瘤

实性部分位置表浅，在 T_1WI（A）、T_2WI（B）均呈不均匀等信号，内见小斑片状长 T_1、长 T_2 信号，囊性部分位置较深，呈长 T_1、长 T_2 信号，增强扫描（C、D）实性部分及囊壁呈明显强化。CT（E、F）显示实性部分呈等高密度、囊性部分呈等低密度，邻近骨质未见明显异常

【鉴别诊断】

1. 少突胶质细胞瘤

该肿瘤好发于 35~40 岁成人，癫痫为主要临床表现，病灶常位于额颞叶的皮层及皮层下，呈弥漫浸润，强化不显著，肿瘤内条索状及结节状钙化是其重要的鉴别特点。

2. 多形性黄色星形胶质细胞瘤（PXA）

该肿瘤多见于成人，为囊实性病灶，实性部分位于大脑半球的表面并强化明显，易累及皮质及脑膜，邻近的脑膜异常强化占 70%，颞叶最常见，钙化少见。

3. 原始神经外胚层肿瘤

该肿瘤多见于儿童，多位于侧脑室旁的额顶叶皮髓质交界区，体积较大，以实性肿块多见，易发生钙化，瘤周水肿轻。

（刘　宏　董　驰　毛俊杰）

第二节　胚胎发育不良性神经上皮瘤

【概念及分级】

胚胎发育不良性神经上皮瘤 (dysembrioplastic neuroepithelial tumor，DNT) 是位于幕上的少见良性混合性神经元 – 胶质细胞肿瘤。由 Daumas Duport 等首先报道和命名。该肿瘤可见由星形细胞、少突胶质细胞和神经元构成的、细胞成分不均一的多结节状结构。Honavar 等依据 DNT 的形态学、免疫组织化学及超微结构特点，将其分为多结节型、单结节型和弥漫型等三种亚型。

在 WHO 神经系统肿瘤分类中，将 DNT 归为神经元和混合性神经元 - 神经胶质肿瘤，病变介于发育畸形与肿瘤之间，WHO 相当于 I 级。

【流行病学】

DNT 占全部神经上皮起源肿瘤的 0.63%。本病好发于儿童及青年，男性多于女性，患者开始出现症状的年龄是一个重要的诊断标准，约 90% 的病例首发癫痫的年龄不到 20 岁。病程常较长，平均达 10.5 年之久。DNT 偶尔可发生在神经纤维瘤病 I 型或 XXY 综合征患者。DNT 患者未检出 1p、17p 或 19q 缺失及 TP53 突变。

【临床及预后】

DNT 最常见的临床表现是难治性癫痫，绝大多数呈复杂部分发作，个别病例呈单纯部分发作，一般无神经功能缺损，少数病灶内可出血，以急性颅内出血起病。DNT 所致癫痫药物难以控制，手术切除肿瘤是唯一治疗方法。DNT 是一种良性肿瘤，手术切除预后良好，无需放疗和化疗。

【病理特点】

大体标本：DNT 呈半透明胶冻样多发性结节，界线相对清楚，包膜少见，内可发生囊性变。

镜下：黏液样背景中见少突胶质样细胞呈灶性分布，"漂浮神经元""特殊性胶质神经元"成分（图6-3）和呈多结节状结构为其典型病理表现。根据肿瘤所含成分不同，将DNT分为单纯型和复合型两种组织学亚型，前者完全由胶质神经元结构组成，后者除含胶质神经元结构外，还含有少突胶质细胞瘤和（或）低级别星形胶质细胞瘤成分。

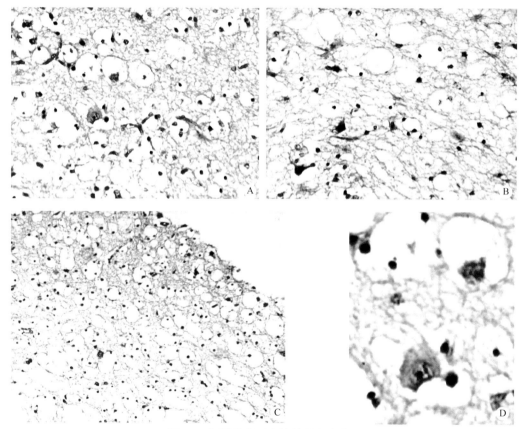

图 6-3　胚胎发育不良性神经上皮瘤

A. 在富于黏液的间隙中可见神经元，周围为少突胶质样细胞（HE，×20）；B. 肿瘤微囊变明显，以少突细胞为主，
在富于黏液的间隙中可见神经元（HE，×20）；C. 显示肿瘤微囊变明显，以少突细胞为主（HE，×10）；
D. 显示黏液中漂浮的神经元（HE，×40）

【影像学表现及诊断】

DNT 好发于颞叶，其次为额叶。典型的影像学改变是皮质内边界清楚的多发结节样或脑回样病变，但常有假囊或多囊表现，也可见较小的真正囊肿，无占位效应和周围水肿，主要位于皮质内，病变较大时可累及白质甚至深部结构如内囊、丘脑、海马旁回等。CT 多表现为局灶性低密度影；MRI 为长 T_1（图 6-4B、图 6-4C，图 6-5A）、长 T_2 信号（图 6-4A，图 6-5B），Flair 呈高信号（图 6-5C），质子加权像上信号略高于脑脊液信号，以此可与囊性病变相鉴别，混杂信号为瘤内出血所致；增强扫描多数病例无明显强化（图 6-4D、图 6-4E，图 6-5D、图 6-5E），少数病例结节样强化及环状强化。

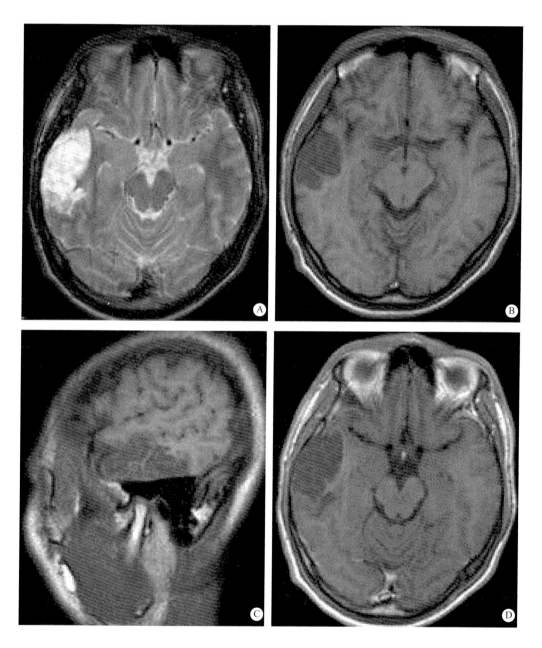

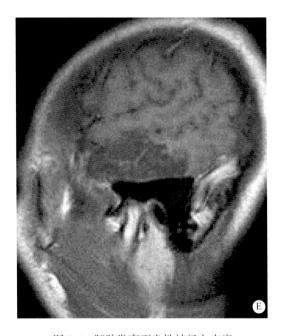

图 6-4　胚胎发育不良性神经上皮瘤

男，21 岁，临床诊断难治性癫痫 3 年余，右颞叶胚胎发育不良性神经上皮瘤，皮层下脑回样病灶，边界清楚，无明显占位效应及瘤周水肿，T_2WI 呈高信号（A），T_1WI（B、C）呈低信号，增强（D、E）无明显强化

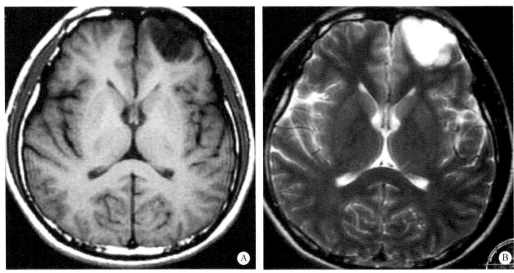

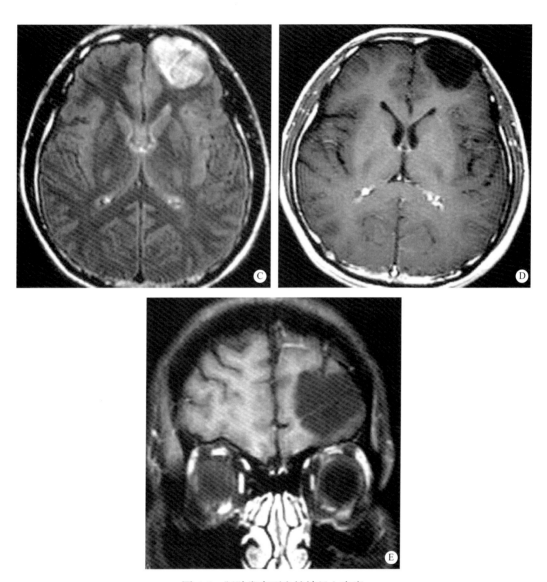

图 6-5　胚胎发育不良性神经上皮瘤

男，22 岁，抽搐 2 年余，左额叶胚胎发育不良性神经上皮瘤，皮层下多囊性病灶

T_1WI（A）呈低信号，T_2WI 及 Flair（B、C）呈高信号、边界清楚，周围白质轻度受压，增强扫描（D、E）囊内可见间隔强化，冠状位（E）似脑回样改变

该肿瘤特征性影像表现为额颞叶皮层脑回样病变或囊性无强化病变，无占位效应及水肿，局部脑发育不良，临床上癫痫症状持续多年。

【鉴别诊断】

1. 节细胞胶质瘤

该肿瘤好发于青年，癫痫为其主要表现，多发生于颞叶，病灶呈囊实性改变，实性结节往往较小且强化显著。

2. 少突胶质细胞瘤

该肿瘤好发于 35~40 岁成人，癫痫为主要临床表现，病灶常位于额颞叶的皮层及皮层下，呈弥漫浸润，强化不显著，肿瘤内条索状钙化是其重要特点。

3. 血管中心性胶质瘤

该肿瘤儿童多发，长期癫痫为主要症状，肿瘤常位于皮质区，多为实性，界限清楚，无明显强化，常见延伸至皮质下白质。

（刘　宏　董　驰　毛俊杰）

第三节　节细胞瘤和节细胞胶质瘤

【概念及分级】

节细胞瘤和节细胞胶质瘤（ganglioglioma）的概念由 Carville 于 1930 年提出，是由肿瘤性成熟的神经节细胞组成的肿瘤（节细胞瘤）或混有肿瘤性胶质细胞成分的肿瘤（节细胞胶质瘤），胶质细胞成分可以是异常增生的星形细胞、少突胶质细胞或其他胶质细胞或其混合，当节细胞胶质瘤胶质细胞成分具有间变特征时称为间变型节细胞胶质瘤（anaplastic ganglioglioma）。文献报道节细胞胶质瘤的恶变率为 4%~32%。

在 WHO 分型中，节细胞瘤和节细胞胶质瘤属神经上皮细胞发生的肿瘤，被定为 Ⅰ 型或 Ⅱ 型肿瘤，间变型节细胞胶质瘤相当于 WHO Ⅲ 级。

【流行病学】

节细胞瘤和节细胞胶质瘤发病年龄为 2 个月 ~70 岁，25 岁左右为高发年龄段，中老年人相对少见，男女比例为 (1.1~1.9) ∶ 1。遗传学研究发现，7 号染色体的获得是最常见的改变，也可见 9p 染色体的部分缺失。

【临床及预后】

一般病程较长，肿瘤生长缓慢，为非进展性，是一相对良性、低度恶性的肿瘤，临床表现以癫痫最常见，多为长期、顽固性、复杂性癫痫，并且往往抗癫痫药物治疗无效；局灶性的神经功能受损和颅内高压症状少见，以上特殊的临床症状与肿瘤的生长部位、生长速度和分化程度有关。若肿瘤位于颞叶、手术切除完全且有长期癫痫病史，则预后较好；而如果肿瘤出现间变则预示肿瘤具有侵袭性倾向，预后较差。

【病理特点】

大体标本：肿瘤呈灰白、黄、紫红色，质韧，鱼肉样，血液供应程度不等。镜下可见发育不良的神经节细胞和胶质细胞（图 6-6），神经细胞核大小不等，分化良好，无核分裂；间变型节细胞胶质瘤，瘤细胞异型性大，核分裂象多见，未见较成熟分化的细胞。

免疫组化（图 6-7）：神经节细胞表达 NF、Syn、NSE 及 S-100 阳性，而不表达 GFAP；神经胶质细胞表达 GFAP 阳性，而不表达 NF、Syn、NSE 及 S-100。组织化学染色表明肿瘤神经细胞内有神经内分泌颗粒及囊腔。因此，肿瘤可能具有内分泌功能。

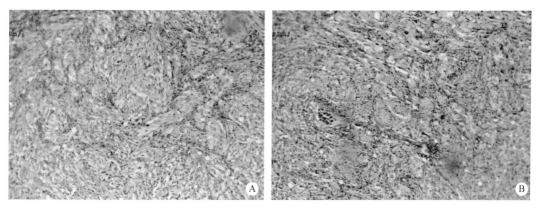

图 6-6　节细胞瘤和节细胞胶质瘤

瘤组织由神经纤维、节细胞构成，两种成分交叉分布，细胞无明显异形（HE，×10）

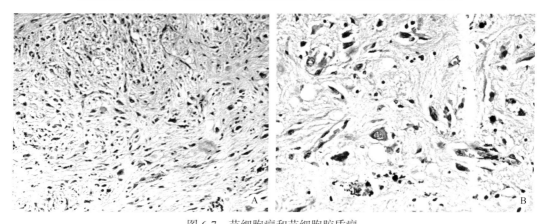

图 6-7　节细胞瘤和节细胞胶质瘤

A（×20）、B(×40) 神经节细胞与毛细胞样星形细胞混杂存在

【影像学表现及诊断】

节细胞瘤和节细胞胶质瘤发生部位可见于中枢神经系统各个部位，主要位于颞叶、顶叶、小脑、额叶，也可发生于脊髓。根据节细胞胶质瘤的病理特点，可将肿瘤分为囊性、囊实性和实性。肿瘤常见囊性变和附壁结节（图 6-8），可有钙化、瘤内出血。实性肿瘤 MR 平扫呈长或等 T_1、长 T_2 信号，信号不均匀，边缘清或欠清，增强后可见不规则强化或均匀强化，肿瘤内常可见囊腔。囊性肿瘤实质部分可不明显，而仅见囊肿，部分呈多囊样，增强可见部分囊壁强化。可伴有肿瘤周围皮质萎缩，常见于额叶、顶叶、小脑等。间变型节细胞胶质瘤常可见术后复发（图 6-9）。CT 扫描肿瘤实性部分呈低密度影，边缘欠清，密度不均，肿瘤内可见钙化。

本类肿瘤征象变化较大，欠典型，多见于 25 岁左右的人群，且发生位置表浅、囊变和附壁结节者较常见，附壁结节多呈均质明显强化。

【鉴别诊断】

1. 血管母细胞瘤

血管母细胞瘤好发于成人且多见于颅后窝小脑半球，60% 表现为大囊小结节，40% 为实质性；增强后壁结节或实质性部分明显强化，甚至有时可以见到流空血管，很少有钙化。

2. 胚胎发育不良性神经上皮瘤（DNT）

DNT 发病年龄小，额颞叶皮层脑回样或囊性无强化病变，无占位效应及水肿，局部脑发育不良，临床上癫痫症状多年。

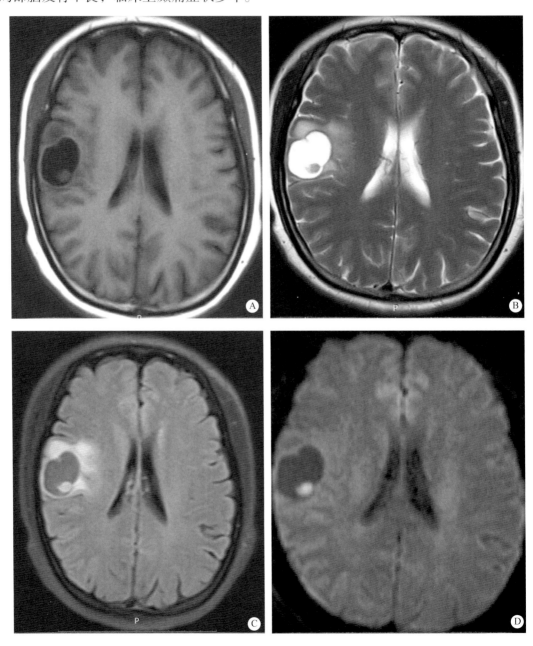

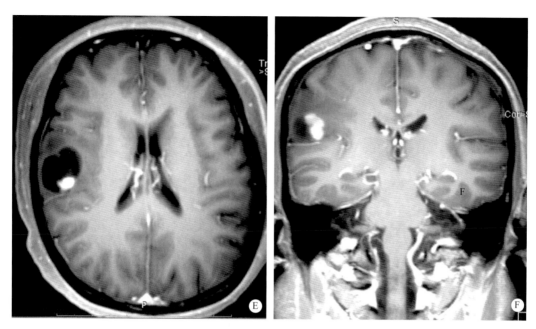

图 6-8　节细胞瘤和节细胞胶质瘤

女，48 岁，右侧颞叶节细胞瘤，皮层下囊性占位伴壁结节，囊性部分呈 T_1WI（A）低信号、T_2WI（B）高信号、DWI（D）低信号，Flair（C）周围白质轻度水肿，壁结节呈等信号，增强扫描（E、F）壁结节明显强化，囊性部分无明显强化

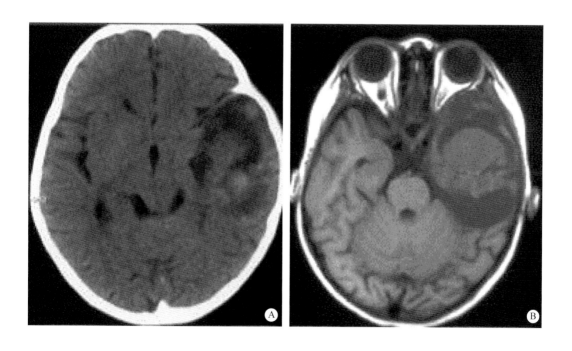

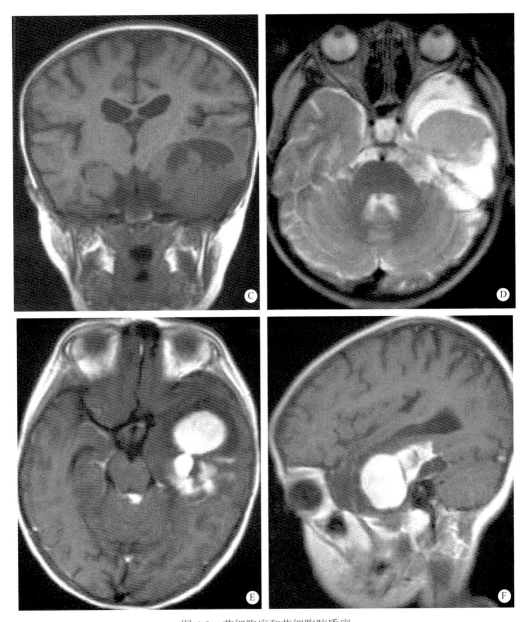

图 6-9 节细胞瘤和节细胞胶质瘤

女，8 岁，视物不清 6 个月，左颞叶间变型节细胞胶质瘤，呈类圆形等密度占位，周围见低密度影（A），T_1WI（B、C）实性部分呈等信号，周围囊性部分呈低信号，T_2WI（D）实性部分呈等信号，周围囊性部分呈高信号。术后多分叶、多灶、多播散灶（E、F）

3. 多形性黄色星形胶质细胞瘤（PXA）

PXA 多见于年轻人，实性部分位于大脑半球的表面，易累及皮质和脑膜，邻近的脑膜异常强化占 70%，颞叶最常见，钙化少见。

（刘　宏　董　驰　毛俊杰）

第四节　中枢神经细胞瘤

【概念及分级】

中枢神经细胞瘤（central neurocytoma，CNC）是由形态一致伴神经元分化的圆形细胞构成的肿瘤，位于室间孔附近侧脑室系统。1982 年其由 Hassoun 等首次报道并命名。

2016 年 WHO 中枢神经系统肿瘤分类中将其归为"神经元和混合性神经元胶质肿瘤"，属于 WHO Ⅱ 级肿瘤。

【流行病学】

中枢神经细胞瘤是一种少见的中枢神经系统神经上皮肿瘤，其发病率仅占所有颅内肿瘤的 0.25%~0.5%。发病年龄大多数集中在 20~40 岁，男女发病率无差异。中枢神经细胞瘤的典型部位是在侧脑室的前部靠近 Monro 孔处，左侧多见，接着向两侧脑室和第三脑室延伸，其次发生于双侧脑室。与透明隔相连似乎是中枢神经细胞瘤的一个特征。有文献报道一些基因改变，主要是染色体的获得与中枢神经细胞瘤相关，包括 7 号染色体、2q、10q、18q、13q 的获得。从遗传学角度分析，中枢神经细胞瘤完全不同于少突胶质细胞瘤。

【临床及预后】

中枢神经细胞瘤一般为良性，预后好。脑室内中枢神经细胞瘤多因脑脊液循环受阻，表现为颅内压增高症状，以头痛、恶心及视觉减弱多见，肢体运动障碍及癫痫症状少见，多数患者体检可见双侧视神经盘水肿。手术切除范围是最重要的预测因素，次全切后肿瘤的局部复发常见，但可以通过放射治疗控制。MIB-1 标记指数 >2% 的中枢神经细胞瘤患者无复发，存活间期明显短于其他患者。有些病例中，肿瘤侵袭脑室周围脑实质时预后较差。

【病理特点】

大体标本：肿块多呈灰红色，质脆，常见钙化和囊性变，边界清楚，肿瘤血供丰富。

镜下：可见瘤细胞丰富，细胞异型性小，大小一致，圆形，胞质少而略透明，核居中，呈煎蛋样结构，似少突胶质细胞样细胞，其中散在无细胞区的神经毡样结构，间质血管较丰富，呈纤细分支状（图 6-10A）。部分病例可出现钙化，坏死少见。

免疫组化：具有特异性，神经细胞特异性烯醇化酶（NSE）和神经突触素（Syn）呈阳性（图 6-10B），其中 Syn 是最可信的诊断标志物。

【影像学表现及诊断】

中枢神经细胞瘤 CT 表现为不均匀的混杂密度（图 6-11A），其中以稍高密度和等密度合并钙化及低密度坏死、囊变区最为常见；增强扫描呈不均匀轻中度强化，这与肿瘤内坏死、囊变、出血和钙化有关。MRI 表现为 T_1WI 呈不均匀低信号 (图 6-11C)，T_2WI 呈不均匀高信号 (图 6-11B)，坏死、囊变部分呈更长 T_1、长 T_2 信号；出血、钙化或肿瘤血管等有其相对特征性的信号表现；增强扫描肿瘤实体多呈轻中度强化 (图 6-11E、图 6-11F)，部分呈较明显强化，其内常见血管流空影（图 6-11B~ 图 6-11F，图 6-12）。当肿瘤体积较大，侵及胼胝体、侧脑室顶部和侧壁时，可出现胼胝体下方和侧脑室顶呈网状或丝条状垂向下的瘤体组织征象及条索状牵拉侧脑室侧壁的征象，均为 CNC 特征。

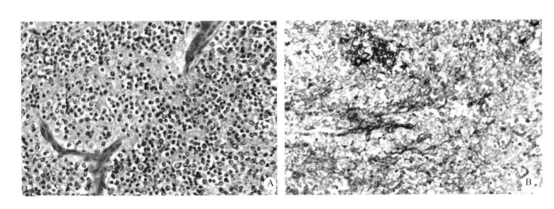

图 6-10　中枢神经细胞瘤

A.大小一致的圆形细胞，细胞异型性小，胞质少而略透明，核居中，呈煎蛋样结构，间质血管较丰富（HE，×20）；

B.免疫组化［Syn（＋），（×20）］

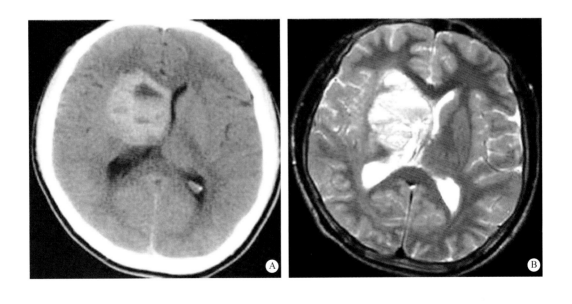

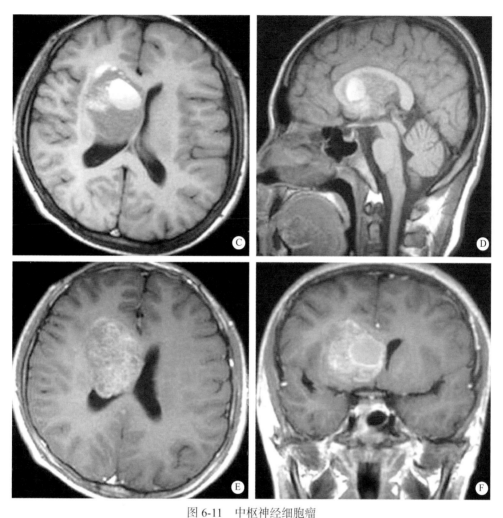

图 6-11　中枢神经细胞瘤

A. CT 平扫：肿瘤密度混杂；B. MRI 轴位 T_2WI；C. 轴位 T_1WI；D. 矢状位 T_1WI：右侧侧脑室内混杂信号肿块，
形状不规则；E、F. 轴位和矢状位 T_1WI 增强图像：肿瘤中度不均匀强化

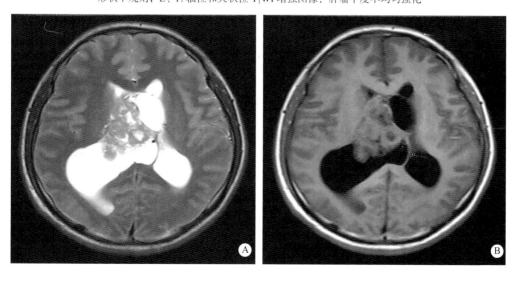

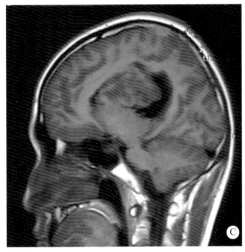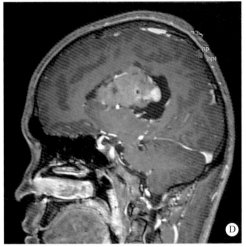

图 6-12 中枢神经细胞瘤

A. 轴位 T_2WI；B. 轴位 T_1WI：侧脑室的前部靠近 Monro 孔区混杂信号肿块，形状不规则；C. 矢状位 T_1WI；

D. 矢状位增强 T_1WI：肿瘤中度强化，强化欠均匀

诊断要点：中枢神经细胞瘤的典型部位是在侧脑室的前部靠近 Monro 孔处，密度、信号混杂，常常出现钙化，增强扫描呈轻 - 中度不均匀蜂窝状强化。

【鉴别诊断】

虽然 CNC 的影像表现具有一定特点，但仍需与脑室内的其他肿瘤鉴别。

1. 室管膜瘤

室管膜瘤有 2 个发病高峰，1~5 岁和 35 岁左右，儿童多位于第四脑室，成人好发于侧脑室三角区，可沿脑室壁塑形生长，也可向脑室外生长，T_2WI 信号不均质，增强后肿瘤呈明显不均匀强化。

2. 室管膜下巨细胞星形胶质细胞瘤

室管膜下巨细胞星形胶质细胞瘤多发生于 20 岁以下青少年，常伴有结节性硬化；表现边缘清晰，信号均匀，囊变坏死较少见，增强后显著强化。同时还可见室管膜下多个结节。

3. 脑室内脑膜瘤

脑室内脑膜瘤多见于中年妇女，基本位于侧脑室三角区，形态规则，边界光整，多为均匀的等信号，强化明显。

4. 脉络膜乳头状瘤

脉络膜乳头状瘤常见于 10 岁以下儿童，主要累及侧脑室三角区，透明隔区少见，常累及室管膜下脑白质，引起水肿，增强扫描明显强化。

（魏晋艳 董 驰 毛俊杰）

第五节　脑室外中枢神经细胞瘤

【概念及分级】

脑室外中枢神经细胞瘤（extraventricular neurocytoma，EVN）是一类发生在脑室系统以外的神经元及混合性神经元 – 胶质肿瘤，其组织学形态、免疫表型、超微结构和生物学行为类似中枢神经细胞瘤。

2016 版 WHO 中枢神经系统肿瘤分类指定脑室外中枢神经细胞瘤与中枢神经细胞瘤同属于一个疾病分类码，属于 WHO Ⅱ级。

【流行病学】

脑室外中枢神经细胞瘤较少见，多见于中青年，发病年龄为 20~40 岁，男女发病率无明显差别。其可发生在脑室外的任何部位，多见于大脑半球，尤以额叶多见，肿瘤可以累及脑深部白质及皮层，其次为脊髓，还可见于小脑、脑桥、松果体，中枢神经系统外尚有可见于视网膜及盆腔的报道。

【临床及预后】

依肿瘤发生部位不同而临床表现不尽相同，由于肿瘤生长缓慢，病程可长达数十年，早期症状不明显，或出现轻度头痛、呕吐、眩晕、视力改变。随着肿瘤增大，症状逐渐加重甚至出现昏迷。其组织学和生物学行为临床上呈良性，预后较好。当 Ki-67>2% 时提示肿瘤有侵袭倾向，术后复发率高，预后不良。

【病理特点】

大体标本：肿瘤呈鱼肉状、胶冻状或纤维条索状，淡白色或灰红色，血供丰富。

镜下：肿瘤细胞由弥漫一致、中等密度的透明细胞构成，这些细胞具有少突胶质细胞的特征，中等大小，胞质透明，核呈圆形，大小形态较一致，核膜清楚，无核分裂，瘤细胞常呈片状、簇状、束状或菊形团样排列（图 6-13）。常出现灶性或成片的神经节细胞分化，同时可出现胶质细胞分化，细胞之间尤其是靠近血管区域可见不典型均质纤维性基质，即所谓神经毡样结构。间质可见分支状的毛细血管网，常见透明变性及肥厚的血管壁。

图 6-13　脑室外中枢神经细胞瘤

瘤细胞大小一致、圆形，细胞核为圆形或者卵圆形，有核周空晕（HE，×10）

【影像学表现及诊断】

  肿瘤好发于额叶，可以累及脑深部白质和皮层。多数肿瘤边界清晰，呈实性或囊实性改变，周围组织水肿多为轻中度，可出现散在点状钙化灶及葡萄状的血管流空信号。肿瘤的实性成分 CT 表现可为低、等或稍高密度（图 6-14A）。MRI 信号表现方式多样，实性部分 T_1WI 呈不均匀等、低信号（图 6-14C，图 6-15B），T_2WI 及 Flair 像上呈混杂稍高信号（图 6-14B，图 6-15A），囊性部分呈长 T_1、长 T_2 信号，多位于肿瘤周边。对比增强多数呈明显强化（图 6-14D，图 6-15C），均匀或不均匀，部分肿瘤呈环状强化或壁结节强化。

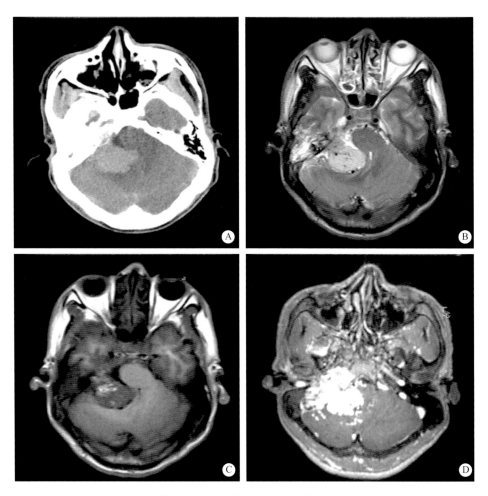

图 6-14　脑室外中枢神经细胞瘤

A. CT 轴位：右侧桥角区不规则较高密度肿块，骨质破坏；B. MRI 轴位 T_2WI；C. 轴位 T_1WI：右侧桥角区占位性病变，T_2WI 呈混杂较高信号，T_1WI 呈混杂低信号，内部可见流空血管影，脑组织受压明显；D. 轴位 T_1WI 增强：肿瘤呈不均匀明显强化

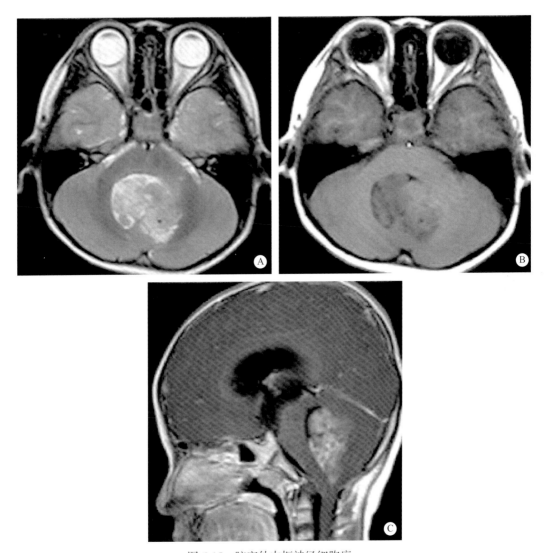

图 6-15 脑室外中枢神经细胞瘤

A、B. MRI 轴位 T_2WI、T_1WI：小脑蚓部团块状异常信号，呈等 T_1、等 T_2 混杂信号，肿块轮廓清楚；C.矢状面 MRI 增强扫描：肿块强化明显，其内可见不规则低信号

诊断要点：脑室外神经细胞瘤边界清晰，呈实性或囊实性改变，可出现散在点状钙化及葡萄状的血管流空信号。肿瘤囊性部分多位于肿瘤周边，增强扫描实性成分呈明显强化。

【鉴别诊断】

大脑半球的神经细胞瘤需与下列肿瘤鉴别：

1. 少突胶质细胞瘤

少突胶质细胞瘤好发于 35~40 岁成人，主要位于大脑半球白质，额颞叶多见，是颅内最容易发生钙化的肿瘤，70%~90% 的病变出现斑片状钙化，出血罕见，呈轻度强化。

2. 星形胶质细胞瘤

星形胶质细胞瘤好发于 40~50 岁，肿瘤起源于深部白质，较少累及皮层灰质，边界一般不清，瘤内钙化相对少见。当脑室外神经细胞瘤累及脑表面时，影像表现可能类似毛细胞星形胶质细胞瘤。后者通常发生于儿童，边界清楚，可见囊和壁结节，一般无钙化。

3. 节细胞胶质瘤

节细胞胶质瘤好发于儿童和年轻人，常位于皮层和皮层下，典型的影像特征包括：皮层内囊肿、Flair 和 T_2WI 上皮层边界清楚的高信号区、瘤周水肿轻微或无水肿及结节状强化，约半数病例不强化。

（魏晋艳　董　驰　毛俊杰）

第六节　小脑脂肪神经细胞瘤

【概念及分级】

小脑脂肪神经细胞瘤（cerebellar liponeurocytoma）是一种中枢神经系统罕见肿瘤，发生于成人的小脑肿瘤，伴有一致的神经元分化、多样性的星形细胞和灶性脂肪瘤分化，生长慢。其曾用名较多，如脂肪瘤样髓母细胞瘤、脂肪样髓母细胞瘤、神经脂肪细胞瘤、脂肪瘤样胶质神经细胞瘤及小脑脂肪化成熟神经外胚层肿瘤。

该肿瘤为 WHO Ⅱ 级肿瘤。

【流行病学】

小脑脂肪神经细胞瘤罕见，发病数量接近中枢神经细胞瘤的 3%。其好发于成人，30~60 岁为发病高峰，平均年龄为 50 岁，明显高于髓母细胞瘤，髓母细胞瘤 >70% 发生于儿童。男女发病无明显差异。发生部位多见于小脑蚓部及半球，极少数在桥小脑角。遗传学分析显示部分小脑脂肪神经细胞瘤出现 *TP53* 错义突变；cDNA 表达谱分析显示小脑脂肪神经细胞瘤与中枢神经细胞瘤相关，但中枢神经细胞瘤不出现 *TP53* 突变，说明两者有不同的信号通路。

【临床及预后】

该肿瘤由于梗阻性脑积水或者肿瘤自身的占位效应而导致的颅内压增高和头痛是最常见的表现，由于肿瘤的位置而导致出现与小脑相关的症状与体征也非常常见，如眩晕、行走不稳、共济失调等。其中最常见的首发症状为头痛头晕和行走不稳。临床预后较好，大部分患者存活期超过 5 年，但复发率高，发生恶性转移少见。

【病理特点】

大体标本：肿瘤呈灰白色或黄白色，质软，边界清楚，一般与周围组织粘连不紧密，血供较少。

镜下：肿瘤呈双向组织学特征，由大小一致的小圆形神经元细胞和灶性脂肪瘤分化，类似成熟脂肪组织的脂化细胞构成。瘤细胞形态一致，核呈圆形或卵圆形，核分裂象少见，胞质透明，很像肿瘤性少突胶质细胞，无坏死和血管增生。神经元分化是该肿瘤的特征性改变（图 6-16）。

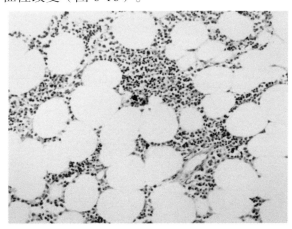

图 6-16　小脑脂肪神经细胞瘤
小圆形肿瘤细胞中见较多的脂肪细胞，胞质空，核分裂象少见（HE，×10）

免疫组化：神经元样肿瘤细胞对神经元标志物表达阳性，如神经元特异性烯醇酶（NSE）、突触素（Syn）和 MAP-2 等表达为阳性，GFAP 可能为局部阳性。由于小脑脂肪神经细胞瘤具有神经样分化和脂肪样分化的特点，少见或罕见有丝分裂、坏死、血管增生，MIB-1<6%（肿瘤细胞增殖指数低）。

【影像学表现及诊断】

小脑脂肪神经细胞瘤好发于小脑半球及蚓部，肿瘤 CT 表现为等、低密度，低密度多提示为脂肪组织。其 MRI 表现多样，与脂肪组织的分布和比例相关。MRI 可较清楚地显示肿瘤的轮廓，T_1WI 呈低信号，可有散在局灶高信号（图 6-17A），T_2WI 呈中等程度的高信号，可呈混杂状，其高信号与手术时脂肪组织的大体情况相关（图 6-17B）。增强后肿瘤呈不均匀的中度强化（图 6-17C）。影像学上小脑脂肪神经细胞瘤与周围正常脑组织边界较清，瘤周水肿较轻。由于肿瘤占位效应，导致脑脊液循环障碍，部分可见幕上脑室扩大。

诊断要点：小脑脂肪神经细胞瘤发病年龄多为 50 岁左右，发生部位多见于小脑蚓部及半球，肿瘤轮廓清晰，瘤周水肿轻，MRI 表现与脂肪组织的分布和比例相关，增强后肿瘤呈不均匀的中度强化。

【鉴别诊断】

小脑脂肪神经细胞瘤主要与含有脂化细胞的髓母细胞瘤相鉴别。两者的临床表现、影像学表现相似，鉴别较困难。髓母细胞瘤主要发生于儿童，成人髓母细胞瘤常见于 20~40 岁的人群，50 岁以上罕见。T_1WI 呈稍低或等信号，T_2WI 信号与小脑半球实质一致，常见囊变、坏死，范围局限。肿瘤周围见不同程度的水肿带，增强扫描以明显强化为主，部分呈轻度强化。镜下其脂肪瘤细胞分布更加弥漫，且生长指数为 15%~40%，高于小脑脂肪神经细胞瘤。

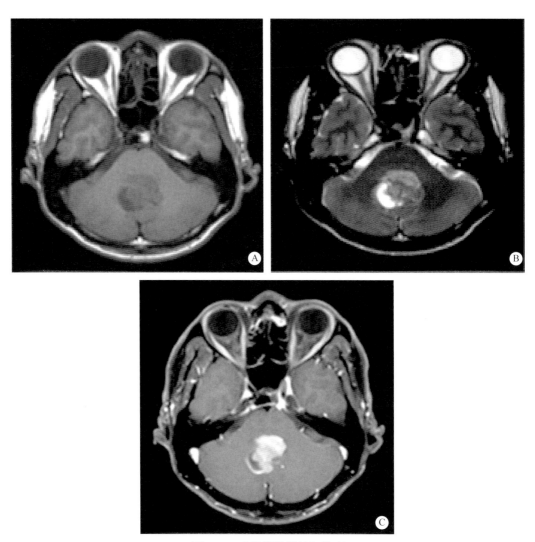

图 6-17　小脑脂肪神经细胞瘤

A. MRI 轴位 T_1WI；B. 轴位 T_2WI；第四脑室周围不规则肿块，界线较清，病灶边缘见脑脊液信号环绕；C. 轴位
T_1WI 增强图像：肿瘤强化较明显，边界清晰、瘤周水肿轻微

（魏晋艳　董　驰　毛俊杰）

第七节　乳头状胶质神经元肿瘤

【概念及分级】

乳头状胶质神经元肿瘤（papillary glioneuronal tumor，PGNT）是中枢神经系统

肿瘤中的一种罕见类型，属良性肿瘤。1998 年首次由 Komori 等报道并命名。

乳头状胶质神经元肿瘤在 2000 年的 WHO 分类中被归为神经节胶质瘤的一个亚型，2016 年 WHO 中枢神经系统肿瘤分类标准中将其单独列为一种新的独立的病理学类型，为神经元及混合性神经元 – 神经胶质起源肿瘤，属于 WHO Ⅰ 级肿瘤。

【流行病学】

本病发病年龄跨度大，为 4~75 岁，平均年龄为 27 岁，以青年多见，86.3% 的患者于 40 岁以前发病；无明显性别差异。迄今为止，报道的乳头状神经元肿瘤均为散发，没有家族性病例和某些综合征相关的病例报道。

【临床及预后】

临床表现主要为进行性头痛或间断癫痫发作，也可发生视觉障碍、共济失调步态以及感觉、认知和情感受影响，部分可有出血表现。一般临床进展缓慢，预后良好，肿瘤完全切除而不接受辅助治疗的患者可以无复发长期存活。

【病理特点】

大体标本：观察肿瘤多为脑实质内单发肿块，边界清楚，形态不一，大小不等；可为实性或不同程度的囊性变，可见钙化、出血和坏死少见。

组织学上：其特征是假乳头结构，单层或假复层小立方形的胶质细胞，核圆、胞质少，围绕在透明变性的血管周围，乳头中心是纤维组织和血管，乳头间片状或灶状聚集神经元细胞，偶尔可见神经节细胞或中等大小的"神经节样细胞"（图 6-18）。也可见营养不良性钙化、间质内含铁血黄素沉积，以及 Rosenthal 纤维和胶质细胞的增生，但没有坏死及细胞的非典型性，核分裂象少见，MIB-1 标记指数通常较低。免疫表型 GFAP 阳性。

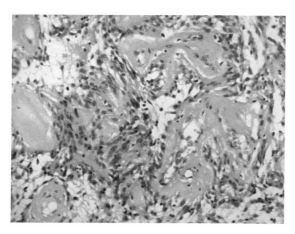

图 6-18　乳头状胶质神经元肿瘤

假乳头状结构，乳头中心的血管壁增厚伴透明变性、假乳头结构有内外两层细胞被覆（HE，×20）

【影像学表现及诊断】

乳头状胶质神经元肿瘤均位于幕上，颞叶最常见，其次为额叶和顶叶，枕叶少见，极少数可位于脑室内，通常位于脑室周围白质深部，也可同时累及皮层和皮层下区白质。肿瘤大小不等，边界清楚，常呈囊带壁结节、囊性或囊实性肿块，完全实性者少见。CT 上病灶多呈等低密度肿块，边界清楚，周围可见少量水肿，少数病灶的实性部分可见钙化；MRI 上病灶信号不均匀，轮廓光滑整齐，境界清晰，周围水肿轻微，T_1WI 多呈稍低或低信号，T_2WI 呈稍高或高信号，Flair 呈高信号（图 6-19A）。增强扫描病灶实性部分通常较小，呈明显强化，肿瘤囊变无强化，囊壁多呈环状强化（图 6-19B、图 6-19C），少数可无强化，部分壁不规则，瘤体内若有低信号间隔可强化。

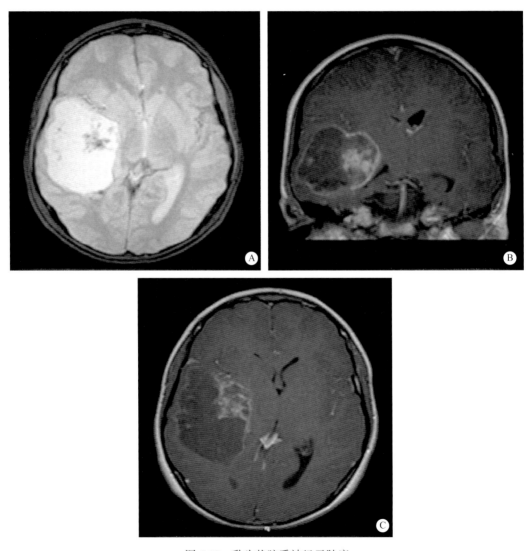

图 6-19　乳头状胶质神经元肿瘤

A. 轴位 Flair：肿瘤呈高信号，其内可见不规则低信号，无瘤周水肿；B. 冠状位 T_1WI 增强；C. 轴位 T_1WI 增强：右侧颞叶较大囊性占位，壁结节呈不均匀中度强化，囊壁强化，界线清楚

诊断要点：乳头状胶质神经元肿瘤均位于幕上，肿瘤大小不等，边界清楚，常呈囊带壁结节、囊性或囊实性肿块，周围水肿轻微，增强病灶实性部分呈明显强化。

【鉴别诊断】

PGNT 需与以下几种肿瘤鉴别：

1. 少突及混合性少突 – 星形胶质细胞瘤

少突及混合性少突 – 星形胶质细胞瘤多见于额叶，瘤内钙化常见，病变与邻近脑实质分界不清，一般无囊带壁结节样改变；PGNT 多见于颞叶，钙化发生率较低，肿瘤边界清楚，囊带壁结节样肿块是其常见表现。

2. 胚胎发育不良性神经上皮瘤

胚胎发育不良性神经上皮瘤多位于皮层区，病变多无占位效应及周围水肿，可伴邻近颅骨受压变薄，增强扫描一般无明显强化；PGNT 多邻近侧脑室，不伴颅骨改变，病变呈囊实性肿块，增强扫描呈明显强化。

3. 多形性黄色星形胶质细胞瘤

多形性黄色星形胶质细胞瘤好发于儿童和年轻人，多位于大脑半球表浅部位，以颞叶最多见，典型表现为囊壁伴壁结节，壁结节常紧邻软脑膜，增强扫描壁结节明显强化，囊壁轻度强化或不强化。

（魏晋艳 董 驰 毛俊杰）

第八节 形成菊形团的胶质神经元肿瘤

【概念及分级】

形成菊形团的胶质神经元肿瘤（rosette-forming glioneuronal tumor of the fourth ventricle，RGNT）是发生于第四脑室区、生长缓慢的罕见肿瘤，多见于年轻人。肿瘤由两种不同的组织成分构成，一种为均一的神经细胞，形成菊形团和（或）血管周围假菊形团；另一种为像毛细胞星形胶质细胞瘤形态的星形细胞。

RGNT 组织学相当于 WHO Ⅰ级。

【流行病学】

RGNT 罕见，发病年龄段为 12~59 岁，平均发病年龄为 33 岁，女性发病略多于男性，具体的人群发病率不详。

【临床及预后】

RGNT 临床表现无特异性，取决于肿瘤在第四脑室的位置及周围结构受累的情况，常见症状有梗阻性脑积水、头痛、共济失调等，其他少见症状有眩晕、瞳孔不等大、构音障碍、测距不准、嗜睡、麻木、肢体瘫痪、癫痫、耳鸣、偏侧感觉异常、复视、视物模糊、滑车神经麻痹等。由于本病组织学上的惰性，故其具备良性肿瘤的特点，因此 RGNT 预后良好，术后随访较少复发。

【病理特点】

RGNT 起源于室管膜下的多潜能干细胞，而该细胞具有向神经元和神经胶质细胞分化的潜能。

镜下：肿瘤具有神经元和神经胶质细胞的双相组织学结构，其中神经元成分呈神经细胞菊形团和（或）血管周围的假菊形团；而胶质成分在肿瘤中占优势，细胞形态类似于毛细胞型星形胶质细胞瘤的组织学特点，呈梭形或星芒状，核呈椭圆形，染色质中等，细胞突起常形成紧密或松散的神经毡样背景，出现少突胶质细胞样细胞、嗜酸性颗粒小体和 Rosenthal 纤维等（图 6-20）。

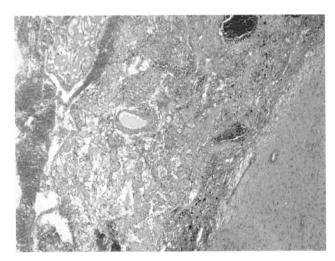

图 6-20　形成菊形团的胶质神经元肿瘤

肿瘤有两种成分，左边为神经细胞成分，右边为星形细胞成分（HE,×10）

免疫组化：GFAP、Syn 阳性，MIB-1 标记的肿瘤细胞 Ki-67 抗原增殖指数为 0.35%~3.07%，平均为 1.58%。

【影像学表现及诊断】

由于该肿瘤多起源于第四脑室底室管膜下的多潜能干细胞，肿瘤多位于第四脑室，可向后侵犯小脑蚓部、向前侵犯脑干并可向中脑导水管延伸，常引起阻塞性脑积水。RGNT 多位于第四脑室，文献报道也可位于第三脑室、桥小脑角区、视交叉、脊髓等部位。MRI 多表现为边界清楚的囊实性肿块，也可完全呈实性或囊性。T_1WI 呈等或低信号，T_2WI 呈高信号，Flair 呈不均匀高信号，增强扫描后常呈局灶性结节状、线状或环状增强（图 6-21）。CT 上肿瘤的实性成分呈低密度，囊变区呈更低密度，偶尔可见形态和范围不一的钙化，瘤周可见轻度水肿。

年轻女性出现第四脑室囊实性占位，边界清楚，无明显水肿，轻度强化，应该考虑本病的可能。

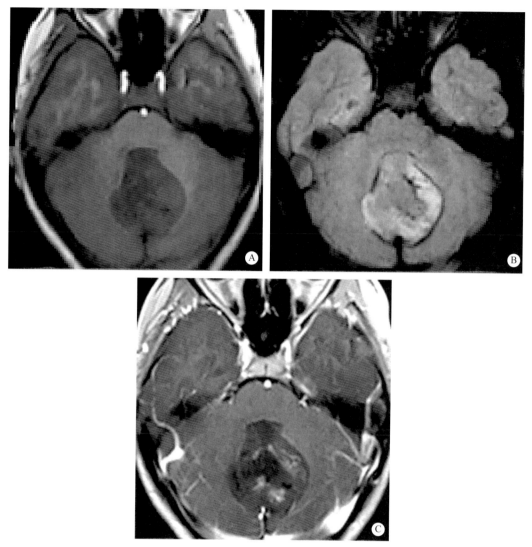

图 6-21　形成菊形团的胶质神经元肿瘤

A. 小脑蚓部囊实性占位，T_1WI 呈等信号，中心囊变呈更低信号；B. Flair 呈高信号；

C. 增强扫描后呈中度不均匀强化

【鉴别诊断】

1. 室管膜瘤

　　室管膜瘤 50% 发生于 5 岁以下儿童，以第四脑室最为常见，肿瘤坏死囊变多见，钙化的发生率高，可沿室管膜向第四脑室正中孔和 (或) 侧孔生长，形成脑室 "铸型状" 结构，MR 信号混杂，增强扫描后呈中度强化，间变室管膜瘤可显著强化，有时可见到迂曲的血管影。

2. 血管母细胞瘤

　　血管母细胞瘤可发生于任何年龄，中青年男性多见，常见于小脑，可分为单纯囊型、囊实型和实质肿块型，大囊小结节其是典型表现，囊性成分多呈长 T_1、长 T_2 信号，增强结节明显强化，囊壁不强化，瘤周可见流空血管影，边界清楚，无或有轻度瘤周水肿。

3. 髓母细胞瘤

髓母细胞瘤 75% 在 15 岁以下，4~8 岁为高发年龄段，肿瘤多发生于小脑蚓部，容易突入第四脑室，肿瘤边界较清楚，囊变较少、较小，MR 表现为长 T_1 或长 T_2 信号，信号一般较均匀，增强扫描后常呈较均匀强化，可发生脑脊液种植转移。

（柴彦军　董　驰　毛俊杰）

第九节　副神经节瘤

【概念及分级】

副神经节瘤（spinal paraganglioma）是一种独特的神经内分泌肿瘤，起源于与阶段性或外侧自主神经相关的特殊化的神经嵴细胞。中枢神经系统的副神经节瘤多位于马尾终丝区域。

副神经节瘤多为良性，相当于 WHO Ⅰ 级。

【流行病学】

中枢神经系统副神经节瘤少见，一般发生于成人，发病高峰年龄为 40~60 岁，男性略多。

【临床及预后】

副神经节瘤临床表现多无特异性，主要是肿瘤引起的脊髓和（或）神经根压迫症状，如下背部疼痛，可伴下肢的感觉和（或）运动障碍，马尾综合征少见。部分肿瘤可以分泌过量的儿茶酚胺，表现出高血压征群、代谢紊乱等。副神经节瘤首选手术治疗，完整切除肿瘤后预后良好，部分肿瘤切除不完全的患者可复发。

【病理特点】

大体标本：圆形、类圆形，有包膜，色红，质脆易碎。

镜下：呈典型的 Zellballen 样细胞结构，即主细胞呈团状、巢片状排列。细胞之间有丰富的血窦，支持细胞包绕主细胞，细胞巢之间可见纤细的支持网状纤维，网状纤维染色可以清楚显示此特殊结构的轮廓（图 6-22）。

免疫组化：神经元特异性烯醇化酶（NSE）、突触素（Syn）、嗜铬粒蛋白 A（CgA）常阳性，而胶质纤维酸性蛋白（GFAP）、上皮膜抗原（EMA）阴性，支持细胞 S-100 染色阳性。

【影像学表现及诊断】

多数肿瘤在 CT 上表现为等或稍高密度，增强后肿瘤可有不同程度的强化。肿瘤在 MRI 上多表现为界线清楚的卵圆形肿块影，以实性成分为主，部分区域可有囊性变，肿瘤在 T_1WI 上多呈稍低或等信号，T_2WI 上呈等或稍高信号，增强后可明显强化（图 6-23）。一些出血的肿瘤表面在 T_2WI 上呈现低信号的环影，甚至在脑干或小脑可见表面铁沉积现象，表现为 T_2WI 脑干、小脑表面低信号；部分肿瘤可见"胡椒盐征"，有些肿瘤的表面可见迂曲的血管流空影，还有些肿瘤可以合并脊髓空洞症。

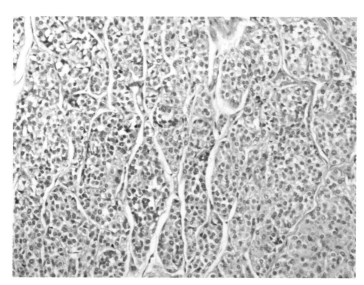

图 6-22　副神经节瘤

肿瘤组织呈典型的器官样结构（HE，×20）

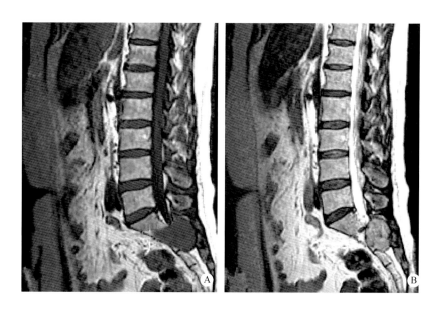

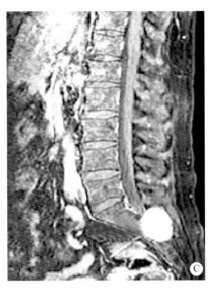

图 6-23 副神经节瘤

A. 矢状位 T_1WI：S_2~S_3 水平椎管内见类圆形肿块影，呈稍低信号，边界清楚，邻近骶骨压迫吸收；B. 矢状位 T_2WI：肿瘤以等信号为主，信号不均，内部可见点线状血管流空影，为"胡椒盐征"；C. 矢状位 T_1WI：瘤体明显均匀强化

该肿瘤发生于马尾终丝区的实性占位，明显强化，表面低信号环及流空影的出现有助于其诊断。

【鉴别诊断】

1. 室管膜瘤

40~50 岁为室管膜瘤高发年龄段，女性略多，肿瘤多位于低位脊髓、圆锥和终丝，其亚型黏液乳头状室管膜瘤好发于圆锥终丝区域。位于圆锥以上者多呈长圆形或腊肠状，位于圆锥以下者多呈球形或分叶状，边界清楚，肿瘤常由实性和囊性部分组成，T_1 呈等信号，T_2 呈不均匀高信号，增强呈明显强化，强化可不均匀，肿瘤可发生种植转移。

2. 神经鞘瘤

神经鞘瘤颈段及上胸段常见，多位于髓外硬膜下，有包膜，边界清楚，单发，核呈圆形或卵圆形，长出椎间孔呈特征性的哑铃形，增强肿瘤多明显均匀强化，囊变时环形强化。

3. 皮样、表皮样囊肿

表皮样囊肿囊壁由复层扁平上皮构成，皮样囊肿除覆盖复层扁平上皮外，还有皮肤附件，典型的表皮样囊肿弥散明显受限，呈高信号，典型的皮样囊肿内含脂肪成分，呈短 T_1、长 T_2 信号，压脂序列信号被抑制可资鉴别。

（柴彦军 董 驰 毛俊杰）

参 考 文 献

白旭，张云亭．2008. 神经节细胞胶质瘤的 MRI 表现及与患者年龄的关系．临床放射学杂志，27(11): 1460-1463.

蔡兆根，王摇萍，谢摇群，等．2011. 乳头状胶质神经元肿瘤临床病理分析．临床与实验病理学杂志，27(7): 768-769.

柴成奎，周俊林．2012. 小脑蚓部神经细胞瘤影像表现一例．中华放射学杂志，46(10): 950-951.

程华，戴建平，李少武，等．2006. 中枢神经细胞瘤的影像学研究．中国临床医学影像杂志，16(10): 541-543.

代月黎，许乙凯，梁文，等．2013. 脑室外神经细胞瘤的临床病理和影像表现．中华放射学杂志，47(5): 414-420.

戴学军，方陆雄，肖丽芳，等．2005. 婴儿促纤维增生型神经节细胞胶质瘤 1 例报告．中国临床神经外科杂志，10(5): 363-363.

戴哲浩，吕国华，康意军．2013. 胸椎管内副神经节瘤 1 例报告．中国脊柱脊髓杂志，23(7): 669-670.

郭睿，刘铁军，邓奎品，等．2008. 不典型髓母细胞瘤 MR 表现及鉴别诊断．实用放射学杂志，24(4): 439-441.

季学满，张宗军，张志强，等．2012. 胚胎发育不良性神经上皮瘤的常规 MRI 与 DWI 特征．中国医学影像技术，28(7): 1295-1298.

李晓光，张伟国，康厚艺．2013. 第四脑室菊形团形成型胶质神经元肿瘤 1 例．中国医学影像学杂志，21(5): 330-331.

林欣，周定标，张远征．2007. 中枢神经细胞瘤的诊断和治疗．中华神经外科杂志，23(1): 24-27.

孟葳，李茂，张筱双，等．2010. 脑室外神经细胞瘤的 MRI 诊断．临床放射学杂志，29(4): 441-444.

孙晓东，丁怀银，白卓杰，等．2011. 颅内节细胞胶质瘤的影像学表现及鉴别诊断．临床放射性杂志，30(7): 1065-1067.

王科，王亮，张俊廷．2013. 小脑脂肪神经细胞瘤．中华神经外科学杂志，29(9): 958-960.

许硕果，梁文，贾洪顺，等．2011. 胚胎发育不良性神经上皮肿瘤的 MRI 表现．中华神经医学杂志，10(1): 84-87.

张碧云，陈自谦，肖慧．2006. CNC 的影像学与临床病理分析．中国医学影像技术，22(5): 660-662.

张泉，张云亭，张敬，等．2007. 乳头状胶质神经元肿瘤一例．中华放射学杂志，41(5): 545-546.

张泉，张敬，张云亭．2010. 乳头状胶质神经元肿瘤的影像学特点(4 例报告并文献复习)．临床放射学杂志，29(10): 1304-1307.

张晓晖，晏培松，张传山，等．2002. 中枢神经细胞瘤病理特征研究及文献复习．诊断病理学杂志，9(3): 138-140.

张忠德，奚政君，殷敏智，等．2003. 婴儿促纤维增生型神经节细胞胶质瘤二例．中华病理学杂志，32(1): 83-84.

周建辉，章绪辉．2012. 胚胎发育不良性神经上皮肿瘤的影像学表现．实用医学杂志，28(13): 2242-2244.

朱德茂，刘保安．2012. 脑室外神经细胞瘤临床病理特征分析．医学临床研究，29(11): 2076-2078.

朱明旺，赵殿江，杜铁桥，等．2012. 胚胎发育不良性神经上皮肿瘤的 MR 影像特征分析．磁共振成像，3(3): 164-167.

Anan M, Inoue R, Ishii K, et al. 2009. A rosette-forming glioneuronal tumor of the spinal cord: the first case of a rosette-forming glioneuronal tumor originating from the spinal cord. Human pathology, 40(6): 898-901.

Brat DJ, Scheithauer BW, Eberhart CG, et al. 2001. Extraventricular neurocytoma: pathologic feature and clinical outcome. Am J Sur g Pathol, 25(10): 1251-1220.

Cerdá-Nicolás M, Lopez-Gines C, Gil-Benso R, et al. 2006. Desmoplastic infantile ganglioglioma. Morphological, immunohistochemical and genetic features. Histopathology, 48(5): 617-621.

Chatillon CE, Guiot MC, Roberge D, et al. 2009. Cerebellar liponeurocytoma with high proliferation index: treatment options. Can J NeurolSci, 36(5): 658-661.

Chung SB, Suh YL, Lee JI. 2012. Cerebellar liponeurocytoma with an unusually aggressive histopathogy: case report and review of the literature. J Korean Neurosurg Soc, 52(3): 250-253.

Fujisawa H, Marukawa K, Hasegawa M, et al. 2002. Genetic differences between neurocytoma and dysembryoplastic neuroepithelial tumor and oligodendroglial tumors. J Neurosurg, 97(6): 1350-1355.

Genc A, Bozkurt SU, Karabagli P, et al. 2011. Gamma knife radiation for cranial neurocytomas. J Neurouncol, 105(3): 647-657.

Guo SP, Zhang F, Li QL, et al. 2008. Papillary glioneuronal tumor contribution to a new tumor entity and literature review. Clin Neuropathol, 27(2): 72-77.

Hassoun J, Gambarelli D, Grisoli F, et al. 1982. Central neuroeytoma: an electron microscopic study of two cases. Acta Neuropathol, 56(2): 151-156.

Hill DA, Linet MS, Black PM, et al. 2004. Meningloma and schwannoma risk in adults in relation to family history of cancer. Neuro Oncol, 6(4): 274-280.

Hirose T, Scheithauer BW, Lopes MB, et al. 1997. Ganglioglioma: an ultrastructural and immunohistochemical study. Cancer, 79(5): 989-1003.

Kleihues P, Cavenee WK. 2000. World Health Organization classification of tumoum. Pathology and genetics of tunlour of the nervous system. Lyon: IARC Press, 99.

Komori T, Scheithauer BW, Anthony DC, et al. 1998. Papillary glioneuronal tumor; a new variant of mixed neuronal glialneoplasm. Am J Surg Pathol, 22(10): 1171-1183.

Lmejjati M, Parker F, Lacroix C, et al. 2011. Paraganglioma of the sacral spinal canal. Neurosciences(Riyadh), 16(3): 270-272.

Louis DN, Ohgaki H, Wiesfler OD, et al. 2007. The 2007 WHO elassification of tumors of the central nervous system. Acta Neuropathol, 114(2): 97-109.

Louis DN, Ohgaki H, Wiestler OD, et al. 2007. The 2007 WHO classification of tumors of the central nervuus system. Acta Neuropathol, 114(2): 97-109.

Luan SH, Zhuang DX, Sun LL, et al. 2010. Rosette-forming glioneuronal tumor(RGNT)of the fourth ventricle: case report and review of literature. Clinical neurology and neurosurgery, 112(4): 362-364.

Marino S. 2005. Medulloblastoma: developmental mechanisms out of control. Trends Mol Med, 11(1): 17-22.

Matsumoto K, Tamiya T, Ono Y, et al. 1999. Cerebral gangliogliomas; clinical characteristics, CT and MRI. Acta Neurochir(Wien), 141(2): 135-141.

Miller DC, Lang FF, Epstein FJ. 1993. Central nervous system gangliogliomas Part 1: Pathology. J Neurosurg, 79(6): 859-866.

Ortega-Aznar A, Romero-Vidal FJ, de la Torre J, et al. 2001. Neonatal tumors of the CNS: a report of 9 cases and a review. Clin Neuropathol, 20(5): 181-189.

Patel N. Fallah A, Provias J, et al. 2009. Crebellar liponearecytoma. Can J Surg, 52(4): E117-E119.

Sharma A, Gaikwad SB, Goyal M, et al. 1998. Calcified filum terminale paraganglioma causing superficial siderosis. AJR. American journal of roentgenology, 170(6): 1650-1652.

Sharma MC, Deb P, Sharma S, et al. 2006. Neurocytoma: a comprehensive review. Neurosurg Rev, 29(4): 270-285.

Shin JH, Lee HK, Khang SK, et al. 2002. Neuronal tumors of the central nervous system: radiologic findings and pathologic correlation. Radiographics, 22(5): 1177 -1189.

Singh NG, Sarkar C, Sharma MC, et al. 2005. Paraganglioma of cauda equina: report of seven cases. Brain tumor pathology, 22(1): 15-20.

Susan RW, Beth WJ, Joseph CP, et al. 2008. Papillary glioneuronal tumor;a case report and review of the literature. Ann Clin Lab Sci, 38(3): 287-291.

Taratuto AL, Monges J, Lylyk P, et al. 1984. Superficial cerebral astrocytoma attached to dura. Report of six cases in infants. Cancer, 54(11): 2505-2512.

Vajtai I, Arnold M, Kappeler A, et al. 2007. Rosette-forming glioneuronal tumor of the fourth ventricle: report of two cases with a differential diagnostic overview. Pathology-Research and Practice, 203(8): 613-619.

Vanden Berg SR. 1993. Desmoplastic infantile ganglioglioma and desmoplastic cerebral astrocytoma of infancy. Brain Pathol, 3(3): 275-281.

Zentner J, Wolf HK, Ostertun B, et al. 1994. Gangliogliomas: clinical, radiological, and histopathological findings in 51 patients. J Neurol Neurosurg Psychiatry, 57(12): 1497-1502.

Zhang J, Babu R, McLendon RE, et al. 2013. A comprehensive analysis of 41 patients with rosette-forming glioneuronal tumors of the fourth ventricle. Journal of Clinical Neuroscience, 20(3): 335-341.

Zhans B, Luo BN, Zhang ZW, et al. 2004. Central neurocytoma: a clinicopathological and neuroradiological study. Neuroradiology, 46(11): 888-895.

Zuccaro G, Taratuto AL, Monges J. 1986. Intracranial neoplasms during the first year of life. Surg Neurol, 26(1): 29-36.

第七章　松果体区肿瘤

松果体肿瘤（tumour of the pineal region）为起源于松果体组织细胞及周围结构的一类神经上皮肿瘤。依据病理特点，2016 年 WHO 中枢神经系统肿瘤分类将其分为松果体细胞瘤（WHO Ⅰ级）、中分化松果体实质肿瘤（WHO Ⅱ ~ Ⅲ级）、松果体区乳头状肿瘤（WHO Ⅱ ~ Ⅲ级）、松果体母细胞瘤（WHO Ⅳ级）。

第一节　松果体细胞瘤

【概念及分级】

松果体细胞瘤（pinealocytoma）是一种生长缓慢的松果体实质细胞肿瘤，十分罕见，来源于构成松果体腺的松果体细胞，仅占神经上皮起源肿瘤的 0.5%。其属于 WHO 分级Ⅰ级。

【流行病学】

松果体细胞瘤可见于任何年龄组，但大多发生于 23~35 岁年龄段，无明显性别差异。

【临床及预后】

临床上，松果体细胞瘤发生于松果体区，呈境界清楚的局限性肿瘤。肿瘤呈膨胀性生长，可挤压周围的中脑导水管、脑干和小脑，并可长入第三脑室，其临床表现与松果体区发生的其他肿瘤相似。因肿瘤占位和压迫，表现为颅内压增高、视力和视野改变、智力障碍、脑干或小脑功能障碍。临床过程以出现症状到手术治疗有4 年间隔期为特点，术后 5 年生存率为 86%~100%，且肿瘤全切后不复发。脑脊液转移罕见。

【病理特点】

大体标本：肿瘤边缘清楚，有灰色颗粒均质切面，也可见退行改变，如囊变、出血，偶有报道瘤内坏死。

组织学改变：松果体细胞瘤具有小叶状结构和松果体细胞瘤的菊形团是其共同特点。肿瘤细胞被富含血管的纤维结缔组织分隔成小叶状的结构特征，肿瘤细胞小而圆，大小一致，弥散或巢状分布（图 7-1）。松果体细胞瘤性菊形团是一种大型Homer-Wright 菊形团，菊形团中心是粉染的细致的原纤维基质，菊形团中心与瘤细胞均表达突触素（Syn）和神经元特异性烯醇化酶（NSE）。瘤细胞缺乏胶质纤维

酸性蛋白 (GFAP) 表达或仅呈局灶性低表达，提示灶性区域瘤细胞向胶质细胞分化的特征。其他特点：分化良好，无核分裂象。

免疫组化：松果体细胞瘤 Syn 和 NSE、NF 常呈强阳性反应（图 7-2 ）。

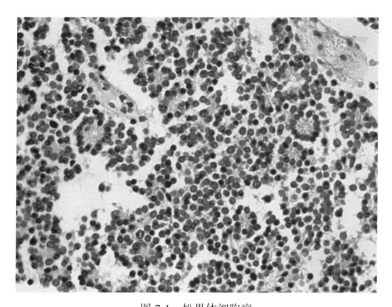

图 7-1　松果体细胞瘤

类似于正常松果体细胞的微小一致的细胞，大多数排列成菊形团状（HE，×20）

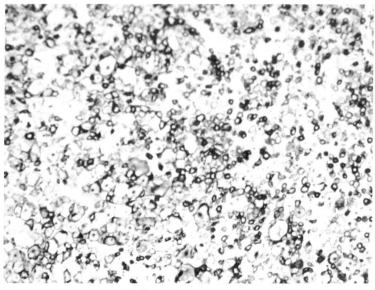

图 7-2　免疫组化染色 Syn 阳性（×20）

【影像学表现及诊断】

CT 上，松果体细胞瘤表现为边界清楚、<3cm 的等密度到高密度的结节。松果体实质肿瘤使松果体结构膨胀及消失，正常的松果体钙化向周围爆裂。

　　MRI上，松果体细胞瘤呈边界清楚的 T_1 低信号、T_2 高信号肿块。增强像上，松果体细胞瘤典型的表现为明显均匀强化（图 7-3），松果体细胞瘤可发生囊变或部分囊变，有时不易与松果体囊肿鉴别。然而，在增强影像上，囊性的松果体细胞瘤表现为内部强化或结节状囊壁强化。肿瘤内出血（松果体卒中）罕见（图 7-4）。

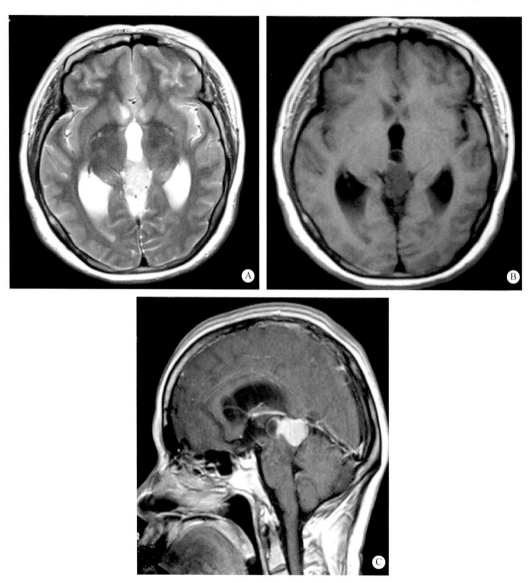

图 7-3　松果体细胞瘤

A. 轴位 T_2WI：肿瘤呈稍高信号，幕上脑室系统明显扩张、积水；B. 轴位 T_1WI：病灶呈均匀稍低信号，偏前上方见小圆形囊变低信号灶，边界清楚；C. 增强矢状位 T_1WI：肿瘤显著强化

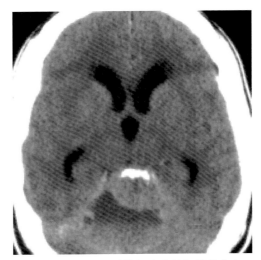

图 7-4　继发于松果体细胞瘤的松果体卒中

CT 示松果体区显示后部为囊性成分的高密度病变。可见松果体钙化前移。囊性成分内可见血性沉积平面及脑积水

可见，该肿瘤部位特殊、边界清楚、密度或信号均匀、强化明显的影像表现很具有特异性。

【鉴别诊断】

1. 生殖细胞瘤

位于松果体区的生殖细胞瘤多见于 25 岁以下的男性患者，表现为边界清楚的结节病灶，增强扫描呈明显均匀强化。

2. 畸胎瘤

畸胎瘤 CT 上呈多源性，分叶状病变，伴局灶性的脂肪密度、钙化及囊变区。在 T_1WI 上局部可表现为脂肪信号及钙化的多种信号强度。在 T_2WI 上，软组织成分呈等到低信号。增强软组织成分可强化。恶性畸胎瘤可有更多类似的影像学表现（囊变和钙化较少），使之很难与其他肿瘤鉴别。

3. 松果体区乳头状瘤

松果体区乳头状瘤呈边界清楚的病变，T_1WI 上可为多种信号强度，T_2WI 上呈高信号，增强可强化。囊变常见。T_1WI 上呈高信号，可能与分泌的包涵体内含蛋白质或糖蛋白有关。

（徐　瑞　董　驰　白亮彩）

第二节　中分化松果体实质肿瘤

【概念及分级】

中分化松果体实质肿瘤（pineal parenchymal tumor of intermediate differentiation）为

中度恶性松果体间质肿瘤。组织病理学观察显示，由弥漫性片状或分叶状排列、大小较为一致的轻至中度核异型性细胞组成，核分裂活性呈中低水平；偶有肿瘤组织显示松果体细胞瘤和松果体母细胞瘤特征，当上述两种组织病理学特征并存时即可归入中分化松果体实质肿瘤分类中。

中分化松果体实质肿瘤在 WHO 中枢神经系统肿瘤分级（分类）中相当于WHO Ⅱ ~ Ⅲ级。

【流行病学】

中分化松果体实质肿瘤占松果体实质肿瘤的 20% 以下，可发生于任何年龄，但多见于成年前期；女性略多于男性。

【临床及预后】

该病患者 5 年生存率为 39%~74%。可有中枢神经系统或其他部位转移，但罕见。

【病理特点】

大体标本：外观类似于松果体细胞瘤。肿瘤局限，质地柔软。肉眼检查为无坏死的边界清楚的病变。

组织学检查：大片状的均匀一致的细胞及小的菊形团形成，伴有界于松果体细胞瘤和松果体母细胞瘤之间的特点（图 7-5）。可见低度到中度的有丝分裂活性和核异型性。

免疫组化：Syn 呈阳性表达的核异型性。

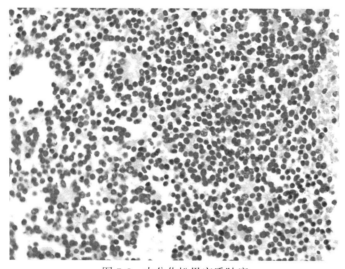

图 7-5　中分化松果实质肿瘤

长片状均匀一致的细胞及小菊形团形成，组织学特点界于松果体细胞瘤和松果体母细胞瘤之间（HE，×40）

【影像学表现及诊断】

中分化松果体实质肿瘤无特异性的影像表现。CT 表现呈分叶状，形态不规则，边界清晰（图 7-6A），中脑及导水管受压，第三脑室以上梗阻性脑积水，肿瘤常侵犯邻近结构。MRI 信号不均匀，T_1WI 肿瘤呈稍低信号（图 7-6B），T_2WI 上呈高信号，常见肿瘤内血管流空信号，也可见囊变，囊变坏死区多位于肿瘤内部，增强后为明显不均匀强化（图 7-6C）。

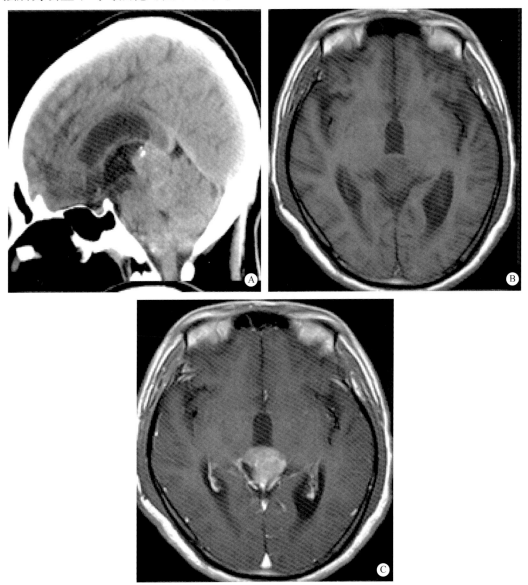

图 7-6　中分化松果体实质肿瘤

A. CT 呈等、稍高密度影，分叶状，边界清晰，病灶内散在斑点状及片状钙化影并明显向前移位；B. 轴位 T_1WI：肿瘤呈稍低信号，中脑及导水管受压，第三脑室以上轻度梗阻性脑积水；C. 轴位增强 T_1WI：强化后略均匀，明显强化，向前突入第三脑室，向下压迫中脑导水管、小脑上蚓部及第四脑室肿瘤

中分化松果体实质肿瘤表现为松果体区形态不规则的实性肿块，边界清晰，增强明显不均匀强化，有偏恶性的表现。

【鉴别诊断】

1. 松果体生殖细胞瘤

该肿瘤好发于 25 岁以下男性，多为圆形或不规则形，少数呈分叶状；T_1WI 和 T_2WI 与脑灰质为等信号；CT 呈等或稍高密度，松果体钙化增大且被包埋于肿块中是此瘤的特征性表现，出血、坏死、囊变较为少见，增强呈均匀显著强化。

2. 松果体母细胞瘤

该肿瘤好发于儿童，CT 表现为边界不清，密度不均匀，MRI 图像上信号不均匀，增强后表现为明显不均匀强化，可见被包裹的流空血管，病灶较大时可囊变、出血、钙化也常见。

3. 松果体畸胎瘤

松果体畸胎瘤小儿及青年多见，可见于骨、软骨、毛发、皮脂腺及牙齿等特征表现。

（徐　瑞　董　驰　白亮彩）

第三节　松果体母细胞瘤

【概念及分级】

松果体母细胞瘤（pinealoblastoma）为松果体实质肿瘤中最原始的类型，来源于松果体区的神经外胚叶髓上皮，占松果体实质肿瘤的 40%。

松果体母细胞瘤为 WHO Ⅳ 级的高度恶性肿瘤。

【流行病学】

松果体母细胞瘤好发于儿童，常见于 10~20 岁。男性略占多数。脑脊液转移是最常见的致死原因。

【临床及预后】

临床表现多种多样，可表现为颅内压增高，眼神经障碍，精神异常，脑干或小脑受累时表现出相应症状。下丘脑受累时，表现出内分泌异常。患者大多表现为眼神经症状，如帕里诺眼麻痹。偶可出现"松果体卒中"。松果体母细胞瘤起病较快，短则 1 个月，常常广泛浸润，难以做到完全切除，术后中位存活时间为 24~30 个月，5 年生存率为 58%。其对放疗相对敏感，所以术后放疗是延长生存期的重要手段。

【病理特点】

大体标本：表现为质软，边界不清，瘤内常见出血或坏死，钙化少见。常浸润邻近组织（包括脑膜），并可循脑脊液向远处播散，但很少有中枢系统外转移。

组织学改变：可见松果体母细胞瘤与中枢神经系统的其他原始神经外胚层肿瘤相似，为富细胞性胚胎瘤。肿瘤细胞胞质稀少（图 7-7），呈片状分布。可见

Homer-Wright 菊形团（神经母细胞分化）或 Flexner-Wintersteiner 菊形团（视网膜母细胞分化），肿瘤可出现出血或坏死。浸润到邻近结构或颅脑、脊柱转移常见。

免疫组化：表型类似于松果体细胞瘤，未分化小细胞 Syn 强阳性，NSE 阳性，并可见 GFAP 表达。

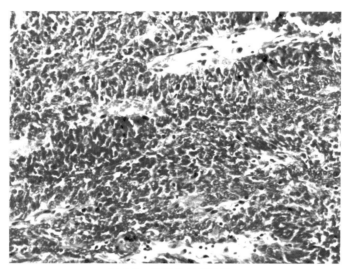

图 7-7 松果体母细胞瘤

明显的富细胞肿瘤，可见缺乏胞质的大量细胞（HE，×20）

【影像学表现及诊断】

松果体母细胞瘤体积常较大（≥ 3cm)，向周围结构浸润性生长，CT 平扫表现为等密度或稍高密度分叶状肿块，呈均匀强化，表现出多细胞性的组织学特点。肿瘤内密度不均、坏死、出血常见，如有松果体钙化，则可表现为钙化向病灶周围爆裂。几乎所有的患者都有阻塞性脑积水。

MRI 上松果体母细胞瘤呈非均匀性表现（图 7-8A），实性部分在 T_1WI 上呈低到等信号（图 7-8B），T_2WI 上与脑皮质相比呈等到稍高信号，增强扫描呈非均匀强化（图 7-8C）。肿瘤可发生坏死和出血。其影像表现与多数良性的松果体实质肿瘤类似。广泛的囊变罕见。由于细胞结构增加，可表现为弥散受限。脑脊液转移是常见的表现，故全颅脊柱轴成像很必要。

所以，好发于儿童松果体区、有恶性肿瘤的表现、常见爆裂性钙化是本类肿瘤常见的特点。

【鉴别诊断】

1. 生殖细胞瘤

松果体区生殖细胞瘤的钙化趋于被肿瘤包绕，而在松果体母细胞瘤的松果体钙化趋于向外周爆裂，脑膜瘤与硬脑膜广基底相连。血清或脑脊液中癌基因蛋白类检查有助于诊断生殖细胞肿瘤。了解各种影像学表现及采用脑脊液和血清实验室检查有助于缩小松果体区肿瘤鉴别诊断的范围。

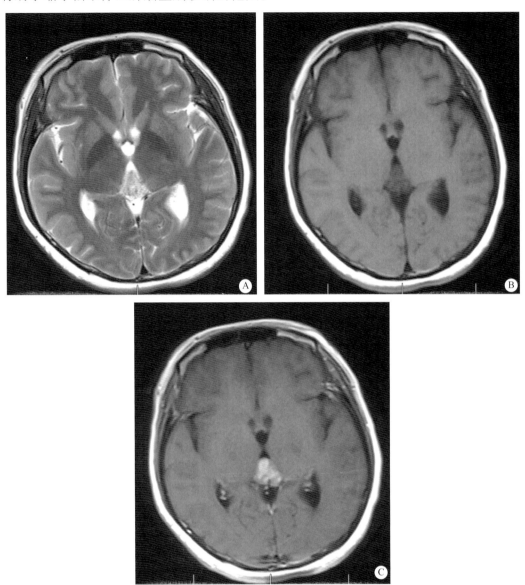

图 7-8 松果体母细胞瘤

A.轴位 T_2WI：病灶呈不均匀稍高信号；B.轴位 T_1WI：呈稍低信号，中脑导水管轻度受压变窄，致幕上脑室轻度扩张、
积水；C.轴位增强 T_1WI：明显不均匀强化效应，外缘欠光整，可见分叶现象

2. 脑膜瘤

在 CT 上，脑膜瘤呈典型高密度影，反映其富细胞特征。15%~25% 的病例可见钙化。病变血供丰富，强化明显。脑膜瘤是基于硬脑膜的病变，增强扫描后可见硬膜尾征。在 MRI 上呈 T_1 低至等信号、T_2 等至高信号。

3. 星形胶质细胞瘤

松果体区星形胶质细胞瘤不常见，其起源于胼胝体压部、丘脑或中脑顶盖间质星形胶质细胞，而起源于松果体腺神经成分比较罕见。肿瘤边界清晰（神经胶质瘤，WHO 分级 Ⅰ 级）或弥漫浸润（WHO 分级 Ⅱ ~ Ⅲ 级）。

（徐　瑞　董　驰　白亮彩）

参 考 文 献

方陆雄，漆松涛，邱炳辉，等 . 2008. 松果体区肿瘤的影像学分析 . 中华神经医学杂志，7(2): 152-156.

韩仰同，戴建平 . 2006. 松果体区生殖细胞瘤扩散的 MRI 研究 . 中国医学影像技术，22(10): 1558-1560.

吴恩惠，戴建平，张云亭 . 2006. 中华影像医学 (中枢神经系统卷). 北京：人民卫生出版社 .

谢彬，漆松涛，邱炳辉，等 . 2010. 松果体区肿瘤的临床病理研究 . 中华神经医学杂志，9(6): 614-618.

熊敏超，李红萍，程志刚，等 . 2010. 松果体区肿瘤的影像表现及鉴别诊断 . 中华神经医学杂志，9(6): 609-613.

Al-Hussaini M, Sultan I, Abuirmileh N, et al. 2009. Pineal gland tumors: Experience from the SEER database. Journal of Neuro-Oncology, 94(3): 351-358.

Blakeley JO, Grossman SA. 2006. Management of pineal region tumors. Current Treatment Options in Oncology, 7(6): 505-516.

Cuccia V, Galarza M. 2006. Pure pineal germinomas: analysis of gender incidence. Acta Neurochirurgica, 148(8): 865-871.

Haimovic IC, Sharer L, Hyman RA, et al. 1981. Metastasis of intracranial germinoma througha ventriculoperitoneal shunt. Cancer, 48(4): 1033-1036.

Hollingworth W, Medina LS, Lenkinski RE, et al. 2006. A systematic literature review of magnetic resonance spectroscopy for the characterization of brain tumors. American Journal of Neuroradiology, 27(7): 1404-1411.

Konovalov AN, Pitskhelauri DI. 2003. Principles of treatment of the pineal region tumors. Surgical Neurology, 59(4): 250-268.

Provenzale JM, Srinivasan M, Barboriak DP. 2006. Diffusion-weighted and perfusion MR imaging for brain tumor characterization and assessment of treatment response. Radiology, 239(3): 632-649.

Yoshiko H, Toshinori H, Yukunori K, et al. 2004. Pineal cystic germinoma with syncytiotrophoblastic giant cells mimicking MR imaging findings of a pineal cyst. American Journal of Neuroradiology, 25(9): 1538-1540.

第八章　胚胎性肿瘤

　　根据 2007 年 WHO 中枢神经系统肿瘤分类，胚胎性肿瘤大体分为髓母细胞瘤（medulloblastoma，MB）、中枢神经系统原始神经外胚层肿瘤（central nervous system primitive neuroectodermal tumor，CNS PNET）、非典型畸胎样 / 横纹肌样肿瘤（atypical teratoid /rhabdoid tumor，AT/RT），均为 WHO Ⅳ 级的高度恶性肿瘤。在 2016 年 WHO 中枢神经系统肿瘤分类中，联合了组织学分型和分子分型的结果，如临床长期应用的髓母细胞瘤组织学分型：促结缔组织增生型 / 结节型、广泛结节型、大细胞和间变型，现在被分为 4 种基因亚型，去掉了室管膜母细胞瘤，把 CNS PNET 从诊断词条中删除，引入 CNS 胚胎源性肿瘤 NOS 等，使其分类为：髓母细胞瘤，遗传学分类：WNT 激活，SHH 激活伴 *TP53* 突变，SHH 激活伴 *TP53* 野生，非 WNT/ 非 SHH；髓母细胞瘤，组织学分类：经典型，促纤维增生 / 结节型，伴广泛结节型，大细胞型 / 间变型；髓母细胞瘤，NOS；胚胎性肿瘤伴多层菊形团，C19MC 变异；胚胎性肿瘤伴多层菊形团，NOS；髓上皮瘤；中枢神经系统神经母细胞瘤；中枢神经系统节细胞神经母细胞瘤；中枢神经系统胚胎性肿瘤，NOS；非典型畸胎样 / 横纹肌样肿瘤；中枢神经系统胚胎性肿瘤伴横纹肌样特征。从影像的角度而言，肿瘤的不同基因型其表现可能有差异，虽然影像还不能直接对其做出精细区分，但在 ASL、MRS、PWI 及 DWI 等技术方面可能取得突破，我们希望以后会积累相关经验。本章以 2007 年 WHO 中枢神经系统肿瘤分类为基础，参照 2016 年 WHO 分类进行阐述，同时为了组织学的一致性，继续保留室管膜母细胞瘤，把原先的 CNS PNET 留用并归入中枢神经系统胚胎性肿瘤 NOS 新分型中。

第一节　髓母细胞瘤

【概念与分级】

　　髓母细胞瘤（medulloblastoma）是由 Bailey 与 Cushing 于 1925 年首次报道，是残留的胚胎组织起源、常见于儿童小脑的侵袭性胚胎性肿瘤，主要表现为神经元分化，常通过脑脊液途径发生播散。

　　髓母细胞瘤是 WHO Ⅳ 级高度恶性肿瘤，根据 2016 WHO 中枢神经系统肿瘤分类可分为以下几个亚型：

　　（1）遗传学分类：WNT 激活，SHH 激活伴 *TP53* 突变，SHH 激活伴 *TP53* 野生，非 WNT/ 非 SHH。

（2）组织学分类：经典型，促纤维增生/结节型，伴广泛结节型，大细胞型/间变型。

（3）髓母细胞瘤，NOS（未确定分类）。

【流行病学】

该病在儿童中发病率约1/100万，早产儿发病风险很高，髓母细胞瘤主要见于15岁以前，多见于5~10岁儿童，3岁和7岁为儿童的两个发病高峰，约占儿童颅内原发肿瘤的20%~30%，极少发生于50岁以上，80%成人髓母细胞瘤发生在21~40岁年龄组，髓母细胞瘤是颅后窝第二常见的肿瘤，仅次于星形胶质细胞瘤。髓母细胞瘤约75%位于小脑蚓部并侵犯至第四脑室，可导致梗阻性脑积水。大龄儿童、青少年及成人的髓母细胞瘤倾向于发生在小脑半球。在原发性髓母细胞瘤中存在 MYCC 位点（8q24）基因的获得。髓母细胞瘤其他常见的染色体位点获得包括潜在的癌基因如 7q21（CDK6）、5p15（hTERT）和 14q22（OTX2）。常见的染色体臂丢失位于17P、16q、8p、10q 和 11q 上。

【临床及预后】

本病多表现为共济失调、步态不稳。由于脑脊液循环受阻，出现高颅压症状，包括嗜睡、头痛和晨起呕吐。部分病例表现为视力减退、复试、听力下降、小脑危象、厌食。治疗方法为手术为主，辅以放化疗，治疗后5年生存率可达80%。

【病理特点】

大体标本：肿瘤多发生在小脑蚓部，肿物血供丰富，灰红或灰白色鱼肉状团块，边界清楚，大小形态不一，肿瘤较大时内可见小的坏死囊变，囊内见浅黄色黏液胶冻物，钙化少见。

镜下：由高度密集的小细胞构成，核呈圆形或卵圆形、短梭形、不规则形、多形性，深染，胞质不明显，高倍镜下细胞核可见 1~2 个核仁及高核分裂象，有时可见畸形巨核细胞（图 8-1A），肿瘤细胞呈片状或局灶性分布，部分区域形成 Homer-Wright 菊形团，常向神经元分化。坏死少，薄壁血管多见。

免疫组化：多数肿瘤表达 NSE 和 Syn 阳性，GFAP、S-100 等不同程度表达（图 8-1B、图 8-1C）。

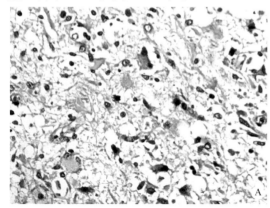
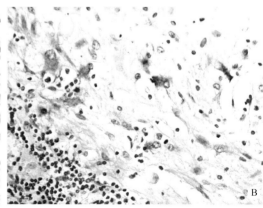

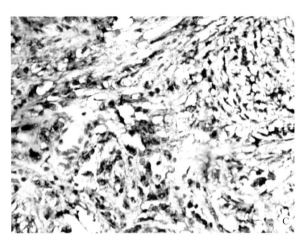

图 8-1　髓母细胞瘤

A.肿瘤细胞多形性，可见单核细胞、多核巨细胞、梭形细胞，淋巴细胞多见，并形成血管周围淋巴套（HE，×40）；B.免疫组化示 GFAP（＋）；C.免疫组化示 Syn（＋）

　　分子病理：由于联合组织学和分子分型对髓母细胞瘤的概念提出了最大的挑战。临床应用存在长期建立的组织学分型（如促结缔组织增生型 / 结节型，广泛结节型，大细胞和间变型），同时现在又要出接受 4 种基因亚型的分型：WNT 活化型，SHH 活化型，第 3 组（Group3），第 4 组（Group4）。这些组织学分型和基因亚型在的预后和治疗存在明显差异。临床期望病理学家有能力分子分型从而产生一个包含分子分组和组织学亚型的联合诊断。在这方面，强调存在一个与临床最相关的集成诊断组，这种模块和集成方法对诊断是必要的，随着对肿瘤基因了解的增加，这可能代表一种更为普遍的方法。也可预见随着知识的扩展，这种集成方法使将来的分型有更大的作用。

　　【影像学表现及诊断】

　　一般认为，儿童髓母细胞瘤起源于第四脑室顶下髓帆外颗粒层的胚胎残余细胞，而成人髓母细胞瘤多起源于小脑软膜下分子层表面一种较原始的小脑外颗粒层细胞，肿瘤生长部位偏离中心，且多位于小脑表面。因此，儿童髓母细胞瘤常发生于小脑上蚓部，肿瘤常位于小脑蚓部中线位置并向前突入第四脑室，可引起梗阻性脑积水（图 8-2）。而发生于成人的该肿瘤常位于小脑半球，也可位于桥小脑角。因肿瘤占位效应，常引起脑室系统梗阻性脑积水。肿瘤可发生转移，随脑脊液的播散转移较多。有关髓母细胞瘤的起源，有学者认为其起源于第四脑室顶下髓帆神经上皮细胞的残余，随生长发育放射状向上并向外移行，形成小脑的外颗粒层。髓母细胞瘤可发生于移行区域的任意部位，中间或偏离中线部位均可发生。据此假说，肿瘤最早发生于接近中线部位的小脑蚓部，而随着年龄的增长，肿瘤多发生于偏离中线部位的小脑半球，由此可解释为何小脑半球是成人髓母细胞瘤的好发部位。

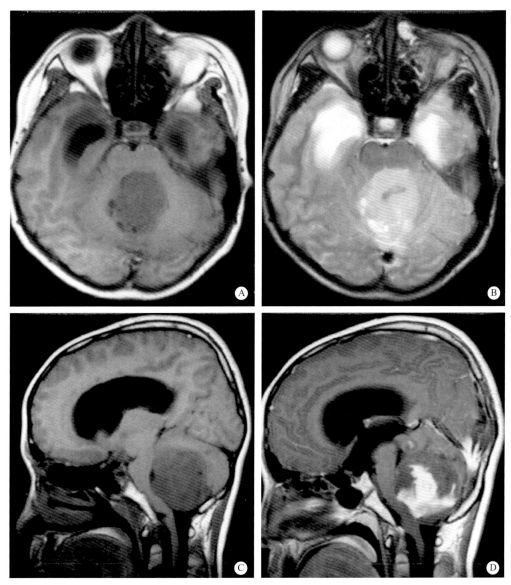

图 8-2　髓母细胞瘤

男，13 岁，头痛一年余。A. 轴位 T_1WI：小脑蚓部见一低信号肿块；B. 轴位 T_2WI：肿瘤呈等高信号，其内信号不均匀，幕上脑室系统扩张，梗阻性脑积水；C. 矢状位 T_1WI：肿瘤与第四脑室底界线清楚，占位效应明显，脑桥及延髓受压、变扁、前移；D. 矢状位增强扫描：肿瘤呈不均匀强化，强化部分呈显著强化，小脑幕亦可见强化

CT 平扫时肿瘤多呈稍高密度或等密度实质性肿块，境界清楚，多数比较均质，周围小脑有不同程度的低密度水肿环，肿瘤突入和充满第四脑室很常见。肿瘤内钙化少见，呈散在点状或小片状。约 10% 的肿瘤内可有囊变，常呈小点状或小斑片状，明显的囊变少见。

　　MRI 矢状位扫描对肿瘤的确切定位明显优于 CT。T_1WI 时肿瘤呈等或低信号，T_2WI 呈高信号。CT 和 MR 增强扫描多呈均质显著强化。有小囊变存在时，强化也可不均质。髓母细胞瘤沿脑脊液通道转移比较常见，需要增强扫描才能显示，表现为脑膜增厚强化，或有增强小结节存在。MR 增强扫描对于此种转移明显优于 CT 增强。另外，此种转移的显示有助于髓母细胞瘤与第四脑室区其他肿瘤的鉴别。

成人髓母细胞瘤多位于小脑半球，发生于小脑半球的病灶多位于近小脑表面，与硬膜或小脑幕相邻。肿瘤以实质性为主，呈类圆形或不规则形，边缘可见浅分叶。T_1WI 示肿瘤表现为等或稍低信号，T_2WI 及 Flair 表现为等或稍高信号，与小脑灰质信号相似或稍高。肿瘤内部可见大小不等、类似脑脊液信号的小斑片状或裂隙状囊变区，T_2WI 呈高信号，均未见出血、钙化。DWI 示肿瘤实性成分呈稍高信号，ADC 图呈稍低信号。MRS 呈 Cho 峰明显升高，NAA 峰明显降低，Cho/Cr 及 Cho/NAA 明显升高，Lac 峰轻度升高，部分倒置。肿瘤周围均有片状或环状水肿，有不同程度占位效应，第四脑室受压变窄，脑干受压。增强扫描一般呈渐进性轻中度强化，内部小斑片状或裂隙状囊变区未见强化。成人髓母细胞瘤强化方式多样，其强化程度与病灶血供、病理成分、病理类型有关。成人髓母细胞瘤成为富结缔组织型，注射对比剂后肿瘤实质部分大多轻至中度强化，并有延迟强化的趋势，这可能与肿瘤内较多的胶原和网织纤维成分有关。小脑半球髓母细胞瘤可以累及小脑幕，造成肿瘤的软脑膜转移，增强扫描可以明确显示小脑幕呈明显增厚、明显强化。有时，需与脑膜瘤相鉴别，因"脑膜尾征"不是脑膜瘤特有的征象。

总之，髓母细胞瘤 MRI 表现有一定的特点，不同基因型表现也有差异，CT 密度较高，T_1WI 呈低信号或略低信号，T_2WI 呈略高信号，DWI 实质部分呈高信号，病灶以微囊变或合并中等囊变为其特征性 MRI 表现，增强后轻度、中度云絮状强化或明显强化；MRS 呈 Cho 峰明显升高，NAA 峰明显降低，Cho/Cr 及 Cho/NAA 明显升高，Lac 峰轻度升高，部分倒置；病灶以微囊变或合并中等囊变为其特征性 MRI 表现，大多数情况与幕下其他肿瘤可鉴别。

【鉴别诊断】

髓母细胞瘤的发病年龄、肿瘤部位及影像学表现多数比较典型，一般诊断不难。但若囊变明显时，常误诊为低级别星形胶质细胞瘤，此外，发生于小脑蚓部的髓母细胞瘤还需与室管膜瘤鉴别。

1. 室管膜瘤

室管膜瘤与髓母细胞瘤的区别：①室管膜瘤多起源于第四脑室底部，而髓母细胞瘤常起源于第四脑室顶部，所以，横切位图像上肿瘤前方有脑脊液环绕时，应考虑髓母细胞瘤。②室管膜瘤钙化常见，而髓母细胞瘤钙化罕见。③囊变发生率高，增强扫描时，肿瘤实质常显著强化，而囊变与钙化不增强，瘤周水肿一般较轻。④氢质子波谱对两者的鉴别也有帮助，髓母细胞瘤恶性程度高，NAA 和 Cr 波明显降低，Cho/NAA 值常接近于 6，而室管膜瘤多为较良性肿瘤，NAA 波和 Cr 波的降低程度没有髓母细胞瘤明显，Cho/NAA 值多为 2~4。⑤室管膜瘤还可以沿着正中孔或两侧外侧孔塑形生长，有文献报道髓母细胞瘤肿瘤较大时也可沿正中孔及外侧孔生长，但占位效应较大。

2. 小脑毛细胞型星形胶质细胞瘤

该肿瘤是常见的儿童颅脑肿瘤，分为原始纤维型和弥漫型，好发于小脑蚓部和小脑半球，MRI 表现为肿瘤实体部分呈长 T_1、长 T_2 信号，常囊变，其范围常大于瘤体直径的 1/2，囊腔的信号依蛋白质含量而定，囊腔中也可有出血所致的信号。DWI 信号较髓母细胞瘤低，增强扫描囊壁结节明显强化。典型表现为囊性病变伴偏侧实性肿块。MRS：Cho 高，NAA 低，Lac 高。

3. 血管母细胞瘤

常见于成年人，影像表现分为实质型和囊实型两类，囊性表现为大囊小结节，其中实质结节灶明显均匀强化，周围水肿减轻；与髓母细胞瘤比较，实质型血管母细胞瘤 T_1WI 信号更低、T_2WI 信号更高，增强后明显强化。两者最大的鉴别点为：实性血管母细胞瘤周围常常可见增粗的血管影，T_2WI 比较明显，表现为"芝麻征"，另外，实性血管母细胞瘤 DWI 呈低信号，这一特点与髓母细胞瘤有着显著的差别。典型表现为大囊伴小结节。

（张祎年　李文一　董　驰　周俊林）

第二节　中枢神经系统胚胎性肿瘤

由于 2016 年 WHO 中枢神经系统肿瘤分类的变化，特别是删除了 2007 年 WHO 分类中的中枢神经系统原始神经外胚层肿瘤（CNS PNET），使得对这一节的介绍出现了很大困扰，综合了多方的资料后，笔者最后认为可以把不能确定基因型的胚胎性肿瘤归为中枢神经系统胚胎性肿瘤 NOS，并且多年来病理及影像医师已经对原先的 CNS PNET 有深刻的认识，所以本节将继续留用并按照原先的 CNS PNET 介绍。CNS PNET 是一种由未分化或低分化神经上皮细胞构成的胚胎性肿瘤，可以由神经元、星形细胞和室管膜细胞多向分化的神经上皮细胞组成，不考虑其分子基因分型，按照组织学特点只有神经元分化的肿瘤被归为神经母细胞瘤；如果肿瘤组织中也存在神经节细胞，则被归为大脑节细胞神经母细胞瘤；出现神经管结构特征的肿瘤被归为髓上皮瘤；表现为室管膜母细胞菊形团的肿瘤被归为室管膜母细胞瘤。主要发生于儿童和青少年的异质性肿瘤，可见于大脑半球、脑干或脊髓，各种 CNS PNET 的共同特征是幼年发病和侵袭性的临床表现，为 WHO Ⅳ级高度恶性肿瘤。

【概念与分级】

CNS PNET 为胚胎性肿瘤，由未分化或分化差的神经上皮细胞构成，这些细胞具有向神经元、星形细胞、室管膜细胞、肌肉或黑色素细胞方向分化的能力，按照肿瘤的不同分化可分别命名为：大脑神经母细胞瘤、节细胞神经母细胞瘤、髓上皮瘤、室管膜母细胞瘤。

CNS PNET 为 WHO Ⅳ 级高度恶性肿瘤。

【流行病学】

CNS PNET 的发病年龄为 4~20 岁，平均年龄为 5.5 岁。幕上 PNET 和大脑神经母细胞瘤的男女比例为 1.2∶1。

【临床及预后】

临床表现为肿瘤占位所引起的头晕及视觉障碍等颅内高压症状，亦可见偏瘫、癫痫、共济失调等症状，并无明显特异临床表现。发生在椎管内时可表现为局部疼痛、大小便失禁、强迫体位、肌力减弱、乏力、浅深感觉障碍、神经根痛、束带感、行走不稳等。肿瘤位于鞍上时常引起视力、视野或内分泌障碍。婴儿头颅周长的增加会明显快于正常婴儿。发现肿瘤后患者生存时间常不足 1 年。

【病理特点】

大体标本：常表现为含有黄色黏稠液体的囊实性肿物，肿瘤质实或团块状生长，伴或不伴出血和囊性变。肿瘤和脑组织之间边界清楚或不清，色粉红到紫色，一般较软，伴大量的纤维增生，肿瘤可质地硬、棕褐色。

镜下：均表现为排列紧密、大小一致的小圆细胞，其核质比例高、细胞核深染，多见核分裂象，呈巢状或片状，可见小灶状或片状坏死、囊变、出血（图 8-3）。部分区域可见纤维成分分割，部分（30%~80%）病例可见 Homer-Wright 假菊形团特征性表现。

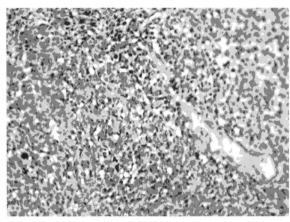

图 8-3　中枢神经系统胚胎性肿瘤

病理切片显示瘤细胞弥漫分布，细胞较小，大小较一致，细胞生长较密集，细胞核深染，分裂象易见，部分区域伴坏死（HE，×20）

免疫组化：染色特征根据肿瘤不同分化方向而不同。肿瘤具有神经元分化潜能时可表达神经元 Syn、NSE、S-100、NF 等阳性；肿瘤细胞具有胶质细胞分化潜能时可表达 GFAP 阳性；肿瘤分化不好时则表达波形蛋白阳性。其中 NSE 的表达对诊断 PNET 具有较高特异性，随 GFAP 的出现波形蛋白消失。

【影像学表现及诊断】

本病好发生于幕上及脊髓，常发生于小于 5 岁的小儿，肿瘤形状多为类圆形或分叶状。CNS PNET 在 CT 上表现混杂，呈等或低密度，边界较清楚，常无钙化影，肿瘤内部可见囊变坏死，增强后可见不同程度的混杂增强效果。磁共振平扫多表现为 T_1WI 等或低信号及 T_2WI 混杂高信号的实性肿物，肿物多呈类圆形或浅分叶状较大肿块，占位效应明显，肿物周围无水肿或水肿程度轻（图 8-4A、图 8-4B）。Flair 序列上多呈等或高信号，DWI 序列上多呈高信号，增强后可见肿物明显不均匀蜂窝状强化效应（图 8-4C），其内可见囊变坏死及出血。MRS 表现为 Cho 峰升高，NAA/Cr 峰降低，出现 Lip 峰。部分病例可见颅内多灶肿物，部分可见椎管内转移灶。肿

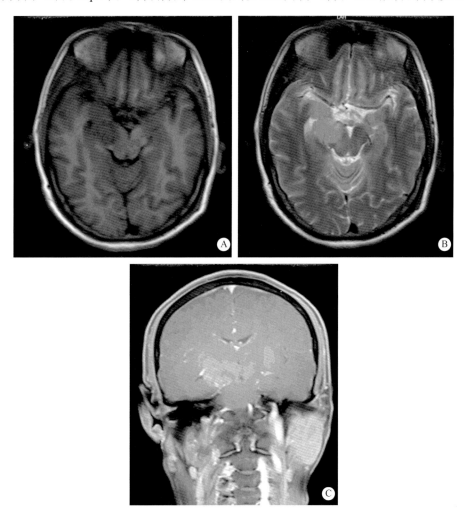

图 8-4　中枢神经系统胚胎性肿瘤

男，41 岁，CNS PNET。A. 轴位 T_1WI：右侧大脑脚见类圆形低信号为主的占位性病变，内可见数个小点状稍低信号，边界清楚，邻近环池受压，右侧丘脑亦可见边界清楚低信号；B. 轴位 T_2WI：右侧大脑脚见类圆形高信号，边界清楚，邻近环池受压，右侧丘脑亦可见边界欠清晰的高信号病灶，病灶周围未见明显水肿带；C. 冠状位增强扫描：肿块轻度絮状强化影，边界模糊，病变累及右侧颞叶

物周围无水肿或水肿轻可能与该肿瘤在镜下表现为细胞排列密集，细胞核大、胞质及细胞外间质少等特点所致的细胞内外水分子扩散受限有关。在黄海歆等所述的颅内 PNET 中，2 例与脑膜关系密切的肿瘤可见"脑膜尾征"，2 例邻近颅骨不同程度受累，肿瘤跨颅骨生长。

大脑神经母细胞瘤多发生于额顶叶，表现为不规则肿块影，类圆形或不规则形，边缘清晰，位置较深，肿块体积场较大，占位效应明显；肿块内可见大囊变、钙化；肿块周围轻度水肿或无明显水肿；肿块内信号相对较均匀，T_1WI 呈略低或低信号，T_2WI 呈等高或高信号；强化后呈均匀强化或环状强化，囊变者中心坏死区无强化。

本病误诊率极高，主要是因为发病率低，对其影像表现认识不够。虽然神经母细胞瘤与胶质瘤、室管膜瘤等有相似之处，但是明确大脑神经母细胞瘤影像表现，就可以对其做出正确诊断。CT 征象可以对 MRI 表现进行很好的补充，帮助诊断，CT 可以很容易发现肿瘤内部的钙化。

总之，此类肿瘤的恶性影像征象不太突出，但年龄小，瘤体巨大，接近脑表的瘤体多以囊性改变为主，脑深部病灶多以实性改变为主，水肿较轻，钙化多见，这些表现有助于其正确诊断。

【鉴别诊断】

1. 转移瘤

转移瘤常表现为"小病灶，大水肿"，好发于灰白质交界区，但对于体积较大且发生囊变、出血的转移瘤，与 PNET 鉴别困难，可根据原发肿瘤病史进行鉴别。

2. 胶质母细胞瘤

胶质母细胞瘤多发生于中老年人，易囊变、出血，但瘤周水肿明显，钙化罕见，瘤体且呈花环形厚壁强化。

3. 脑膜 pPNET（peripheral PNET）

pPNET 是高度恶性的小圆细胞肿瘤，脑膜 pPNET 较 CNS PNET 发病年龄大，疾病进展快，肿瘤与脑膜关系密切并呈梭形，肿瘤与脑膜关系有助于两者的鉴别。T_1WI 呈等低信号，T_2WI 呈稍高或高信号，易见囊变、坏死；可见流空血管影，增强后明显不均匀强化，可呈蜂窝状，可见短粗脑膜尾征；易侵犯邻近颅骨及软组织。

（张祎年　李文一　董　驰　周俊林）

第三节　髓上皮瘤

【概念与分级】

髓上皮瘤（medulloepithelioma）是颅内肿瘤中罕见的 WHO Ⅳ级高度恶性神经

上皮来源的中枢神经系统胚胎性肿瘤，是一种分化程度最低的原始神经上皮肿瘤。组织学特点为肿瘤性神经上皮细胞呈乳头状、管状或梁状排列，类似胚胎的神经管。

髓上皮瘤为 WHO Ⅳ级高度恶性肿瘤。

【流行病学】

颅内髓上皮瘤非常少见，只占小儿肿瘤的 1%，预后极差。其常发生于婴儿或5 岁以内幼儿，其中约一半为小于 2 岁的幼儿，10 岁以上者很少见，男女比例相当，该肿瘤在整个神经轴上均可发生，但脑室周围的大脑半球是最常见的部位，其余依次为颞叶、顶叶、枕叶、额叶。有时肿瘤可以很大，累及多叶脑组织或者两侧大脑半球。髓上皮瘤也可发生在脑室内、鞍区 / 鞍旁区、马尾和骶骨前区。

【临床及预后】

本病无明显特异性表现，主要为肿瘤占位所引起的头痛、恶心等高颅压症。疾病进展快，病死率高，其中位生存期为 8.5 个月左右，手术放疗及化疗均可延长生存期，肿瘤位于颅内时生存率更短。该肿瘤可见早期广泛脑脊液种植性转移。该病预后主要取决于肿瘤是否完全切除，放疗及化疗是否有效尚有争议。

【病理特点】

大体标本：呈灰红色块状，境界清楚，可见出血和坏死。

镜下：瘤细胞多样性和细胞排列多样化，细胞围绕一个中央管道形成带状、乳头状或菊花样排列，核分裂象活跃（图 8-5），肿瘤细胞呈长柱形，有纤毛体，管腔的里面有纤毛。部分病例出现神经母细胞、星形胶质细胞、室管膜细胞，这些细胞可混合存在。

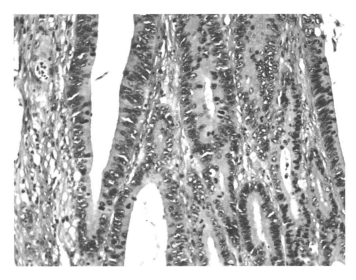

图 8-5　髓上皮瘤

肿瘤不成熟的上皮细胞在基底，腔表面见核分裂象（HE，×20）

免疫组化：髓上皮瘤成分显示广泛的巢素免疫反应，神经丝蛋白、角蛋白和上皮膜抗原可阳性。

【影像学表现及诊断】

髓上皮瘤与中枢神经系统原始神经外胚层肿瘤相似，缺乏典型影像学表现。肿瘤可发生于中枢神经系统任何部位，但常见于脑室旁脑组织，肿瘤较大。CT平扫肿瘤多呈等或稍低密度，边界清楚。瘤体内可出现出血、钙化、囊变，肿瘤边界清楚或不清，增强扫描多见瘤体呈明显不均匀强化，常伴脑脊液种植性病灶的多发结节样强化；肿瘤大而形态不规则，瘤周水肿及占位效应多明显，部分病例可见瘤内钙化灶。MRI 示肿瘤边界清楚，T$_1$WI 常表现为等低混杂信号，T$_2$WI 常表现为混杂高信号，肿瘤内可见囊变、坏死及出血，增强后明显不均匀强化（图 8-6）。

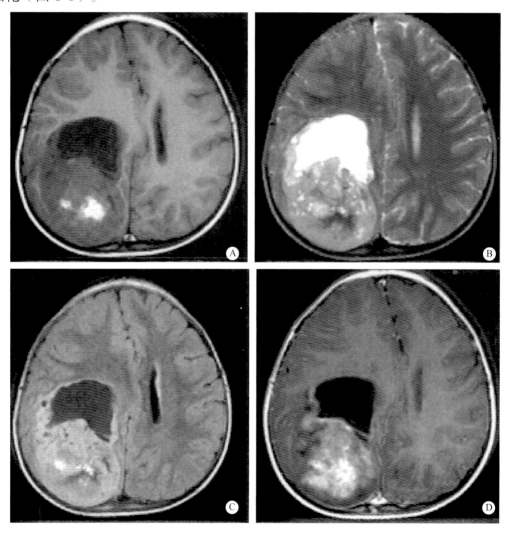

图 8-6　髓上皮瘤

男，3 岁，因"左手发抖伴跛行半月余"入院。A. 轴位 T$_1$WI：病灶实性部分以低信号为主，内见小片状高信号出血灶，囊性部分呈低信号；B. 轴位 T$_2$WI：实性部分呈略低信号，夹杂有略高信号灶，部分囊性部分呈高信号；C. Flair：病灶实性部分呈稍高信号，囊变区呈低信号；D. 增强扫描：肿瘤实性部分明显不均匀强化，囊性部分及囊壁无明显强化

髓上皮瘤为少见肿瘤，主要位于幕下，当 5 岁以下儿童皮质区见一巨大占位，并有囊变、出血及钙化，水肿轻，增强扫描实质强化明显时应考虑髓上皮瘤的可能。

【鉴别诊断】

本肿瘤主要与髓母细胞瘤鉴别，髓母细胞瘤主要发生于小脑蚓部并累及第四脑室。位于眼眶内时主要与视网膜母细胞瘤相鉴别。本病位于桥小脑角可与转移瘤相鉴别，但转移瘤发病年龄一般明显高于本病。

（张祎年　李文一　董　驰　周俊林）

第四节　非典型畸胎样 / 横纹肌样肿瘤

【概念及分级】

非典型畸胎样 / 横纹肌样肿瘤（atypical teratoid/rhabdoid tumour，AT/RT）是高度恶性中枢神经系统肿瘤，特征性的病变为横纹肌样细胞，也有原始神经外胚层细胞和向上皮、间质、神经元或胶质多向分化的特点。

AT/RT 相当于 WHO Ⅳ级。

【流行病学】

AT/RT 占儿童脑肿瘤的 1%~2%，男性比女性略多，平均发病年龄小于 3 岁。中枢神经系统 AT/RT 出现 22 号染色体丢失，进一步研究发现 AT/RT 发生与 22q11.2 位点上的 *INI1* 基因突变有关。

【临床及预后】

AT/RT 临床表现主要取决于肿瘤的部位、大小、数目、有无播散等，临床可有头痛、呕吐、视物模糊等高颅压症状，也可表现为癫痫，但无特异性临床表现。AT/RT 具有高度的侵袭性和中枢神经系统播散能力，预后极差，存活期通常小于 1 年。

【病理特点】

AT/RT 是一种罕见的中枢神经系统高度恶性肿瘤，多发生在 3 岁以下的婴幼儿，成人 AT/RT 罕见。2007 年 WHO 中枢神经系统肿瘤分类将其作为独立的特殊新类型列入中枢神经系统胚胎类肿瘤。

镜下：肿瘤主要由横纹肌样细胞构成，可见明显或不明显的包涵体，除含有横纹肌样细胞外，还含有原始神经外胚层、上皮及间叶多方向分化的成分（图 8-7），类似于畸胎瘤，但又缺乏典型的畸胎瘤组织分化特点，生殖细胞的标志物均为阴性。

免疫组化：波形蛋白、EMA、GFAP、SMA、S-100 可呈阳性。位于染色体 22q11.2 上的 *INI1* 基因失活致 AT/RT 肿瘤细胞核 INI1 蛋白染色阴性被认为是 AT/RT 特征性的改变。

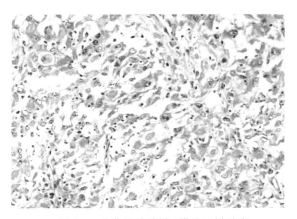

图 8-7 非典型畸胎样 / 横纹肌样肿瘤

瘤组织见横纹肌样细胞，细胞核呈空泡状，胞质浆丰富嗜酸（HE，×20）

【影像学表现及诊断】

AT/RT 可发生于 CNS 的任何部位，大部分发生于幕下小脑半球，幕上多累及额叶，也可同时累及幕上及幕下，多发生于大脑半球脑实质内，脑实质外的 AT/RT 多发生在桥小脑角区，其他部位有松果体区、鞍上区、中脑背侧及脑桥。AT/RT 瘤体常较大，就诊时肿瘤平均直径大于 5cm，且幕上 AT/RT 瘤体大于幕下，这与幕下空间较小、肿瘤占位效应较明显、患者就诊早有关，与周围正常脑组织分界相对清晰，周围水肿相对较轻，靠近脑表的肿瘤可侵犯硬膜及颅骨。CT 平扫肿块实性部分呈等或稍高密度，有学者认为与肿瘤细胞较密集及肿瘤内出血有关。MRI 上肿块信号不均匀，实性部分 T_1WI 呈等低信号（图 8-8A），T_2WI 呈混杂等高信号（图 8-8B、图 8-8C），肿瘤内常见血管流空信号，亦常见出血、坏死、囊变，肿瘤的周边可见大小不等的囊，增强扫描肿瘤多呈不均匀强化（图 8-8D、图 8-8E），文献报道肿瘤出现具有特征性的较厚的闭环或开环的波纹型带状强化，可以提示诊断。肿瘤发生种植转移时，可见软脑膜强化，

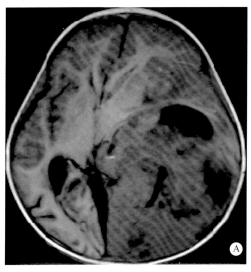

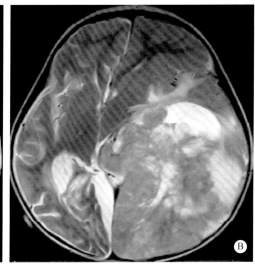

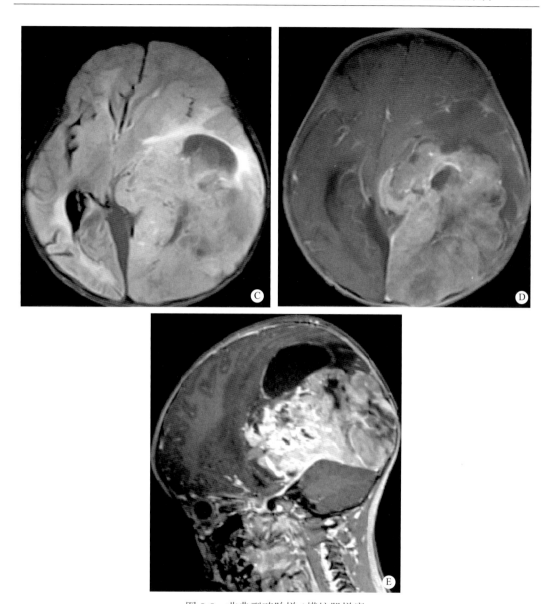

图 8-8　非典型畸胎样 / 横纹肌样瘤

女，3 岁。A. 左枕叶可见一占位性病灶，体积大，占位效应明显，中线结构右移；B.T₁WI 呈混杂等低信号，T₂WI
呈混杂等高信号；C. Flair 呈等或稍高信号；D、E. 周围脑实质见小片状水肿影，病灶边缘可见多发大小不一、长 T₁、
长 T₂ 囊状影，呈不均匀闭环波纹带状明显强化

甚至出现 CNS 外肝、肺、骨等远处转移。DWI 示肿瘤的实性成分弥散受限，
表现为稍高信号，与肿瘤细胞密度高有关。MRS 显示肿瘤实性成分 Cho 峰升高，
NAA 峰降低，有的病灶 Lip 峰升高。

　　非典型畸胎样 / 横纹肌样肿瘤术前与中枢型原始神经外胚层肿瘤（cPNET）鉴
别困难，对于脑内体积较大，占位效应明显，强化明显，但周围水肿相对较轻的肿
瘤，CT 平扫显示肿块实性部分呈等或稍高密度，DWI 显示肿瘤的实性成分弥散受限，

尤其是 3 岁以下的婴幼儿，应考虑本病的可能。

【鉴别诊断】

1. PNET

发生于幕上的 AT/RT 首先需与 PNET 相鉴别。两者组织学和影像学表现较为相似，鉴别诊断困难。但 AT/RT 的瘤体内部常见肿瘤血管的流空影，此征象在 PNET 的瘤体中较少见；其他鉴别诊断要点是患者的年龄，PNET 通常发生于 5~7 岁幼儿，而 AT/RT 的发病年龄要小，大多数是 3 岁以下的婴幼儿。

2. 室管膜瘤

AT/RT 主要与发生于脑实质的室管膜瘤相鉴别，多位于大脑半球，常见于青少年，少数发生于中老年人，可分为部分囊性型和完全实质型，前者青少年多发，后者中老年人多发。肿瘤信号明显不均匀，可见囊变、坏死及出血，钙化多见，强化形态不规则，强化程度不一。

3. 髓母细胞瘤

小儿髓母细胞瘤发病年龄多为 4~8 岁，男性明显多于女性，绝大多数位于小脑蚓部，T_1 常呈稍低或等信号，T_2 信号多变，肿瘤边界清楚，周围可伴水肿信号，出血和钙化少见，增强呈均匀或不均性中度强化，可发生脑脊液种植转移。

（柴彦军　董　驰　周俊林）

第五节　室管膜母细胞瘤

【概念与分级】

室管膜母细胞瘤（ependymoblastoma）为罕见的恶性胚胎源性肿瘤，好发于新生儿或幼儿，组织学以多层菊形团为特点。

室管膜母细胞瘤为 WHO Ⅳ 级高度恶性肿瘤。

【流行病学】

室管膜母细胞瘤具有原始神经上皮肿瘤特点，好发于新生儿及幼儿。男女比例相当。

【临床及预后】

1 岁或 2 岁前的儿童最常见的临床表现是颅内压增高、脑积水和癫痫样发作，致继发性颅内压增高。年龄较大的儿童可出现局灶性神经系统病理体征。疾病病程快，多数病人确诊后半年内死亡。肿瘤的发生部位和有无转移与预后密切相关，发生于脑室及附近的肿瘤无法完全切除，肿瘤易复发，预后往往很差；而发生于脑叶、界线清楚且软脑膜没有侵及的肿瘤，手术时容易完整切除，预后往往较好。

【病理特点】

大体标本：肿瘤边界清楚，灰白或灰红色，质地脆，常见出血、坏死。软脑膜广泛浸润和神经系统外转移已有报道。

镜下：中枢原始神经外胚层肿瘤伴多层菊形团，菊形团周围是未分化的小细胞肿瘤。细胞数量多，排列紧密，伴大量"室管膜母细胞瘤"菊形团（图8-9）。这些菊形团呈多层结构，围绕中间小腔形成复层。细胞核核分裂活跃，细胞胞质少，核深染，镜下亦可见大量出血及坏死灶。

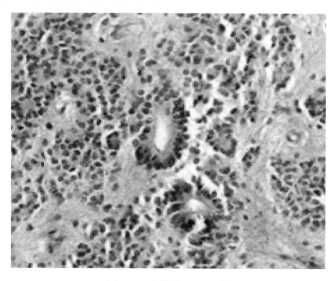

图8-9 室管膜母细胞瘤

大量瘤细胞密集，呈较弥漫性分布，瘤细胞体积小，圆形及卵圆形，核浓染，可见核分裂象，并可见两个特征性的菊形团结构（HE，×40）

免疫组化：S-100、波形蛋白、Syn及角蛋白阳性。

【影像学表现及诊断】

室管膜母细胞瘤的影像表现可归纳为：儿童多发生于幕上，贴近室管膜生长，边界清晰（脑室内）或不清晰（脑室外），钙化常见，密度或信号不均匀，可伴有出血并发生脑脊液途径播散的肿瘤。

1. CT 表现

该肿瘤发病部位多位于幕上及常伴脑室累及。位于脑室内者多数肿瘤主体为实性，平扫呈稍高或高密度，但由于肿瘤生长迅速，其内通常伴坏死、囊变区，坏死、囊变区并不局限于瘤体中央部分，也可在瘤体内呈灶状散在分布，亦可位于肿瘤边缘。钙化多见，钙化率可达100%（图8-10）。

2. MRI 表现

该肿瘤表现为较大体积的占位性病变，占位效应及瘤周水肿轻微。主要表现为混杂长 T_1、长 T_2 信号，肿瘤内部常见坏死囊变及出血信号，增强后不均匀明显强化（图8-11），病变实性部分DWI呈明显高信号，可解释为肿瘤细胞排列紧密，核质比例高，细胞间质成分少，水分子弥散受限所致。MRI平扫时可见病灶内及周围的流空血管，增强扫描可见增粗的血管强化，部分供血动脉呈动脉瘤样改变，并可见增粗的引流静脉，该征象或为该肿瘤的影像学特征（图 8-12）。

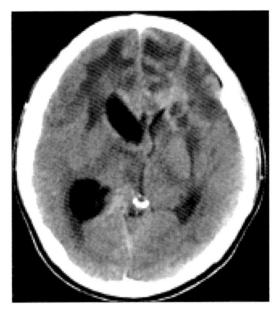

图 8-10 室管膜母细胞瘤

CT 平扫：透明隔中央部结节状增粗，胼胝体膝部及邻近右侧额叶可见一不规则块状稍高密度影，其内见坏死囊变区，周围可见大片状指状水肿

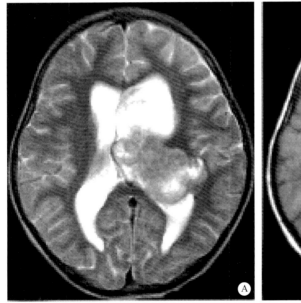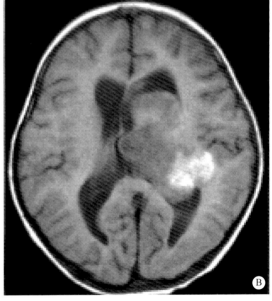

图 8-11 室管膜母细胞瘤

A. 轴位 T_2WI：左侧侧脑室三角区一分叶状稍长 T_1、稍长 T_2 信号囊实性肿块；B. 轴位 T_1WI：肿块内可见片状坏死、囊变区及片状 T_1WI 高信号出血

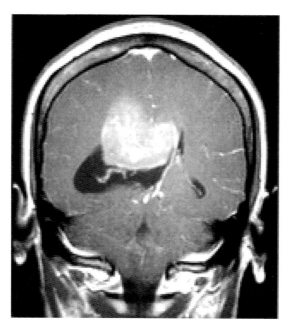

图 8-12　室管膜母细胞瘤

冠状面增强：右侧脑室内一实性肿块，增强后明显强化，并可见其内供血动脉室管膜母细胞瘤

MR 检查能准确显示室管膜母细胞瘤部位、范围及周围受累情况。室管膜母细胞瘤易向周围浸润，病灶周围分界不清，增强扫描呈中度强化，脑膜常广泛受累。室管膜母细胞瘤恶性度较高，常易发生转移。转移的途径多为直接侵及，或可转移到颅外的淋巴结、肺等处。在发生局部的软脑膜侵犯时，可因此发生肿瘤的播散，发生在脑室的室管膜母细胞瘤可沿脑脊液转移。

所以，室管膜母细胞瘤的影像表现可归纳为：多发生于儿童幕上、贴近室管膜生长，边界清晰（脑室内）或不清晰（脑室外），钙化常见，密度或信号不均匀，可伴有出血并发生脑脊液途径播散。

【鉴别诊断】

室管膜母细胞瘤主要与室管膜瘤、脉络丛乳头状瘤及星形胶质细胞瘤相鉴别。

1. 室管膜瘤

室管膜瘤发病年龄一般较大，年龄为 18~24 岁，好发于侧脑室三角区，与室管膜壁广基底相连，信号多不均匀，与坏死、囊变及钙化有关，出血少见，肿瘤实质部分有条状或点状钙化，肿瘤与周围正常脑实质间分界常不清楚。CT 平扫多呈稍高密度，因出血和钙化，密度常不均匀。MRI 扫描时，因肿瘤内钙化常见，常呈不均匀信号，T_1WI 呈不均匀等低信号，有出血时可有高信号成分存在，T_2WI 呈不均匀高信号，肿瘤周围水肿常较显著。增强后不均匀显著强化；DWI 示病变实性部分呈等、略高信号。

2. 脉络丛乳头状瘤

脉络丛乳头状瘤多发生于 5 岁以下儿童，多见于侧脑室三角区，实性部分信号与室管膜母细胞瘤相似，边缘呈颗粒状、分叶状及乳头状为其特点，由于肿瘤组织常大量分泌脑脊液而表现为与梗阻程度不相一致的交通性脑积水。

3. 星形胶质细胞瘤

星形胶质细胞瘤好发于青少年，侧脑室亦较常见，信号多混杂，囊变多见且明显，常合并一明显强化的结节，钙化少见，两者鉴别较容易。

（张祎年　李文一　董　驰　周俊林）

参 考 文 献

丛蕾，王新胜，林超，等．2010.髓母细胞瘤的 CT、MRI 影像表现与病理分析．南方医科大学学报，30(5)：1117-1119.

花蒨蒨，张雪林，曲华丽，等．2008.罕少见脑胚胎性肿瘤患者的临床病理特征及其影像表现．中华放射学杂志，42(5)：474-478.

孔令胜，张仁亚，任宪军，等．2009.成人额顶叶髓上皮瘤 1 例．罕少疾病杂志，16(5)：42-43.

李京恩，王杭州，朱雪明，等．2011.儿童颅内髓上皮瘤一例．中华小儿外科杂志，32(7)：483.

李俊芝，马遇庆，张巍，等．2011.1629 例中枢神经系统肿瘤的临床病理分析．中国现代医学杂志，21(16)：1910-1913，1917.

李雷，高建伟，刘霞．2014.髓母细胞瘤的 MRI 诊断．泰山医学院学报，35(10)：1013-1015.

李文一，刘宏，周俊林，等．2014.脑膜原发外周型原始神经外胚层肿瘤与血管瘤型脑膜瘤影像征象对比分析．磁共振成像，5(6)：441-445.

李文一，周俊林，董驰，等．2013.脑膜原始神经外胚层肿瘤的 MRI 表现．中华放射学杂志，47(12)：1098-1101.

路莉，张龙江，周长圣，等．2011.中枢神经系统非典型畸胎瘤样 / 横纹肌样瘤影像表现三例．中华放射学杂志，45(7)：695-697.

潘冬梅，范国华，沈钧康，等．2015.成人小脑髓母细胞瘤的 MRI 表现．中国医学计算机成像杂志，21(3)：201-204.

彭望书，张超群，刘益平，等．2013.儿童大脑神经母细胞瘤 MRI 诊断分析．中国现代医药杂志，15(6)：17-19.

苏欢欢，张雪林，马艳，等．2009.颅内髓上皮瘤的影像学表现．临床放射学杂志，28(9)：1314-1316.

唐俐，林晓，李昱，等．2013.51 例髓母细胞瘤临床病理分析．重庆医学，42(16)：1817-1819.

陶晓娟，彭芸，孙国强，等．2011.儿童中枢神经系统原发性不典型畸胎样 / 横纹肌样瘤 1 例．中国医学影像学杂志，19(7)：520-521.

伍冬林，冷西，沈雯，等．2014.室管膜母细胞瘤的 CT 和 MRI 表现．中华放射学杂志，48(3)：250-252.

熊伟，许乙凯，严承功，等．2015.室管膜母细胞瘤的 CT 和 MRI 表现．临床放射学杂志，34(1)：140-143.

徐莉，黄飚．2008.《请您诊断》病例 17 答案：大脑半球髓上皮瘤．放射学实践，23(7)：827-828.

鱼博浪．2005.中枢神经系统 CT 和 MR 鉴别诊断．2 版．西安：陕西科学技术出版社，250-253.

张小波，邓东，黄仲奎，等．2009.原始神经外胚层肿瘤的 CT、MRI 表现．实用放射学杂志，25(9)：1239-

1242.

Kanoto M, Toyoguchi Y, Hosoya T, et al. 2014. Radiological image features of the atypical teratoid/rhabdoid tumor in adults: a systematic review. Clinical Neuroradiology, 25(1): 55-60.

Louis DN, Ohgaki H, Wiestler OD, et al. 2007. The 2007 WHO classification of tumours of the central nervous system. Acta Neuropathol, 114(2): 97-109.

Warmuth-Metz M, Bison B, Dannemann-Stern E, et al. 2008. CT and MR imaging in atypical teratoid/rhabdoid tumors of the central nervous system. Neuroradiology, 50(5): 447-452.

第九章　脑神经和椎旁神经肿瘤

脑神经和椎旁神经肿瘤（tumor of cranial and peripheral nerves）是一组起源于脑神经及外周神经施万细胞、神经束膜细胞、成纤维细胞及具有神经鞘分化的神经外软组织的一类肿瘤。多发性肿瘤往往与神经纤维瘤病有关。依据其病理特点，2016 年 WHO 中枢神经系统肿瘤分类将其分为神经鞘瘤（WHO Ⅰ级）、神经纤维瘤（WHO Ⅰ级）、神经束膜瘤（WHO Ⅰ级）及恶性外周神经鞘瘤（WHO Ⅲ～Ⅳ级）。

第一节　神经鞘瘤

【概念及分级】

神经鞘瘤（schwannoma）是一种良性周围神经鞘膜肿瘤，由施万细胞组成，亦称神经膜纤维瘤或施万瘤，主要分细胞型、丛状型及黑色素型。

神经鞘瘤相当于 WHO Ⅰ级。

【流行病学】

神经鞘瘤多发生于颅内脑外，占颅内肿瘤的 7%~12%，占桥小脑角区肿瘤的 80%~90%。女性相对多见，80%~90% 起源于桥小脑角的前庭神经，三叉神经发病也较常见。脑实质及脊髓内神经鞘瘤男性发病率高，各年龄段均可发病，中年好发，儿童相对少见，平均发病年龄为 40 岁左右。

【临床及预后】

该肿瘤发生在运动功能区或锥体束附近，有肌力、肌张力的变化；发生在皮层附近或颞叶，大部分会继发癫痫，常伴有头痛、呕吐等颅内压增高的表现；源自听神经（前庭蜗神经）的神经鞘瘤可引起耳鸣、听力下降、面部麻木或疼痛等症状；病变体积较大，还可引起面瘫、饮水呛咳、吞咽困难、脑积水等症状。颅内神经鞘瘤是生长缓慢的良性肿瘤，预后良好，无明显复发或恶变征象。

【病理特点】

大体标本：肿瘤表面光滑，切面特征性地呈浅黄色或灰白色，半透明，部分肿瘤常显示程度不同的退行性改变，表现为囊性变、出血和钙化。

镜下：典型的神经鞘瘤由致密区（Antoni A 区）（图 9-1A）和疏松区（Antoni B 区）（图 9-1B）组成，其中致密区瘤细胞呈梭形或卵圆形，结构较致密，栅栏状、束形分布；疏松区瘤细胞呈梭形或星芒状，排列疏松、紊乱。

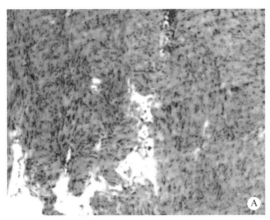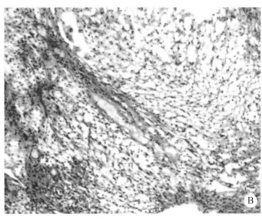

图 9-1　神经鞘瘤

A. 致密区施万细胞排列成栅栏状、束状，胞质嗜酸（HE，×10）；B. 梭形瘤细胞排列零乱、稀疏（HE，×10）

【影像学表现及诊断】

　　颅内神经鞘瘤见于脑实质浅表部位或脑室周围，桥小脑角区听神经鞘瘤最常见，一般呈圆形或椭圆形，边界清楚，多伴有内听道的扩大（图 9-2A），囊变、瘤周水肿为其主要影像学表现，囊变若出现壁结节较为典型。CT 上大多边界清楚，囊性区呈低密度，增强后肿瘤实体均匀强化，呈速升缓降型。MR 平扫囊性区呈长 T_1、长 T_2 信号，肿瘤实质或壁结节 T_1WI 呈稍低信号，T_2WI 呈高信号（图 9-2B、图 9-2C），注射 Gd-DTPA 后多逐渐明显强化（图 9-2D、图 9-2E）。瘤周水肿在CT 上呈低密度，MR 平扫 T_1WI 呈低信号，T_2WI 呈高信号。钙化较少见，多呈点状或小片状，多位于壁结节内，CT 上为高密度，MRI 呈低信号。恶性脑实质内神经鞘瘤 CT 上呈稍高密度，边缘极不规则，明显且不均匀强化。MRS 表现缺乏特异性，NAA 峰明显下降，NAA/Cr 值降低，提示神经元坏死。

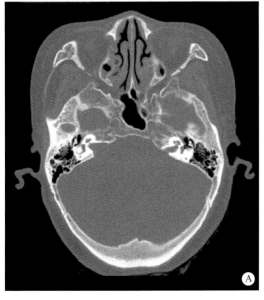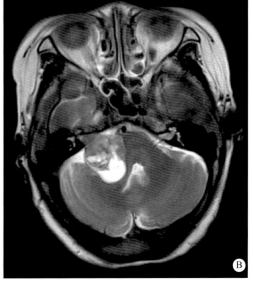

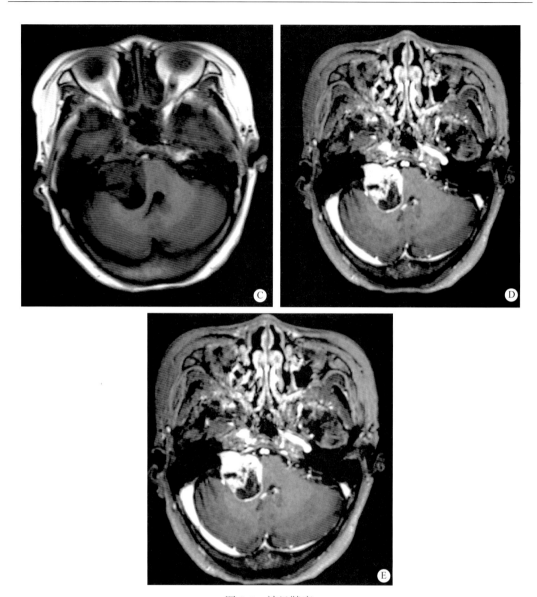

图 9-2　神经鞘瘤

A. CT：右侧内听道扩大；B、C. MR：右侧桥小脑角区囊实性占位，实性部分呈稍短 T_2、稍长 T_1 信号，囊性部分呈长 T_2、长 T_1 信号；D、E. MR 增强后：实性部分及囊壁明显强化，囊性部分未强化；病变伸入右侧内听道与右侧听神经关系密切，与右侧小脑幕呈锐角相切，邻近脑膜无增厚

免疫组织化学：神经鞘瘤细胞主要一致性强表达 S-100 蛋白。

总之，颅内神经鞘瘤多为良性，常表现为脑外肿瘤，与脑神经走行有关，其明显囊变及明显渐进性强化等影像学表现具有特征性。

【鉴别诊断】

1. 脑膜瘤

脑膜瘤一般发病年龄较大，桥小脑角区的脑膜瘤多呈卵圆形或半圆形，自桥小脑角区向幕上延伸时常见逗点征，早期强化高于神经鞘瘤，强化呈速升速降型，钙化多见。

2.神经纤维瘤

神经纤维瘤年龄、性别发病无特征性。肿瘤大多数呈卵圆形，没有明确包膜，多为实性，出血及囊变少见，且常以神经纤维瘤病的形式出现。

（罗永军　董　驰　白亮彩）

第二节　神经纤维瘤

【概念及分级】

神经纤维瘤（neurofibroma）是一种良性的外周神经源性肿瘤。以施万细胞、神经束膜样细胞、肌成纤维细胞组成。根据神经纤维瘤病理特点的不同可分为结节型、蔓丛型和弥漫型神经纤维瘤。多发性和丛状神经纤维瘤与神经纤维瘤病Ⅰ型相关。

神经纤维瘤组织学相当于 WHO Ⅰ级。

【流行病学】

神经纤维瘤于 1982 年由 Von Recklinghausen 首先报道，是较常见的良性肿瘤，恶变少见。无明显年龄及性别差异，多为孤立结节。其主要由 NF Ⅰ 施万细胞系的等位基因突变引起。丛状神经纤维瘤和神经主干的神经纤维瘤是大部分恶性外周神经鞘瘤的前期改变，巨大丛状神经纤维瘤中有 5% 发生恶变，发生在表皮的弥漫性神经纤维瘤和巨大软组织神经纤维瘤很少恶变。

【临床及预后】

神经纤维瘤是缓慢生长的良性肿瘤，并有皮肤色素改变，呈灰褐色。可表现为孤立性、无痛性肿块，没有家族史。多发的神经纤维瘤是神经纤维瘤病Ⅰ型的特点，特征性表现为皮肤牛奶咖啡斑，50% 的患者可出现神经系统症状。

【病理特点】

大体标本：切面胶冻状，灰白或黄白色，质中，边界相对清晰，一般无包膜。

镜下：肿瘤无包膜，瘤细胞呈梭形或略弯曲波浪形（图 9-3），胞质呈淡嗜伊红性，胞核常深染、两端尖，间质常呈黏液样，部分病例瘤细胞之间可见胶原纤维。

免疫组化：S-100 蛋白阳性反应。

【影像学表现及诊断】

神经纤维瘤以结节型最多见，常表现为皮肤结节，卵圆形，没有明确包膜，肿瘤多为实性，出血及囊变少见，且常以神经纤维瘤病的形式出现，故术后病理诊断如为神经纤维瘤，则要注意有无其他部位的病变，最好行染色体检查，除外神经纤维瘤病，偶尔会累及脊神经（图 9-4）。颅内的神经纤维瘤较为罕见，多为生长在眼眶内的蔓丛型神经纤维瘤蔓延突入颅中窝所致。弥漫型的神经纤维瘤较少见，多呈弥漫性生长并包裹正常结构。肿瘤依生长部位不同而形态各异,三叉神经纤维瘤CT 密度和 MRI 信号变化较大,缺乏特异性,CT 呈低或等低混杂密度,MRI 呈长 T_1、长 T_2 信号,强化不均匀,肿瘤体积较大时常突入鞍内。

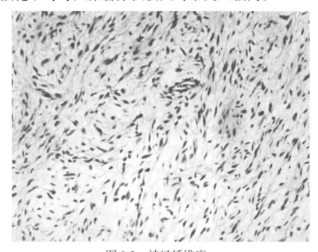

图 9-3　神经纤维瘤

瘤细胞胞质呈淡嗜伊红色,边界不清,核弯曲、波浪状,间质黏液样变(HE,×10)

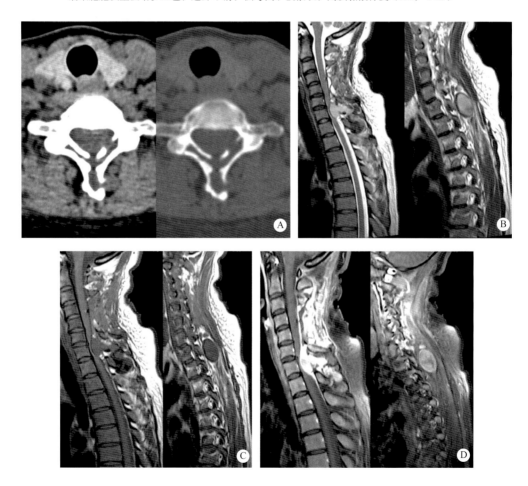

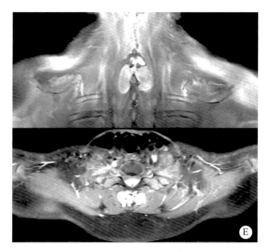

图 9-4 神经纤维瘤

A. CT：C$_6$椎体、棘突沿矢状面可见骨质破坏，使椎管与颈部脂肪间隙相通，并见软组织肿块；B、C. C$_6$层面椎管内硬膜外椭圆形占位，呈短 T$_2$、等 T$_1$信号，沿 C$_6$椎体棘突走行区延伸至颈后软组织间隙内，亦形成椭圆形肿块影，整个病变呈不规则哑铃形；D、E. 增强后中度至明显不均匀强化

总之，神经纤维瘤表现为实性肿块，囊变坏死较少，强化往往不显著，当合并皮肤及少数外周神经无痛性的肿块及伴有皮肤色斑时，往往是神经纤维瘤病所致。

【鉴别诊断】

1. 神经鞘瘤

该肿瘤为圆形或卵圆形，边界清楚，可延椎间孔呈哑铃状，一般有包膜，囊变较多见。

2. 海绵状血管瘤

海绵状血管瘤常有血管流空、瘤内出血及含铁血黄素沉着、长 T$_2$信号及持续强化的特点，容易鉴别。

（罗永军 董 驰 白亮彩）

第三节 神经束膜瘤

【概念及分级】

神经束膜瘤（perineurioma）是一种罕见的周围神经鞘膜来源的良性肿瘤，完全由肿瘤性的神经束膜细胞组成。其分为神经内型、软组织型、硬化型和网状型等亚型。

神经束膜瘤相当于 WHO Ⅰ 级。

【流行病学】

神经内神经束膜瘤是一种罕见的良性肿瘤，占神经鞘膜发生肿瘤的 1%，发病率为颅内肿瘤的 10% 左右，各年龄段均可发病，青少年及女性较好发，通常累及四肢远端，脑神经原发病例罕见，可长在三叉神经、动眼神经等处。

【临床及预后】

神经束膜瘤好发于青少年及女性，肿瘤位于四肢部位的皮肤、皮下或深部软组织，以局部的孤立性边界清晰肿块为标志，通常生长十分缓慢，为无痛性性生长，常迁延数年。神经内神经束膜瘤比较特殊，有累及上肢主要神经干的倾向，偶尔累及其他一些神经，如胫神经等。有可能在局部表现出单根神经分布区域的隐匿性起病，呈现慢性、无痛性、进展性运动功能的缺失，出现无力、萎缩等；疼痛症状出现与相关神经走行区域有密切相关性，常持续数年至数十年不等，临床治疗效果不明显。神经束膜瘤预后良好，肿块完整切除一般无复发。恶性神经束膜瘤较少见。

【病理特点】

大体标本：神经内神经束膜瘤表现为受累神经对称性、梭形增大，切面灰白，质地中等，黏液变性少见。

镜下：梭形的神经束膜细胞呈同心圆状，围绕退变的轴突和少量施万细胞，形成"洋葱头"样结构，尤其横断面上较明显（图9-5）。

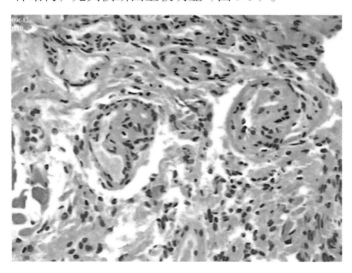

图9-5 神经束膜瘤

短梭形的瘤细胞同心圆状排列，异型性不明显（HE，×20）（图片由广东三九脑科医院影像中心汪文胜主任提供）

免疫组化：神经束膜瘤肿瘤细胞EMA、波形蛋白阳性。

【影像学表现及诊断】

神经束膜瘤一般较小，形态不规则，病灶边缘清楚，部分边缘呈棘状改变，与发病神经关系紧密。磁共振神经显像（magnetic resonance neural imaging，MRN）对于明确神经束膜瘤，特别是神经内神经束膜瘤与神经之间的关系有一定作用，对治疗方法的选择也有一定的帮助。神经束膜瘤很少发现坏死囊变，MRI上呈稍长 T_1、长 T_2 异常信号（图9-6），Flair序列呈等信号；增强扫描病灶呈明显均匀强化。神经肌电图可评价神经内神经束膜瘤造成的运动神经功能。

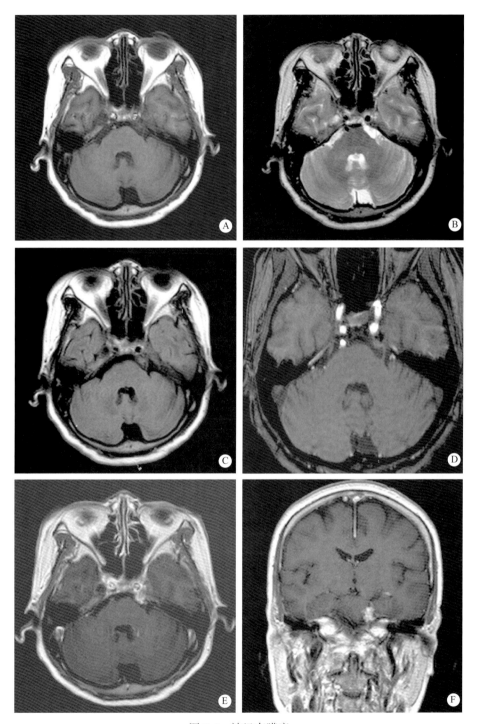

图 9-6 神经束膜瘤

A~C. 桥前池偏左侧及左侧 Meckel 腔内示一不规则异常信号灶，T₁WI 呈稍低信号，T₂WI 呈明显高信号，Flair 序列呈等
信号，左侧三叉神经脑池段显影，呈向前走行的细条状等 T₁、等 T₂ 信号，其内侧部分显示略受压，邻近桥脑未见明显受压，
左侧麦克腔基本闭塞；D. TOF 法血管原始图像示左侧三叉神经脑池段略受压；E. 注射对比剂后病灶呈明显均匀强化，
边缘不规整，部分边缘呈棘状改变；F. 增强冠状位（图片由广东三九脑科医院影像中心汪文胜主任提供）

总之，神经束膜瘤临床上多表现为疼痛及功能障碍，常与相应的神经走行相关，MRI 可明确显示病变部位，多形态不规则但界线清楚，向周围棘状生长及明显强化具有特征性。

【鉴别诊断】

1. 神经鞘瘤

神经鞘瘤起源于神经半月神经节或神经根的施万细胞，属良性肿瘤，生长缓慢，可产生类似神经束膜瘤的症状，但瘤体可随病程的延长而体积增大，多伴有坏死、囊变等。

2. 神经纤维瘤

神经纤维瘤囊变、坏死相对少见，多发时与神经纤维瘤病 I 型有关，容易与神经束膜瘤鉴别。

3. 炎症肉芽肿

炎症肉芽肿一般不受神经走行区域限制，临床症状明显而持续，病灶常与周围组织粘连，T_2WI 常呈等信号，Flair 序列呈较高信号，相邻脑膜可强化。

（罗永军　董　驰　白亮彩）

第四节　恶性周围神经鞘瘤

【概念及分级】

恶性周围神经鞘瘤（malignant peripheral nerve sheath tumor，MPNST）是一种来源于周围神经或显示向神经鞘膜分化的少见神经系统恶性肿瘤，但要除外原发于神经束膜或周围神经脉管系统的肿瘤。其分为上皮样型、MPNST 伴间质性 / 上皮样分化型、黑色素型和腺体型。

恶性周围神经鞘瘤相当于 WHO Ⅲ ~ Ⅳ级。

【流行病学】

恶性周围神经鞘瘤占软组织肉瘤的 5%，约 2/3 来源于神经纤维瘤的恶变。在人群中发病率为 0.001%，占多发神经纤维瘤病（NF）患者的 4.6%，其中 50% ~60%的恶性外周神经鞘瘤患者同时合并 NF。好发年龄为 20~50 岁，无性别差异。

【临床及预后】

该肿瘤可以发生于身体的任何部位，主要起源于坐骨神经、臂丛神经和股神经。脑神经罕见，好发于三叉神经及听神经。临床表现主要为肿块、肿物引起的压迫症状及远处肢体麻木感和放射性疼痛。MPNST 因沿神经呈浸润性生长而侵犯周围组织，容易原位复发或发生血性转移，肺部转移最常见，预后很差。

【病理特点】

大体标本：梭形、膨胀性肿块或球形软组织肿瘤，无包膜，向周围组织浸润，或挤压周围软组织形成假包膜，切面呈奶油色或灰色，伴灶性坏死和出血。

　　镜下：大多数肿瘤类似纤维肉瘤，瘤细胞排列紧密，条束状增生（图9-7）。可见核分裂象，WHO Ⅲ级和Ⅳ级的差别在于坏死的出现。

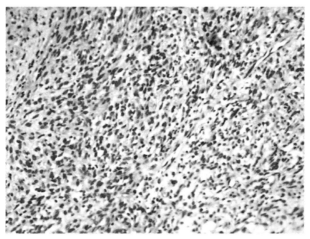

图 9-7　恶性周围神经鞘瘤

梭形瘤细胞束状排列、交错分布（HE，×20）

　　免疫组化：50%MPNST 散在的瘤细胞 S-100 阳性表达，大部分瘤细胞 P53 阳性，腺管型 MPNST 角蛋白和 CEA 阳性，神经内分泌物标记如嗜铬粒蛋白、生长抑素和血清素染色也可阳性。

【影像学表现及诊断】

　　恶性周围神经鞘瘤生长于脑神经或其分支者非常少见，多数位于躯干，四肢亦可发病。影像学上表现多样，X 线片及 CT 扫描，特别是骨窗可很好地显示骨质侵蚀情况（图 9-8A、图 9-8B）。MR 可很好地显示肿瘤的范围及其与周围组织的关系等；增强后明显不均匀强化，可能与肿瘤的恶性程度有关（图 9-8C、图 9-8D）。MPNST 生长于神经束，但经常突破神经束膜及神经外膜侵犯邻近软组织，肿瘤大小不等，为结节状，轮廓多有分叶状或不规则，可伴有坏死，外周常见厚薄不一的

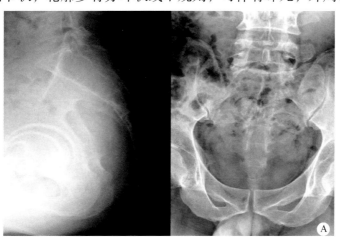

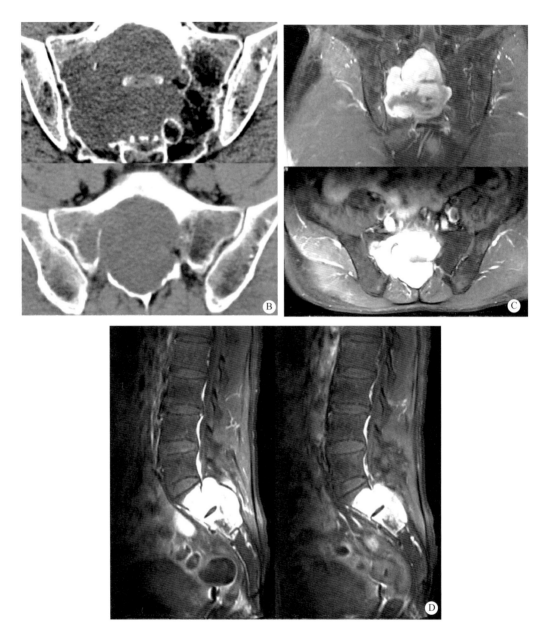

图 9-8　恶性周围神经鞘瘤

A. X 线片：骶骨密度降低，呈膨胀性改变；B. 骶骨 CT 平扫：骶骨偏右侧大范围膨胀性骨质破坏并软组织肿块影，右侧骶孔显示不清，肿块与左侧骶孔相连；C. MR 增强：骶骨、骶管及骶骨后方软组织内明显强化的分叶状肿块；

D. 增强矢状位

假包膜。邻近的结构有受压及受侵改变，如侵犯不明显时不易与良性外周神经鞘瘤及其他间质细胞恶性肿瘤鉴别，常导致误诊。在 MR 上肿瘤的恶性特征为体积较大或者既往稳定的神经纤维瘤突然增大，信号不均匀，边界不清楚，脂肪层受侵犯及病灶周围水肿等。

总之，恶性周围神经鞘瘤具备神经鞘瘤的基本特征，但又表现为更多的恶性征象，常伴邻近组织结构的侵犯。

【鉴别诊断】

1. 神经鞘瘤

神经鞘瘤各年龄段均可发病，中年好发，囊变、坏死及钙化多见，边界清楚，多呈渐进性明显强化。

2. 脊索瘤

脊柱两端好发脊索瘤，40~60 岁男性多见，多呈颗粒样，持续缓慢强化，钙化多见。

（罗永军　董　驰　白亮彩）

参 考 文 献

陈文, 贾建文, 张华斌, 等. 2008. 高频超声对外周神经纤维瘤的诊断价值. 中国超声医学杂志, 24(1): 86-89.

陈子贤, 陈统一. 2005. 神经束膜瘤. 国外医学: 骨科学分册, 25(5): 293-296.

崔勇, 潘源, 贺华, 等. 2010. 脑实质内低度恶性神经鞘瘤 1 例. 中国微侵袭神经外科杂志, (8): 373-373.

江珍珍, 夏国园, 乔金莹. 2013. 左侧腰部皮下弥漫型神经纤维瘤 1 例. 实用医学杂志, 29(9): 1506-1506.

康立清, 张云亭. 2004. 颅内三叉神经肿瘤的影像学诊断. 临床放射学杂志, 22(5): 353-356.

李青. 2001. WHO 神经系统肿瘤分型 (第三版) 新内容简介. 诊断病理学杂志, 8(4): 193-195.

刘丽芬, 尚柳彤, 马学升, 等. 2013. 儿童神经纤维瘤病 Ⅰ 型患者脑部病变 MRI 征象分析. 临床放射学杂志, 32(10): 1479-1483.

罗柏宁, 孙庚喜, 梁康福, 等. 2004. 颅内非颅神经主干的神经鞘瘤的影像学表现. 中华放射学杂志, 37(12): 1118-1121.

缪飞, 沈天真. 1996. 三叉神经肿瘤的 MRI 诊断. 中华放射学杂志, 30(6): 381-384.

倪莲芳, 赵雅妮, 刘新民. 2007. 恶性神经鞘瘤 25 例临床分析. 临床肿瘤学杂志, 12(3): 204-206.

汪文胜, 宋亭, 王颖, 等. 2011. 三叉神经颅内段神经内神经束膜瘤一例. 中华放射学杂志, 45(2): 215-216.

王琦, 李俊林, 王颖, 等. 2008. 神经纤维瘤病的 CT 和 MRI 表现. 医学影像学杂志, 18(6): 593-596.

王勇刚, 刘影, 王凯, 等. 2011. 脑实质内神经鞘瘤的影像学表现. 中国医学影像技术, 27(10): 1990-1992.

余宏, 肖建云. 2002. 头颈部丛状神经纤维瘤 (附 4 例报告). 中国耳鼻咽喉颅底外科杂志, 8(1): 15-17.

张海波, 余新光. 2013. 脑实质内神经鞘瘤. 国际神经病学神经外科学杂志, (4): 374-377.

朱朋成, 杨子萱, 晏菲, 等. 2012. 右侧第三颅神经原发神经内神经束膜瘤 1 例及文献复习. 华中科技大学学报: 医学版, 41(3): 361-363.

Barnett S L, Wells M J, Mickey B, et al. 2011. Perineural extension of cutaneous desmoplastic melanoma mimicking an intracranial malignant peripheral nerve sheath tumor: Case report. Journal of neurosurgery, 115(2): 273-277.

Ducatman BS, Scheithauer BW, Piepgras DG, et al. 1986. Malignant peripheral nerve sheath tumors. Aclinicopathologic study of 120 cases. Cancer, 57(10): 2006-2021.

Ferner RE. 2007. Neurofibromatosis 1 and neurofibromatosis 2: a twenty first century perspective. The Lancet Neurology, 6(4): 340-351.

Ferraresi S, Garozzo D, Bianchini E, et al. 2010. Perineurioma of the sciatic nerve: a possible cause of idiopathic foot drop in children: report of 4 cases. Journal of Neurosurgery: Pediatrics, 6(5): 506-510.

Li D, Schauble B, Moll C, et al. 1996. Intratemporal facial nerve perineurioma. The Laryngoscope, 106(3): 328-333.

Li M, Mei J, Li Y, et al. 2013. Intracerebral schwannoma mimicking meningioma: case report. Can J Neurol Sci, 40(6): 881-884.

Louis DN. 2007. The 2007 WHO classification of tumor of the central nervous system. Acta Neuropathol(Berl), 114(2): 97-109.

Scheithauer B W, Erdogan S, Rodriguez F J, et al. 2009. Malignant peripheral nerve sheath tumors of cranial nerves and intracranial contents: a clinicopathologic study of 17 cases. The American Journal of Surgical Pathology, 33(3): 325-338.

Ziadi A, Saliba I. 2010. Malignant peripheral nerve sheath tumor of intracranial nerve: a case series review. Auris Nasus Larynx, 2010, 37(5): 539-545.

第十章　脑膜肿瘤

随着分子生物学的快速发展，人们对脑膜肿瘤的认识不断深入。1993 年 WHO 中枢神经系统肿瘤分类中，良性和非典型性脑膜瘤及恶性脑膜瘤之间的界线模糊不清。2000 年 WHO 中枢神经系统肿瘤分类提出了较客观的分界标准，按脑膜肿瘤的恶性程度分为两大类，即复发和侵袭性生长风险较小的脑膜肿瘤，为全部 I 级的包括任何亚型的脑膜肿瘤；复发和侵袭性生长风险较大的脑膜肿瘤，为 II 级和 III 级及具有高增生指数和（或）伴脑浸润的任何亚型的脑膜肿瘤，这种新标准仍然比较简单和粗糙。由于绝大多数情况下良性的脑膜肿瘤占大多数，传统临床术前分级评估要求不是很高，另一方面，影像学上不同分级及分型脑膜肿瘤表现有重叠，因此，脑膜肿瘤的分级及分型问题在临床及影像学领域一直有难度。

按照 2016 年 WHO 中枢神经系统肿瘤分类，脑膜肿瘤包括三大类：①脑膜上皮细胞肿瘤，包括上皮型、纤维型、砂粒体型等 15 个亚型，此类最为常见；②间质，非脑膜皮肿瘤，包括血管母细胞瘤、孤立性纤维性肿瘤 / 血管外皮细胞瘤和非血管性间叶组织肿瘤如软骨肉瘤等；③黑色素细胞肿瘤，包括脑膜黑色素细胞增多症、脑膜黑色素细胞瘤、脑膜黑色素瘤及脑膜黑色素瘤病。本章基本按照上述分类介绍脑膜肿瘤各个亚型的影像及病理，以期对脑膜肿瘤有更新的认识。

第一部分　脑　膜　瘤

脑膜瘤（meningioma）是由脑膜皮细胞即蛛网膜细胞构成的肿瘤或含向蛛网膜细胞分化的细胞的肿瘤，发生于硬脑膜内表面。

2016 年 WHO 中枢神经系统肿瘤分类中将脑膜瘤分为三级 15 个亚型。I 级：包括脑膜皮细胞型、纤维型、过渡型、砂粒体型、血管瘤型、微囊型、分泌型、富淋巴浆细胞型及化生型脑膜瘤 9 种亚型，属良性，约占脑膜瘤的 90%；II 级：中间型，包括非典型性、脊索瘤型和透明细胞型，有复发倾向，占脑膜瘤的 4.7%~7.2%；III 级：包括间变型、乳头型和横纹肌样型，属于高复发及高侵袭性生长的脑膜瘤，占 1%~3%。

在最新的 2016 神经系统肿瘤分类中，对于脑膜瘤，除了将脑侵犯作为非典型脑膜瘤的新增诊断标准外，脑膜瘤的分级没有发生变化。之前的 WHO 分级将脑侵犯作为一个阶段分类因素而不是分级因素。2016 分级中，将脑侵犯联合大于 4 个核分裂象作为组织组织学特征，可以单独诊断 WHO II 级非典型性脑膜瘤。在过去，诊断非典型性脑膜瘤的依据为满足下列 5 条中的 3 条标准：自发性坏死，片状生长，核仁明显，高密度细胞和小细胞。

脑膜瘤为颅内常见肿瘤，占颅内原发肿瘤的 15%~20%。脑膜瘤多见于中年人，发病高峰年龄在 51~70 岁，儿童和老年人也可发病，如乳头状脑膜瘤儿童多见，且多具有侵袭性，有学者报道与遗传性肿瘤综合征相关的脑膜瘤好发于年轻人，男女发病率相当。中年患者中，女性发病率高于男性，女：男比例大约为 1.7：1，在 40~44 岁比例更高，达 3.5：1，推测其原因可能与激素类药物的使用有关，或提示性激素在脑膜瘤病因中可能有一定的作用，但无大量数据证实。部分亚型脑膜瘤男性发病率偏高，如非典型和间变型脑膜瘤，可能与其生长指数相关。脑膜瘤是具有细胞遗传学改变的肿瘤，最常见的是 22 号染色体的缺失，大约一半的脑膜瘤有 22 号染色体 q12 带的等位基因丢失。有研究表明 NF2 基因是 22 号染色体上主要的脑膜瘤抑癌基因，该基因的突变与染色体上等位基因的缺失密切相关，所以有文献报道脑膜瘤是神经纤维瘤病 2 型（NF2）的标志，也有一些非 NF2 的家族对脑膜瘤的发生易感性增强。在 60% 的散发脑膜瘤中可以检测到 NF2 基因突变，其突变在最常见的脑膜瘤亚型中发生概率是不同的，纤维型、过渡型及砂粒体型脑膜瘤常见 NF2 基因突变，而分泌型、脑膜内皮细胞型则很少出现，表明这些亚型不大依赖 NF2 基因突变，但 70% 的非典型和间变型脑膜瘤病例出现 NF2 基因突变，这与前述过渡型、砂粒体型脑膜瘤的发生概率相近。在放疗诱发的脑膜瘤中，常见 1p 染色体的结构异常，而 22 号染色体的缺失和 NF2 基因突变少见，表明放疗诱发的脑膜瘤具有不同的分子遗传学改变。

脑膜瘤起病慢，病程长，初期症状和体征不明显，有些患者在体检时发现，随着肿瘤的生长逐渐出现颅内高压症及肿瘤压迫周围脑组织引起相应定位症状及体征。颅内高压症的形成主要是由于瘤体较大或肿瘤阻塞脑脊液通道所引起，临床主要表现为头痛、头胀、呕吐、癫痫发作，有些患者出现血压升高及视盘水肿。相应定位征象与肿瘤发生的部位密切相关：位于大脑凸面，镰旁脑膜瘤若瘤体偏前常无明显定位征象，瘤体偏中部常出现痴呆或运动感觉障碍，偏后方可出现同侧偏盲和头痛；嗅沟脑膜瘤早期表现为嗅觉障碍；蝶骨嵴脑膜瘤可表现为一侧视力减退、眼球固定及非搏动性突眼等；颅后窝脑膜瘤可有一支或多支脑神经受损的症状和体征；脑室内脑膜瘤早期可出现颅内压增高。

大部分脑膜瘤可通过手术完全切除，预后良好。有学者报道 20% 的良性脑膜瘤全切后 20 年内复发，复发与否主要与手术切除范围相关。而有些脑膜瘤亚型较易复发，与其 WHO 分级有关，级别高的肿瘤复发率高，非典型脑膜瘤复发率为 29%~52%，间变型脑膜瘤复发率为 50%~94%，肿瘤的恶性度越高，患者的存活时间越短，有报道称恶性脑膜瘤的存活时间不到 2 年，预后较差，与其侵袭性密切相关。

脑膜瘤好发于脑表面有蛛网膜颗粒的部位，以大脑凸面和矢状窦旁处最多见，约占所有脑膜瘤的 47%，其次为蝶骨嵴、颅前窝底等。脑膜瘤发生于脑外，具有颅内脑外病变的特征，有助于定位和定性诊断：该肿瘤生长于颅内与蛛网膜之间，与脑组织之间有蛛网膜下腔及其所含血管相隔，形成脑脊液血管间隙；肿瘤使脑灰质下方呈指状突出的脑白质受压而变平形成白质塌陷征；脑膜瘤多广基底与硬脑膜相连，其与硬脑膜相连处为钝角，而脑内肿瘤多为锐角；邻近骨质呈增生改变或受压变薄；肿瘤所在脑池、脑沟受压闭塞，而邻近脑池、脑沟因脑脊液血管间隙的存在而扩大。

WHO Ⅰ级脑膜瘤形态多为圆形或类圆形，少数呈梭形或不规则形，轮廓多较光滑，边界清楚，在 CT 平扫时呈均匀的略高密度或等密度影，等密度病灶较难发现，一般在瘤周水肿或脑白质受压变平的衬托下可显示，多见钙化，尤其是砂粒体型脑膜瘤，在 MRI 上与灰质相比 T_1WI 多呈等信号或稍低信号，等信号大约占 60%，T_2WI 多呈等信号或稍高信号，信号多较均匀，对弥漫性钙化者在 CT 上为高密度灶，在 T_1WI 和 T_2WI 上均为低信号。少数肿瘤的密度或信号不均匀，在 CT 上出现低密度影，对应 MRI 上 T_1WI 出现低信号，T_2WI 出现高信号，往往为肿瘤的坏死或囊变所致，坏死的原因可能为肿瘤生长速度过快或体积过大，尽管血供丰富，但无法满足其生长需要，相对供血不足，也可能因出血所致。囊变可发生于肿瘤内或其边缘，囊变的原因较多，可能为以下这几种因素：肿瘤变性，如黏液样变性，可见于微囊型脑膜瘤；肿瘤因缺血坏死转变成囊腔；肿瘤细胞可分泌黏液，如分泌型脑膜瘤；肿瘤周围的胶质细胞可主动产生液体；肿瘤周围水肿的脑组织或脱髓鞘变性的脑组织发生囊变；蛛网膜下腔夹在肿瘤和脑组织之间亦可形成囊腔。增强扫描后肿瘤实质往往呈明显的均匀强化，钙化较多或整个肿瘤钙化，以及其内囊变坏死区无明显强化或轻度强化，且肿瘤周围的硬脑膜、蛛网膜出现强化较多见，即脑膜尾征，文献中脑膜尾征诊断脑膜瘤的敏感性为 35%~79%，特异性高达 81%~100%。形成脑膜尾征的原因可能为脑膜瘤细胞的局部浸润，也有可能为反应性血管扩张、血管增生和疏松结缔组织增厚等，也有研究认为是肿瘤细胞侵及肿瘤附着部位硬脑膜及血管，引起邻近硬脑膜充血所致。无论何种原因，因在手术后标本增强后的硬脑膜上发现有肿瘤细胞，因此手术时应将脑膜尾征一并切除。

由于 WHO Ⅱ级和 WHO Ⅲ级脑膜瘤均具有侵袭性的特点，2016 WHO 分级中强调以脑浸润为Ⅱ级以上脑膜瘤的重要依据。以往在影像学方面没有明确区分，但是伴随医学科学的快速发展和医学影像学取得的巨大进步，特别是影像新技术如肿瘤灌注、DWI、DTI 及 MRS 等的广泛应用，发现不同级别的脑膜瘤在影像学上具有差异性，WHO Ⅱ级与 WHO Ⅲ级脑膜瘤彼此各具有影像学特点，主要表现在以下几个方面：肿瘤在形态方面随着级别的增高，更容易出现结节状或形态不规则或分叶状，与肿瘤生长快，且向各个方向生长的速度不一致有关；同时有学者认为瘤脑界面消失与脑膜瘤 WHO 分级呈正相关关系，瘤脑界面被认为是由 MRI 显示的硬膜边缘、脑脊液腔隙及血管边缘共同构成，其消失通常由于肿瘤侵犯软脑膜造成，或者瘤脑界面边缘模糊、不规则、结节状提示肿瘤级别较高；坏死、囊变致密度或信号不均匀出现率亦随着肿瘤级别的不同而呈正相关关系，由于随着肿瘤组织恶性程度的增高，肿瘤细胞增殖加快，瘤细胞相对供血不足而出现液化坏死或出血的概率增高；肿瘤脑膜尾征的出现率却随肿瘤级别的增高而明显降低，出现率降低可能与肿瘤级别增高的同时，肿瘤细胞生长繁殖加快，呈侵袭性生长方式，不易形成脑膜尾征有关，且硬膜尾征多为短粗不规则形，和Ⅰ级脑膜瘤是有区别的，后者表现为光滑细长型；脑膜瘤随着级别增高颅骨骨质改变出现概率亦明显增高，WHO Ⅲ级脑膜瘤邻近颅骨可呈侵蚀性破坏，甚至长至颅外；另外随着脑膜瘤级别增高，其瘤周水肿程度亦增高。所以肿瘤的形态、瘤脑界面存在与否、瘤脑界面的边缘、坏死囊变、出血致密度或信号不均匀性、脑膜尾的形态、瘤周水肿等与脑膜瘤病理分级有关，其出现率越高，则可能级别越高。

第一节　脑膜皮细胞型脑膜瘤

【概念及分级】

脑膜皮细胞型脑膜瘤（meningothelial meningioma）是一种无明显脑膜瘤结构，很像蛛网膜增生的肿瘤。WHO分级为Ⅰ级肿瘤。

【流行病学】

脑膜皮细胞型脑膜瘤是最常见的经典类型，其好发年龄和脑膜瘤一样，多见于中年人，女性发病率略高于男性。

【临床及预后】

脑膜皮细胞型脑膜瘤临床症状和前述基本一致，与肿瘤的生长部位、大小有关。该肿瘤可通过手术完全切除，预后良好。

【病理特点】

大体标本：肿瘤大体呈类圆形或椭圆形，边界清晰，可有包膜。

镜下：肿瘤细胞像正常蛛网膜帽细胞一样，瘤细胞大小一致，核卵圆形，染色质稀薄，有的核透明，有时形成核内包涵体。瘤细胞呈分叶状排列，间隔少许胶原纤维（图10-1A）。砂粒体和漩涡状少见。

免疫组化：波形蛋白染色，瘤细胞表达阳性；上皮膜抗原（EMA）表达阳性（图10-1B）；S-100阴性，胶质纤维酸性蛋白（GFAP）阴性。

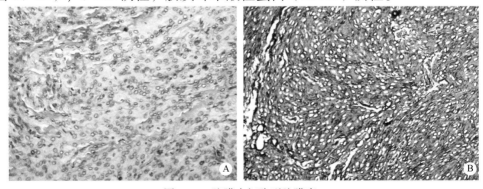

图 10-1　脑膜皮细胞型脑膜瘤

A.细胞大小一致，界限不清，合体状，胞质较丰富，瘤细胞片状分布（HE，×20）；B.上皮膜抗原（EMA）阳性（×20）

【影像学表现及诊断】

　　肿瘤大多呈类圆形或椭圆形，形态规则，位于脑室的病灶可见小分叶，以宽基底与硬脑膜相连。在CT上主要呈高密度影，少数呈等或低密度影，密度较均匀，边界清晰，部分瘤内可见钙化，除肿瘤位于静脉窦旁外均无明显瘤周水肿，位于静脉窦旁的肿瘤因压迫静脉窦而使静脉回流受阻出现瘤周水肿，MR上 T_1WI 多呈等信号或略低信号（图 10-2A）；T_2WI 上多呈高信号或等信号（图 10-2B），信号均匀，增强后多呈均匀明显强化（图 10-2C），"脑膜尾征"多见，邻近颅骨多呈增生改变。少数位于脑室内的肿瘤形态可不规则，呈分叶状，可因出现小囊变而呈混杂信号（图 10-3A、图 10-3B），边界清晰，增强扫描后肿瘤多呈均匀明显强化（图 10-3C）。

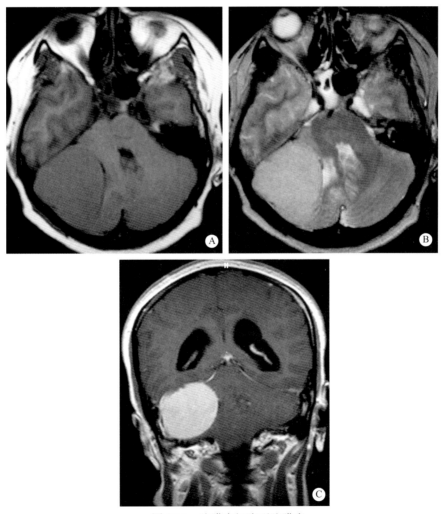

图 10-2　脑膜皮细胞型脑膜瘤

女 34 岁，右侧桥小脑角类圆形肿块。A. 轴位 T_1WI：病灶呈稍低信号，信号均匀；B. 轴位 T_2WI：肿瘤呈稍高信号，
边界清晰，瘤周局部见轻度水肿，第四脑室受压；C. 冠状位 T_1WI 增强扫描：肿块明显均匀强化

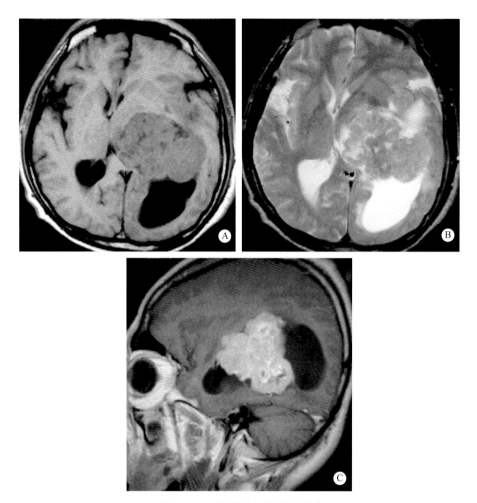

图 10-3   脑膜皮细胞型脑膜瘤

男，59 岁，左侧侧脑室三角区不规则形肿块。A. 呈分叶状；轴位 T_1WI：病灶呈等、低混杂信号，其内见小囊变；B. 轴位 T_2WI：肿瘤等、高混杂信号，边界清晰，瘤周无明显水肿，占位效应明显；C. 矢状位 T_1WI 增强扫描：肿块明显不均匀强化，其内小囊变无明显强化

　　脑膜皮细胞型脑膜瘤为最典型的脑膜瘤亚型，除了少数位于脑室内的有小分叶、囊变及坏死，该亚型影像征象具有形态规则、密度或信号均匀，强化显著等最基本的脑膜瘤影像特点。

【鉴别诊断】

　　脑膜皮细胞型脑膜瘤需与纤维型脑膜瘤、过渡型脑膜瘤相鉴别。

1. 纤维型脑膜瘤

　　纤维型脑膜瘤因瘤体内胶原纤维玻璃样变及钙化的出现使其自由水含量减少，间质成分增多，因此造成其 T_2WI 信号较低，可作为两者的鉴别点之一，对于 T_2WI 信号不典型者，主要借助于病理学鉴别，病理上纤维型脑膜瘤可见细长纤维样细胞束状排列，并见大量红染胶原和网状纤维，而前者仅在间质见少许纤维。

2. 过渡型脑膜瘤

大多数过渡型脑膜瘤组织成分多样，瘤细胞密集区、玻璃样变性区或液化坏死区或致密纤维结构区等的存在，使其易出现分层混合信号，而后者信号均匀，有助于两者的鉴别。

（张　婧　周俊林）

第二节　纤维型脑膜瘤

【概念及分级】

纤维型脑膜瘤(fibrous meningioma)的肿瘤细胞呈梭形,似肌成纤维细胞而得名,梭形细胞平行、席纹状或束状交叉排列在富于胶原纤维的基质内。

该肿瘤旋涡状结构或砂粒体结构不常见，属于较少机会复发和侵袭的脑膜瘤，WHO 分级 I 级。

【流行病学】

纤维型脑膜瘤较常见。与其他普通亚型脑膜瘤相似，女性好发，发病年龄多为70 岁以上，肿瘤多发生于大脑凸面或镰旁。

【临床及预后】

该肿瘤的主要临床症状为头晕、头痛、癫痫等，部分病例无明显症状，仅在体检时发现。该肿瘤可通过手术完全切除，预后良好。

【病理特点】

大体标本：肿瘤大体呈类圆形或椭圆形，边界清晰，可见包膜。

镜下：肿瘤细胞呈梭形，似肌成纤维细胞，梭形细胞平行或束状交叉排列在富于胶原和网状纤维的基质中（图 10-4A），肿瘤细胞核具有内皮细胞型脑膜瘤细胞的特点。

免疫组化：波形蛋白染色，瘤细胞表达阳性；上皮膜抗原（EMA）表达阳性（图 10-4B）；S-100 阴性，胶质纤维酸性蛋白（GFAP）阴性。

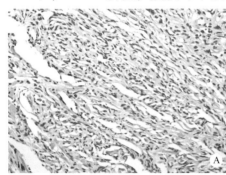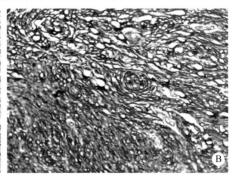

图 10-4　纤维型脑膜瘤

A. 细长纤维样细胞束状排列，大量红染胶原和网状纤维（HE，×20）；B. 上皮膜抗原（EMA）表达阳性，瘤细胞胞质染为黄棕色（×20）

【影像学表现及诊断】

　　肿瘤大多呈类圆形或椭圆形，少数呈分叶状，以宽基底与硬脑膜相连。在CT上主要呈高密度影（图10-5A），部分肿瘤呈高、低混杂密度（图10-6A），边界清晰，部分瘤内可见钙化，瘤周可见轻度水肿，增强后多呈中度不均匀强化（图10-6B）。MR上 T_1WI 多呈等信号（图10-5C，图10-6D），少数呈略低信号；T_2WI 上多呈低信号或等信号（图10-5B），少数呈混杂信号（图10-6C），纤维型脑膜瘤因瘤体内胶原纤维玻璃样变及钙化的出现使其自由水含量减少，间质成分增多，因此造成其 T_2WI 信号较低，可作为纤维型脑膜瘤的特征性表现，DWI图上表现多种多样，可表现为等、高或低信号，但以等或稍高信号为主，ADC值略高于正常脑白质，可能因为纤维型脑膜瘤间质胶原纤维成分比较多，常伴有玻璃样变性，并且该肿瘤生长速度较慢，对引流静脉的压迫比较轻微，使血管内的水分子较少进入脑组织，从而使脑组织细胞间隙增加不显著，使细胞外水分子弥散自由度轻微增加。增强扫描后肿瘤多呈均匀中度强化，部分强化不均匀（图10-6E），"脑膜尾征"多见。

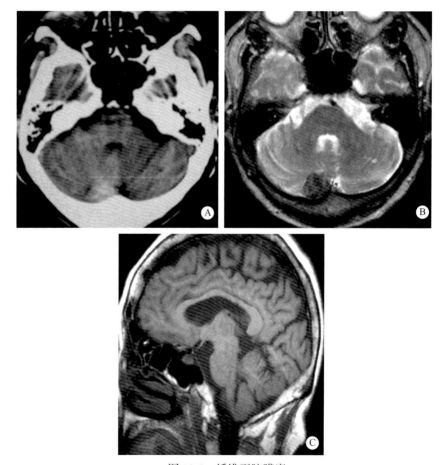

图 10-5　纤维型脑膜瘤

女，84岁，小脑幕下小肿瘤。A. CT轴位：肿瘤呈类圆形高密度，边界清晰，瘤周无明显水肿；B. 轴位 T_2WI：肿瘤呈低信号，边界清晰；C. 矢状位 T_1WI：肿瘤呈等信号，信号均匀

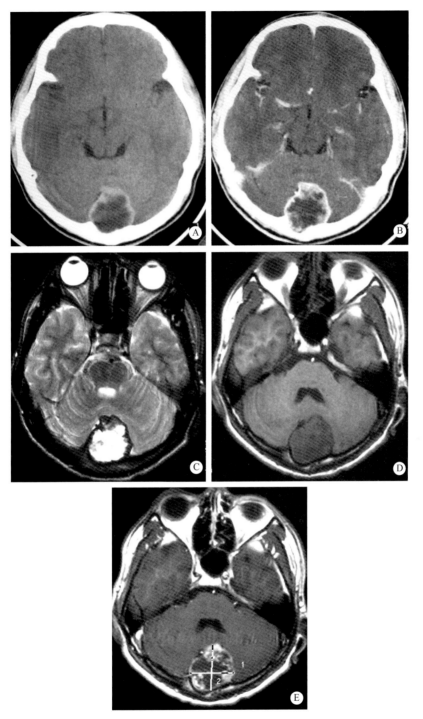

图 10-6 纤维型脑膜瘤

男，18 岁，颅后窝肿瘤。A. CT 平扫轴位：肿瘤呈类圆形低密度影，密度不均匀，边缘呈高密度影，边界清晰，瘤周无水肿；B. CT 增强轴位：肿块边缘呈不均匀明显强化，邻近颅骨局部受压吸收变薄；C. 轴位 T_2WI：肿瘤呈高、低混杂信号，边缘呈低信号，考虑为纤维包膜；D. 轴位 T_1WI：肿瘤呈稍低信号，信号欠均匀；E. 轴位增强 T_1WI：肿瘤边缘呈不均匀明显强化

本亚型的影像重点除了基本的脑膜瘤影像特点外，因瘤体内胶原纤维玻璃样变及钙化的出现其 T_2WI 信号较低，可作为纤维型脑膜瘤的特征性表现，其次，增强后为中度强化也为其特点之一。

【鉴别诊断】

纤维型脑膜瘤多与纤维肉瘤、脑膜黑色素细胞瘤及孤立性纤维性肿瘤鉴别。

1. 纤维肉瘤

纤维肉瘤多起源于脑膜间的结缔组织与脑血管外膜，附着于硬膜，由成纤维细胞和各种胶原产物组成，属于生物学恶性肿瘤，WHO 分级为 Ⅳ 级，具有恶性肿瘤的特征，影像学上因出血、坏死、囊变多见而密度或信号不均匀，可用于两者的鉴别。

2. 脑膜黑色素细胞瘤

脑膜黑色素细胞瘤起源于血管或脑膜的黑色素母细胞，因黑色素顺磁性而出现 T_1WI 高信号、T_2WI 低信号的特征性影像学表现，但纤维型脑膜瘤因其组成成分的特殊性在 T_2WI 上大多数也呈低信号，容易混淆，不过 T_1WI 信号不同可用于两者的鉴别。

3. 孤立性纤维性肿瘤

孤立性纤维性肿瘤与纤维型脑膜瘤起源不同，两者影像有所不同，前者起源于脑膜间质，其 MRI 信号与肌肉相似，增强后呈明显强化，而纤维型脑膜瘤增强后多呈中度强化，强化程度不如孤立性纤维性肿瘤显著，可作为两者的主要鉴别点。

（张　婧　周俊林）

第三节　过渡型脑膜瘤

【概念及分级】

过渡型脑膜瘤（transitional meningioma）具有脑膜内皮细胞型和纤维型脑膜瘤间过渡特点的脑膜瘤，起源于神经系统蛛网膜细胞。

该肿瘤 WHO 分级为 WHO Ⅰ 级肿瘤。

【流行病学】

过渡型脑膜瘤为常见的一个病理亚型，发病年龄跨度大，几乎各年龄阶段均有，中老年人较多见，高峰年龄为 40~60 岁，部分病例可发生于儿童。肿瘤大多位于大脑凸面或大脑镰旁，发生于儿童者多位于侧脑室，易误诊为室管膜瘤或脉络丛乳头状瘤，这可能和儿童脑膜瘤好发于脑室内脉络丛的残余蛛网膜细胞有关。

【临床及预后】

过渡型脑膜瘤出现临床症状时瘤体一般较大，颅内高压症状出现较晚，发生在侧脑室且因脑积水较早出现头痛、恶心、呕吐等症状，少数患者可出现癫痫。体征与肿瘤部位相关。该肿瘤为 WHO Ⅰ 级肿瘤，可通过手术完全切除，预后良好。

【病理特点】

大体标本：多呈类圆形或椭圆形，部分呈分叶状；肿瘤界限清楚，大多数可见明显的假包膜。

镜下：见肿瘤细胞较长呈纺锤体形，排列成分叶状和束状结构，围绕血管形成典型的同心圆旋涡状结构(图10-7A)，细胞漩涡中心可见典型的砂粒体，血管较多见，亦可见到典型的脑膜上皮细胞区域。少数可见间质玻璃样变性，纤维细胞明显减少，胶原纤维增粗并融合成条片状半透明均质。

免疫组化：波形蛋白染色，瘤细胞表达阳性（图10-7B）；上皮膜抗原（EMA）表达阳性（图10-7C）；S-100阴性，胶质纤维酸性蛋白（GFAP）阴性。

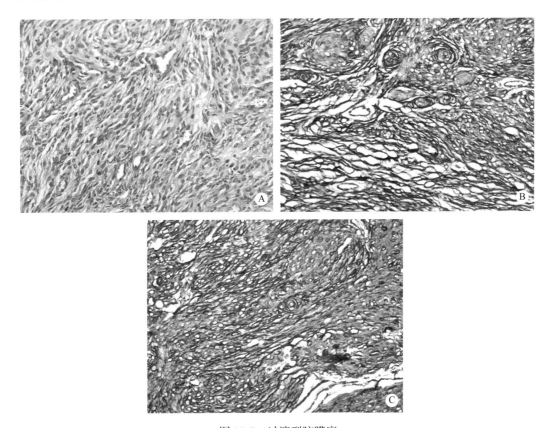

图10-7　过渡型脑膜瘤

A. 丰富的漩涡状结构，脑膜皮细胞和纤维母样细胞束状排列，同心圆结构明显，大小一致的脑膜皮细胞可见（HE，×20）；B. 免疫组化波形蛋白染色，瘤细胞表达阳性，瘤细胞胞质染为黄棕色（×20）；C. 免疫组化上皮膜抗原染色（EMA），瘤细胞表达阳性，瘤细胞胞质染为黄棕色（×20）

【影像学表现及诊断】

肿瘤形态多呈类圆形或椭圆形，部分呈分叶状。多以广基底附着于硬膜上，部分肿瘤周围可见假包膜征。CT上主要表现为稍高密度影或等、稍低混杂密度影，边界清楚。MRI平扫 T_1WI 多呈等、略低混杂信号（图10-8A）；T_2WI 多呈高、等或低分层混杂信号（图 10-8B），少数呈均匀等信号或不均匀等、略低混杂信号；部分肿瘤内可见到玻璃样变性的 T_1WI 略低信号、T_2WI 略高信号区，由于大多数过渡型脑膜瘤组织成分多样，瘤细胞密集区、玻璃样变性区或液化坏死区或致密纤维结构区等的存在，使其易出现分层混合信号。增强后大部分肿瘤边界清楚，可见脑膜尾征，强化效应显著，部分呈分层混合信号（图 10-8C），明显强化的瘤实质内有变性坏死的等、低信号区，少数为均匀显著强化。儿童过渡型脑膜瘤多位于侧

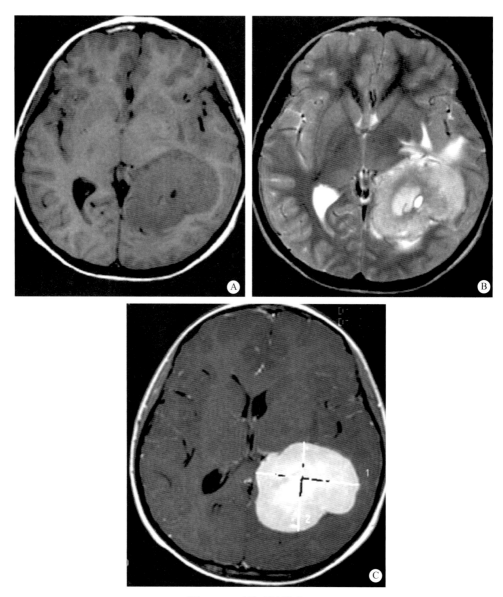

图 10-8 过渡型脑膜瘤

女，10 岁，左侧侧脑室肿瘤。A. 轴位 T_1WI：肿瘤呈低信号，边界清晰，信号不均匀，其内因小囊变见斑点状更低信号；
B. 轴位 T_2WI：肿瘤呈类椭圆形高、低混杂信号，呈分层现象，边界清晰，瘤周无明显水肿；C. 轴位增强 T_1WI：
肿瘤呈明显强化

脑室，多呈分叶状（图 10-9A），肿瘤信号多较均匀（图 10-9B~图 10-9D），也可有变性、坏死，因此信号混杂。文献报道脑膜瘤内钙化通常提示过渡型或砂粒体型，但在该亚型中少数病例有小点、片状钙化，T_1WI、T_2WI 及强化均为低信号；很少出现邻近骨膜、骨质的侵犯；大多数肿瘤瘤周无明显水肿，少数瘤周有轻中度水肿，瘤周水肿程度与肿瘤内水分含量、血供、病理类型、部位及大小均有关系，与肿瘤内水分含量、血供及病理类型更为密切，瘤周水肿轻微通常提示病理分型较好。过渡型脑膜瘤尽管瘤体较大，但是发生瘤周水肿的概率较低，很少有明显的瘤周水肿，可能主要与其病理分型和发生部位有关。

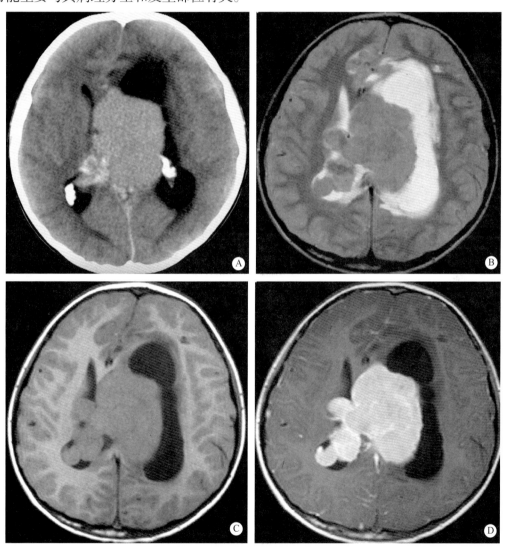

图 10-9　过渡型脑膜瘤

男，9 岁，过渡型脑膜瘤。A. CT 轴位平扫：肿块呈不规则形略高密度影；B. 轴位 T_2WI：肿瘤呈等信号，其内见斑点状略低信号，边界清晰，脑积水形成；C. 轴位 T_1WI：肿瘤呈等信号，边界清晰，信号均匀；D. 轴位增强 T_1WI：肿瘤呈明显均匀强化

过渡型脑膜瘤最显著的影像特点因其组织成分多样，变性多，易出现分层混合信号，增强后有层次的强化；另外，儿童过渡型脑膜瘤多位于侧脑室，且有分叶。

【鉴别诊断】

过渡型脑膜瘤应与间变型脑膜瘤、血管外皮细胞瘤鉴别。

1. 间变型脑膜瘤

间变型脑膜瘤为 WHO Ⅲ 级肿瘤，为恶性肿瘤，多为不规则形和分叶状或结节状，肿瘤边缘可出现不规则的结节状改变呈"磨伞征"，出血、坏死、囊变多见，增强后多呈不均匀中等度强化，可见短粗不规则"硬膜尾征"，可与前者鉴别。

2. 血管外皮细胞瘤

血管外皮细胞瘤起源于脑膜间质血管 Zimermann 细胞，两者起源不同，影像学表现有差异，该肿瘤与脑膜呈窄基底相连，少见硬膜尾征，肿瘤内出血、坏死、囊变多见，致密度、信号多不均匀，而过渡型脑膜瘤与脑膜呈宽基底相连，硬膜尾征多见，由于组织成分多样易出现分层混合信号，可用于两者的鉴别。

（张　婧　周俊林）

第四节　砂粒体型脑膜瘤

【概念及分级】

砂粒体型脑膜瘤（psammomatous meningioma）具有过渡型脑膜瘤漩涡状结构的特点，该亚型富含砂粒体而得名，有些肿瘤全部为砂粒体结构。

砂粒体型脑膜瘤属于 WHO Ⅰ 级肿瘤。

【流行病学】

该肿瘤好发于胸段脊髓，但发生于颅内的也不少见（大多位于大脑凸面或镰旁）成人多见，老年人与儿童较少，女性稍多于男性，尤其好发于中年妇女。

【临床及预后】

砂粒体型脑膜瘤临床症状和其他良性脑膜瘤一样，因该肿瘤属于 WHO Ⅰ 级肿瘤，手术完全切除后预后良好。

【病理特点】

大体标本：肿瘤形态较规则，呈类圆形，质硬，有包膜。

镜下：砂粒体型脑膜瘤富含砂粒体，有些肿瘤全部为砂粒体结构，砂粒体多融合形成不规则钙化（图 10-10A），少数形成骨化小体，局部可找到脑膜内皮细胞的特点。

免疫组化：上皮膜抗原染色（EMA）瘤细胞表达阳性（图 10-10B）；波形蛋白染色，瘤细胞表达阳性；S-100（－），胶质纤维酸性蛋白（GFAP）（－）。

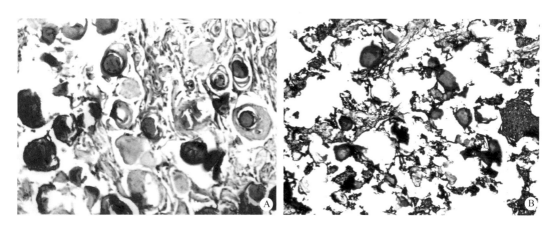

图 10-10 砂粒体型脑膜瘤

A. 众多环形砂粒体中可见深色钙化（HE，×40）；B. 免疫组化上皮膜抗原染色（EMA），瘤细胞表达阳性（×40）

【影像学表现及诊断】

砂粒体型脑膜瘤和其他亚型脑膜瘤一样，大多位于大脑凸面或镰旁；形态多呈类圆形或椭圆形，边界清晰；肿瘤以广基底附着于硬膜上，并可见脑膜尾征（图 10-12E）；CT 平扫多呈等、高混杂密度影，可见不同程度钙化，部分肿瘤整个瘤体呈高密度钙化影（图 10-12A、图 10-12B），瘤周无明显水肿，少数肿瘤伴轻度水肿，增强后不均匀强化，瘤体呈显著强化。MRI 平扫 T_1WI 大多数肿瘤呈等、低混杂信号（图 10-11B，图 10-12D），T_2WI 呈高、低混杂信号（图 10-11A，图 10-12C），其内钙化在 T_1WI 和 T_2WI 上均呈低信号；增强后肿瘤实体呈显著强化（图 10-11C），肿瘤瘤体内钙化强化不显著（图 10-12F）。

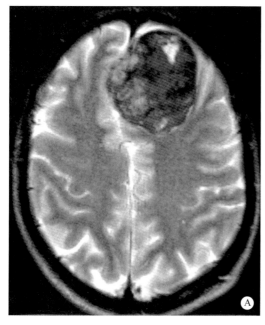
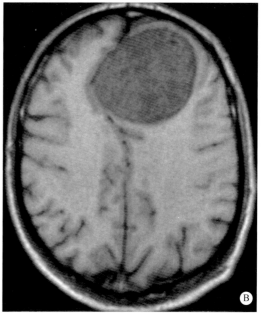

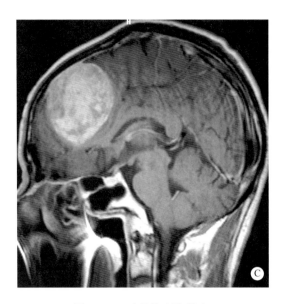

图 10-11　砂粒体型脑膜瘤

男、54 岁、砂粒体型脑膜瘤。A.轴位 T_2WI：瘤组织呈等、低混杂信号，内见斑点状高信号，边界清晰，瘤周无水肿；B.轴位 T_1WI：瘤组织呈基本均匀的稍低信号，边缘可见更低信号环；C.增强矢状位 T_1WI：瘤组织呈显著强化，欠均匀

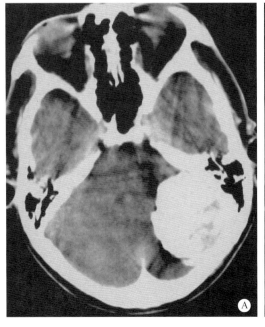

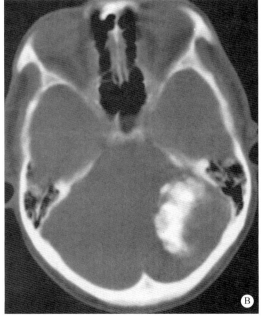

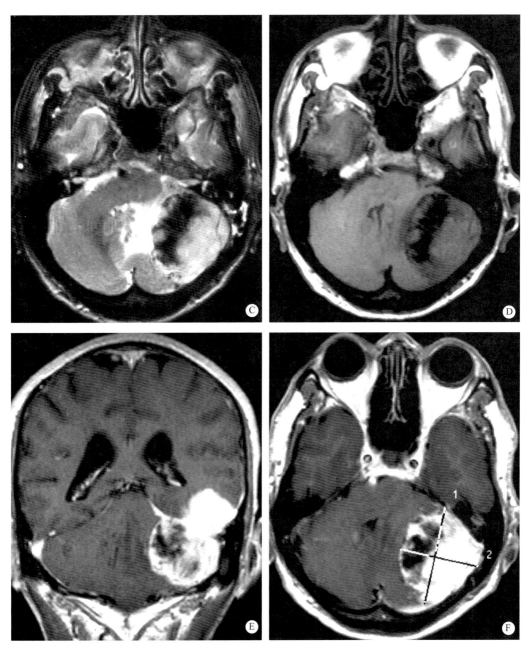

图 10-12　砂粒体型脑膜瘤

男，71 岁，砂粒体型脑膜瘤。A.轴位 CT：肿瘤呈高密度影，其内可见高密度钙化影，边界清晰；B.轴位骨窗 CT：肿瘤邻近颅骨未见破坏；C.轴位 T_2WI：瘤组织呈高、低混杂信号，瘤周局部轻度水肿，占位效应明显；D.轴位 T_1WI：瘤组织呈等、低混杂信号，边界清晰；E.增强冠状位 T_1WI：瘤组织呈不均匀明显强化，与脑膜呈宽基底相连，可见硬膜尾征；F.增强轴位 T_1WI：瘤组织呈不均匀明显强化，其内钙化影无明显强化

本亚型最重要的影像学特点为钙化多见，钙化在 CT 为高密度，在 MR 为双低信号，但 T_2 一般信号不均匀，增强后为中度不均匀强化。

【鉴别诊断】

砂粒体型脑膜瘤需与纤维型脑膜瘤、脑膜皮细胞型脑膜瘤鉴别。

1. 纤维型脑膜瘤

纤维型脑膜瘤因瘤体内胶原纤维玻璃样变及钙化的出现使其 T_2WI 信号较低，容易和砂粒体型脑膜瘤混淆，后者钙化多见，甚至整个肿瘤钙化，钙化在 T_1WI 和 T_2WI 上均呈低信号，而纤维型脑膜瘤在 T_1WI 上多呈等信号或稍低信号，可用于两者的鉴别。

2. 脑膜皮细胞型脑膜瘤

脑膜皮细胞型脑膜瘤 MRI 上 T_2WI 多呈高信号，当其出现钙化时很难鉴别，需依靠病理，病理上脑膜皮细胞型脑膜瘤漩涡结构和砂粒体少见，而砂粒体型脑膜瘤富含砂粒体，可用于两者的鉴别。

（张　婧　周俊林）

第五节　血管瘤型脑膜瘤

【概念及分级】

血管瘤型脑膜瘤（angiomatous meningioma）为大量血管分布于肿瘤细胞之间，其间有散在的脑膜上皮细胞。

血管瘤型脑膜瘤属于 WHO Ⅰ级肿瘤。

【流行病学】

血管瘤型脑膜瘤较少见，男女发病率无明显差异，各年龄段均可发病，有文献报道中位年龄为 45 岁。

【临床及预后】

血管瘤型脑膜瘤临床表现主要为头痛，如前所述，部分患者有明确定位体征，听力减退或嗅觉障碍等，与肿瘤发生部位密切相关，该肿瘤预后良好。

【病理特点】

大体标本：病理观察肿瘤多呈类圆形或椭圆形，少数呈分叶状；肿瘤界限清楚，大多数可见到完整的包膜；少数肿瘤内有坏死、囊变或出血。

镜下：观察见肿瘤瘤体内有大量增生的肿瘤新生血管，血管腔小至中等，管壁薄或厚，大部分小血管壁透明变性（图 10-13A）。瘤细胞稀疏、可见散在分布的脑膜上皮细胞，中等到显著变性的不典型核常见，但大多数肿瘤的组织学为良性。

免疫组化：上皮膜抗原染色（EMA），瘤细胞表达阳性（图 10-13B）；波形蛋白染色，瘤细胞表达阳性（图 10-13C）；S-100（－），胶质纤维酸性蛋白（GFAP）（－）。

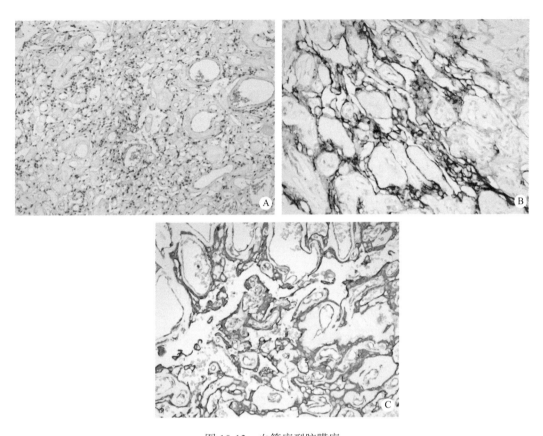

图 10-13　血管瘤型脑膜瘤

A.瘤组织由增生丰富的厚壁、薄壁血管构成，其间有散在分布的脑膜上皮细胞（HE，×20）；B.上皮膜抗原（EMA）
表达阳性（×20）；C.波形蛋白染色表达阳性（×20）

【影像学表现及诊断】

　　肿瘤大多位于大脑凸面或镰旁，前颅窝、小脑幕上下缘等也可见到；形态大多呈类圆形或椭圆形；瘤组织内密布管腔大小不等的血管，丰富的血管常超过脑膜上皮的面积，血管壁有明显的玻璃样变性，因此大多数瘤组织中可见到血管流空信号（图 10-14A）；少数肿瘤内可见坏死、囊变；肿瘤以广基底附着于硬膜上，并有较规则的脑膜尾征，大多为光滑细长型；CT 平扫多呈较均匀的略高或等密度，少数呈等、低混杂密度，瘤周可见不同程度水肿，少数肿瘤无明显水肿。瘤组织由增生丰富的厚壁、薄壁血管构成，其间有散在分布的脑膜上皮细胞，增强后呈显著明亮均匀或不均匀强化。MRI 平扫 T_1WI 大多数肿瘤呈基本均匀的稍低信号（图 10-14B），T_2WI 呈基本均匀的较高信号（图 10-14A），伴有坏死、囊变的信号较不均匀，瘤周有不同程度水肿，以轻度水肿为主（图 10-15A）；T_1WI 增强后大多数瘤组织中可见到血管流空信号，并呈均匀显著强化（图 10-14C，图 10-15B、图 10-15C），肿瘤瘤体内坏死囊变者，囊变部分 T_2WI 呈高信号，T_1WI 呈低信号，增强后无明显强化（图 10-14A~图 10-14C）；极少数病例可见到颅骨增生改变的异常征象。

　　血管瘤型脑膜瘤最主要的影像特点为肿瘤多为实性瘤体，有堆积感，T_2WI 信号往往比较高，增后呈明亮强化，内部可见血管流空信号。

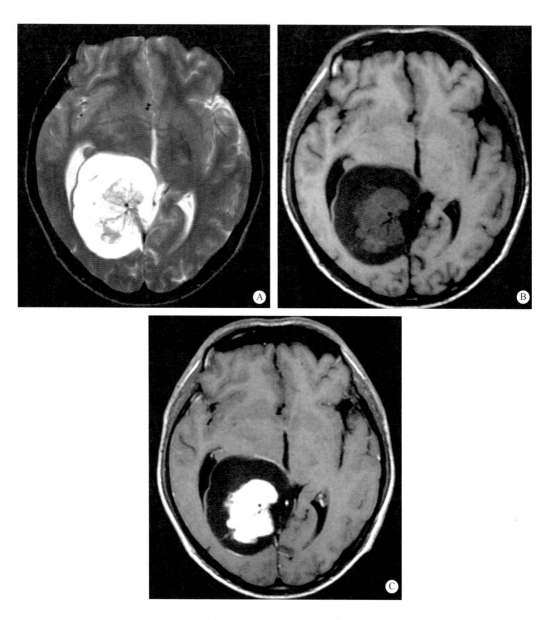

图 10-14　血管瘤型脑膜瘤

男性，44 岁，血管瘤型脑膜瘤。A. 轴位 T_2WI：囊实性肿块，瘤组织呈较高信号，内见血管流空信号，瘤周无水肿；B. 轴位 T_1WI：瘤组织呈基本均匀的稍低信号，内见血管流空信号；C. 增强轴位 T_1WI：瘤组织呈均匀明亮的显著强化，内见血管流空信号

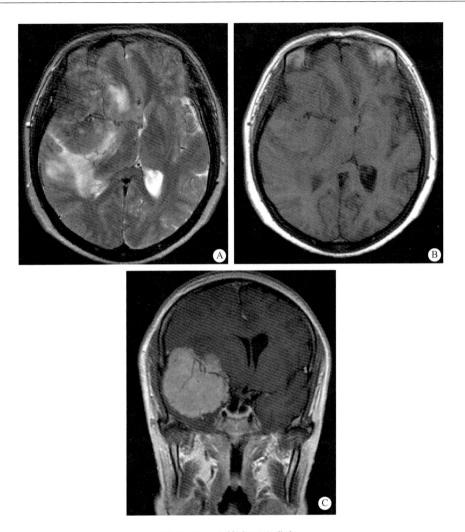

图 10-15 血管瘤型脑膜瘤

女, 38 岁, 血管瘤型脑膜瘤。A.轴位 T_2WI: 瘤组织呈等信号, 内见血管流空信号, 瘤周轻度水肿; B.轴位 T_1WI: 瘤组织呈基本均匀的等信号, 内见血管流空信号; C.增强冠状位 T_1WI: 瘤组织呈均匀明显强化, 内见血管流空信号

【鉴别诊断】

血管瘤型脑膜瘤主要应与血管外皮细胞瘤、过渡细胞型脑膜瘤鉴别。

1. 血管外皮细胞瘤

血管外皮细胞瘤起源于脑膜间质血管 Zimermann 细胞, 两者起源不同, 但影像和病理有相似之处, 鉴别有难度。血管外皮细胞瘤形态多不规则, 分叶征明显, 往往跨叶生长, 多以窄基底附着于硬膜上, 硬膜尾征少见, 瘤周水肿较明显, 颅骨破坏多见, 出血、坏死、液化及囊变多见, 因而其 MRI 信号多不均匀, 增强呈不均匀显著强化。而血管瘤型脑膜瘤为 WHO Ⅰ 级肿瘤, 具有良性肿瘤的特点, 形态多较规则, 多以宽基底附着于硬膜上, 硬膜尾征多见, 邻近颅骨多呈增生改变, 这与前者有较大不同, 可用于两者的鉴别。

2. 过渡型脑膜瘤

过渡型脑膜瘤由于组织成分多样易出现分层混合信号，增强后多呈不均匀强化，而血管瘤型脑膜瘤由于富含血管，增强后多呈均匀明亮显著强化，并可见血管流空现象。

（张　婧　周俊林）

第六节　微囊型脑膜瘤

【概念及分级】

微囊型脑膜瘤（microcystic meningioma）以丰富的合体细胞中有大量空泡形成，可见到大量黏液样改变及微囊形成为特征的肿瘤。

微囊型脑膜瘤是 1993 年 WHO 神经系统肿瘤分类中增加的一种 WHO Ⅰ级脑膜瘤，2016 WHO 新分类中仍继续延用。

【流行病学】

微囊型脑膜瘤是脑膜瘤较少见的一种特殊病理亚型，发病率约为所有脑膜瘤的 1.6%。

【临床及预后】

微囊型脑膜瘤临床表现与其他类型脑膜瘤相似，性别差异不大。由于肿瘤生长缓慢，临床症状出现较晚，发现时肿瘤一般较大，常表现为局部的压迫症状，主要表现有头痛、恶心、呕吐等，与肿瘤发生部位及大小有关。

【病理特点】

大体标本：病理观察肿瘤多呈半圆形，边缘欠光整；大多数肿瘤可见包膜，几乎所有肿瘤可见多发囊变。

镜下：见肿瘤细胞较长呈纺锤体形、胞突长，核小，深染，圆形或卵圆形，胞质淡染，可见多形细胞，背景结构疏松呈黏液状，有许多囊状结构形成，细胞间有较多毛细血管网（图 10-16）。

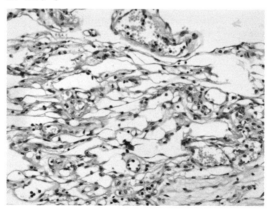

图 10-16　微囊型脑膜瘤

瘤细胞较长呈纺锤体形，可见多形细胞，背景结构疏松呈黏液状，可见许多囊状结构（HE，×20）

免疫组化：上皮膜抗原（EMA）。瘤细胞表达阳性；波形蛋白染色，瘤细胞表达阳性；胶质纤维酸性蛋白（GFAP）（－）；S-100（－）。Ki-67 指数 <5%。

【影像表现及诊断】

微囊型脑膜瘤大多数位于大脑凸面或颅窝底。肿瘤形态多呈半圆形，周围可见假包膜征。CT上肿瘤多呈等、低混杂密度影，边界清楚，瘤周可见不同程度低密度水肿区，增强后呈明显不均匀强化。MRI 平扫 T_1WI 肿瘤呈不均匀等、低混杂信号，可见到多发大小不一囊状低信号（图 10-17B，图 10-18B）；T_2WI 呈不均匀略高信号，可见多发大小不一囊状高信号（图 10-17A，图 10-18A），部分病变信号强度与脑脊液相近，与肿瘤细胞排列疏松及含有大量微囊有关。增强后实性部分呈不均匀显著强化，可见细网状高信号（图 10-17C，图 10-18C），与细胞间质含有大量的微血管网密切相关，其内可见大小不一的多发囊状低信号无强化区，部分肿瘤可见邻近脑膜受累、出现纤细规则的脑膜尾征，这与其他类型脑膜瘤相似。微囊型脑膜瘤的另外一个特点是大多数肿瘤伴有轻度瘤周水肿（图 10-18A），其发生机制尚不清楚，有文献报道可能与血管内皮生长因子的表达水平相关，微囊型脑膜瘤有较高的血管密度和高水平血管内皮生长因子的表达；极少数可见颅骨受侵犯的异常信号。

本亚型的主要特点为含有多发大小不一的囊，多个微囊可融合成大囊，增强后可呈细网状改变，且大多数肿瘤瘤周水肿较轻。

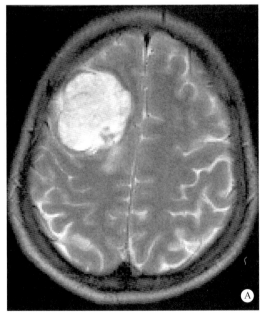
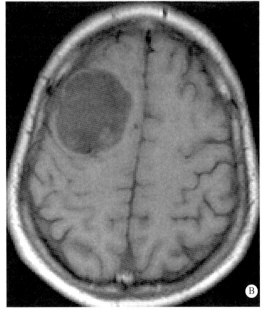

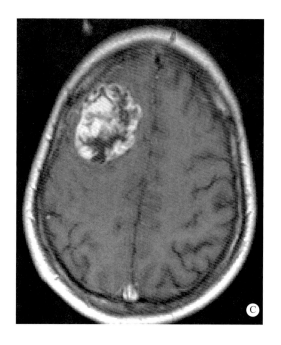

图 10-17　微囊型脑膜瘤

男，42 岁，微囊型脑膜瘤。A.轴位 T_2WI：瘤组织呈高信号，边界清晰，瘤周无明显水肿；B.轴位 T_1WI：瘤组织呈基本均匀的低信号，边界清晰；C.增强轴位 T_1WI：瘤组织呈不均匀明显强化，其内见不规则形无强化区，考虑为囊区

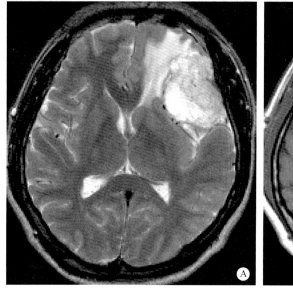

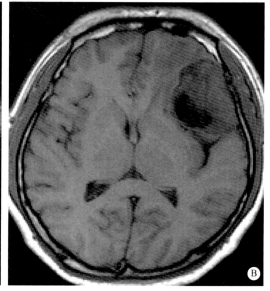

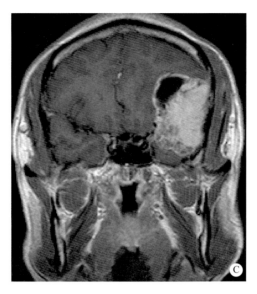

图 10-18　微囊型脑膜瘤

男，40 岁，微囊型脑膜瘤。A. 轴位 T_2WI：瘤组织呈高信号，边界欠清晰，瘤周水肿明显；B. 轴位 T_1WI：瘤组织实体呈等信号，瘤体边缘见不规则形囊变区，呈低信号；C. 增强冠状位 T_1WI：瘤组织呈不均匀明显强化，其内见不规则形无强化囊区及多个小囊区

【鉴别诊断】

微囊型脑膜瘤主要应与脑膜 Ewing 肉瘤 /pPNET、非典型脑膜瘤鉴别。

1. 脑膜 Ewing 肉瘤 /pPNET

脑膜 Ewing 肉瘤 /pPNET 发病年龄轻，发病高峰年龄为 11~20 岁，其形态大多呈梭形，由于囊变、坏死多见，信号不均匀，部分可呈蜂窝状改变，和微囊型脑膜瘤相似，但其为 WHO Ⅵ级肿瘤，恶性度高，邻近颅骨多呈破坏改变，甚至跨颅骨向外生长，结合发病年龄可鉴别。

2. 非典型脑膜瘤

非典型脑膜瘤为 WHO Ⅱ级肿瘤，属于低度恶性肿瘤，坏死、囊变多见，密度或信号多不均匀，和微囊型脑膜瘤鉴别困难，但非典型脑膜瘤由于肿瘤细胞的浸润致使其硬膜尾征多呈短粗不规则形，局部可形成结节样改变，瘤周水肿多见，少数肿瘤邻近颅骨可见破坏。

（张　婧　周俊林）

第七节　分泌型脑膜瘤

【概念及分级】

分泌型脑膜瘤（secretory meningioma）是灶性上皮细胞分化、上皮内微腺腔内含 PAS 染色阳性的嗜伊红物质，又称为假砂粒体。由 Alguacil-Garcia 等于 1986 年结合免疫组化及电镜结果首次提出。

1993 年 WHO 中枢神经系统分类将其正式列为脑膜瘤亚型之一，属于 WHO Ⅰ级肿瘤。

【流行病学】

分泌型脑膜瘤为脑膜瘤的罕见亚型，在为数不多的病例统计中，其发生率约占脑膜瘤的 3%。女性好发，文献报道男女比例多在 1:（3~10），明显高于其他亚型脑膜瘤，有极为明显的女性好发倾向，可能与该肿瘤激素受体，特别是 PR 的高表达存在相关性。另外，患者血中 CEA 水平常常是升高的，而在脑膜瘤的其他亚型中无表达，因此 CEA 在分泌型脑膜瘤中的表达具有特异性。

【临床及预后】

大多数分泌型脑膜瘤位于蝶骨嵴和前颅窝，其临床症状和其他亚型脑膜瘤相似，主要与其发生部位有关。该肿瘤属于低复发和低进展危险性的脑膜瘤之一，预后较好，手术完整切除后无复发，存活时间较长。

【病理特点】

大体标本：肿瘤呈灰红或灰白色，质软，有包膜，部分表面呈结节状。

镜下：肿瘤细胞形态及排列方式大多与典型的脑膜上皮型脑膜瘤相似，细胞圆形或卵圆形，大小较一致，细胞质淡染而丰富，边界不清，其最显著的组织学特征是出现大小不等的细胞质透明包涵体，称假砂粒体（图 10-19A），散在或成簇分布，均质状，嗜伊红色，PAS 染色阳性（图 10-19B），分布不均匀。核大，圆形或卵圆形，核膜清楚，染色质呈细网状，核分裂象罕见。肿瘤与周围正常脑组织分界清楚。大多数存在大量血管周细胞增生，细胞核小而深染，血管腔大小不一，也是该亚型脑膜瘤的特点之一。

免疫组化：EMA 表达阳性（图 10-19C），CEA、CK、PR、波形蛋白阳性。

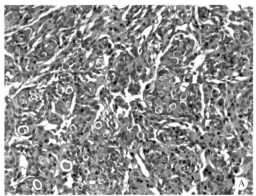
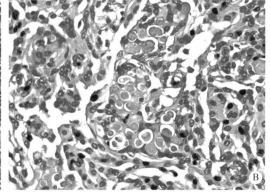

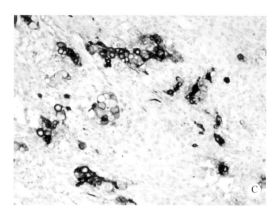

图 10-19 分泌型脑膜瘤

A.上皮微囊腔内嗜伊红物质，形成假砂粒体，假砂粒体富含红染的糖原（HE，×10）；B.可见假砂粒体，假砂粒体富含红染的糖原（HE，×20）；C.上皮膜抗原（EMA）表达阳性（×20）

【影像学表现及诊断】

肿瘤形态多为类圆形或不规则形，呈宽基底与硬膜相连，可见硬膜尾征，边界尚清，在 CT 上主要为等密度或稍低密度，瘤周水肿明显，增强后瘤体明显强化；在 MRI 上，T_1WI 呈等信号或等、低混杂信号（图 10-20B），T_2WI 呈高信号（图 10-20A），瘤周可见明显水肿，这可能为该亚型脑膜瘤的一个重要影像征象，文献报道 84% 的病例有轻到重度瘤周水肿，重度瘤周水肿占 64%，这种水肿无法用肿瘤的大小、部位、组织学类型及细胞增殖活性等因素来解释，在分泌型脑膜瘤中，可能与肿瘤 PR 的表达相关，或肿瘤产生的某些物质使血管通透性增加有关。增强后肿瘤实体明显强化（图 10-20C），部分肿瘤内可见囊变。

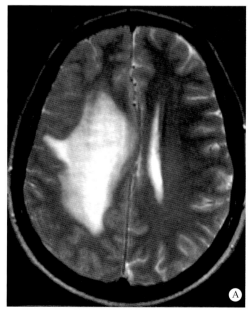
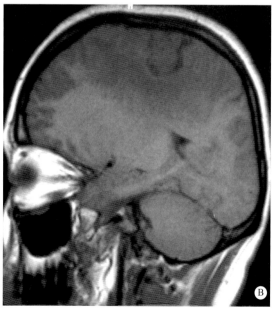

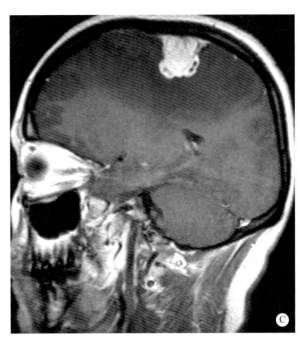

图 10-20　分泌型脑膜瘤

男，50 岁，分泌型脑膜瘤。A. 轴位 T_2WI：瘤组织呈高信号，边界不清，瘤周水肿明显；B. 矢状位 T_1WI：瘤组织呈基本均匀的低信号，病灶边缘见环形更低信号，瘤周水肿明显；C. 增强矢状位 T_1WI：瘤组织呈不均匀明显强化，其边缘斑点状囊变无明显强化

分泌型脑膜瘤尽管为 WHO Ⅰ 级肿瘤，可能由于肿瘤 PR 的表达，中度及以上瘤周水肿为其主要影像学特点。

【鉴别诊断】

分泌型脑膜瘤易误诊为微囊型脑膜瘤和非典型脑膜瘤，需与其鉴别。

1. 微囊型脑膜瘤

微囊型脑膜瘤和分泌型脑膜瘤均为 WHO Ⅰ 级肿瘤，且瘤周水肿都较明显，鉴别困难，但微囊型脑膜瘤可见到多发大小不一囊状影，部分肿瘤增强后呈细网状改变，病理上分泌型脑膜瘤 CEA、PR 阳性，有助于两者鉴别。

2. 非典型脑膜瘤

非典型脑膜瘤为 WHO Ⅱ 级肿瘤，属于低度恶性肿瘤，可见短粗不规则形硬膜尾征，局部可形成结节样改变，而分泌型脑膜瘤脑膜尾征多光滑细长；非典型脑膜瘤瘤周水肿多见，且多为轻至中度水肿，而分泌型脑膜瘤尽管为 WHO Ⅰ 级肿瘤，但其瘤周水肿多为重度，可作为两者的鉴别点。

（张　婧　周俊林）

第八节　富淋巴浆细胞型脑膜瘤

【概念及分级】

富淋巴浆细胞型脑膜瘤（lymphoplasmacyte-rich meningioma）为丰富的慢性炎细胞、淋巴细胞、浆细胞浸润，经常覆盖于内皮细胞之上的一类罕见的脑膜瘤亚型。

富淋巴浆细胞型脑膜瘤属于 WHO Ⅰ级肿瘤。

【流行病学】

富淋巴浆细胞型脑膜瘤发病率不到脑膜瘤的 1%，较易发生于青壮年，较 WHO Ⅰ级脑膜瘤其他亚型该病平均发病年龄小。男女发病率无明显差异。常伴有造血系统疾病，如贫血、多克隆性免疫球蛋白病等，这些造血系统疾病在手术切除肿瘤后可痊愈，说明富淋巴浆细胞型脑膜瘤伴随的造血系统异常与肿瘤及淋巴、浆细胞浸润有关。

【临床及预后】

富淋巴浆细胞型脑膜瘤临床症状表现为进行性头痛、头晕及呕吐，考虑主要为颅内高压所引起，与 WHO Ⅰ级脑膜瘤其他亚型相比，本型高颅压症状出现较早且较明显，可能与炎细胞浸润、明显水肿等有关。大多数病例为单发，病灶及受侵脑膜均可经手术完全切除，术后预后较好，仅有少数病例术后可复发。

【病理特点】

大体标本：观察肿瘤呈不规则形，切面灰白或灰红色，质地中等，少数肿块质韧。

镜下：细胞丰富，成分多样，见大量淋巴细胞、浆细胞、组织细胞及嗜酸性粒细胞，血管丰富，可见淋巴细胞、浆细胞在血管周围形成袖套样结构（图 10-21A）。炎性背景下可见多少不等的梭形细胞，部分成束状、旋涡状排列，可见不同比例的典型脑膜上皮细胞区域。

免疫组化：CD38 褐色浆细胞染色见大量深染为棕褐色的浆细胞，LCA-CD45-白细胞总抗原 – 淋巴细胞染色可见大量深染的淋巴细胞（图 10-21B），上皮膜抗原染色（EMA）瘤细胞表达阳性；波形蛋白染色，瘤细胞表达阳性（图 10-21C）。

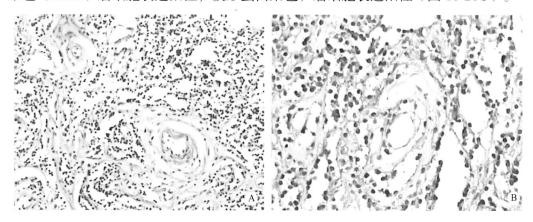

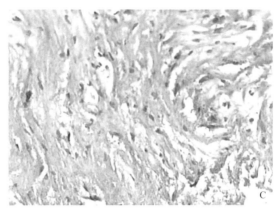

图 10-21　富淋巴浆细胞型脑膜瘤

A.深染小淋巴细胞，漩涡状瘤结构及较大深染的浆细胞（HE，×40）；B.LCA2 淋巴细胞染色阳性表达（深色核）；

C.波形蛋白细胞质表达阳性呈褐色，漩涡状结构（×20）

【影像学表现及诊断】

　　该肿瘤大多为匍匐性生长，与脑膜关系密切，形态呈不规则斑片状，边缘不规整，边界不清，邻近脑组织均有不同程度受侵，主要为大量慢性炎细胞浸润所致，类似炎症，与恶性脑膜瘤浸润性生长方式、瘤细胞侵犯脑实质不同。在 CT 上主要表现为不规则形高、低混杂密度影（图 10-23A），边界不清。MRI 检查大多数病例 T_1WI 呈等、略低信号（图 10-22B~C），T_2WI 呈等、略高信号（图 10-22A，图 10-23B），少数病灶内见不规则片状双低信号；增强扫描均有显著强化效应（图 10-22D~E、图 10-23D~E），可能是由于血供丰富及炎性细胞浸润破坏血脑屏障致使病灶强化显著；由于炎性细胞的浸润，可见脑膜广泛不均匀增厚（图 10-22E）；瘤周水肿明显，富淋巴浆细胞型脑膜瘤虽然属于 WHO Ⅰ 级肿瘤但瘤周水肿明显，可能是由于其组织学成分丰富，大量炎性细胞浸润及血供丰富所致。

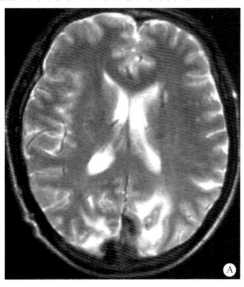
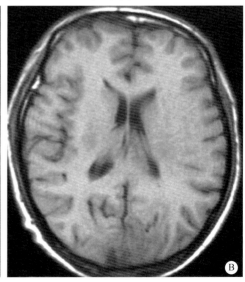

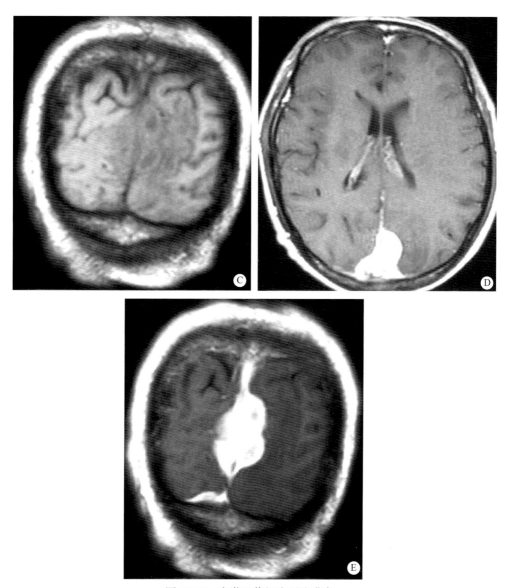

图 10-22 富淋巴浆细胞型脑膜瘤

男性，52 岁，富淋巴浆细胞型脑膜瘤。A. 轴位 T_2WI：瘤组织呈低信号，边界不清，瘤周可见轻度水肿；B、C. 轴位 T_1WI：瘤组织呈稍低信号，其内见斑点状低信号，肿瘤呈匍匐状生长；D、E. 增强轴位 T_1WI：瘤组织均匀明显强化

富淋巴浆细胞型脑膜瘤是最不具备经典脑膜瘤表现的一类脑膜瘤，影像表现具有特殊性，肿瘤表现常常较弥漫（类似炎症），边缘不规则，瘤周水肿较重，脑膜广泛不均匀增厚是其主要特征。

【鉴别诊断】

富淋巴浆细胞型脑膜瘤多不具备良性脑膜瘤典型影像学特征，常易被误诊为炎性肉芽肿、淋巴瘤、静脉性梗死等疾病。

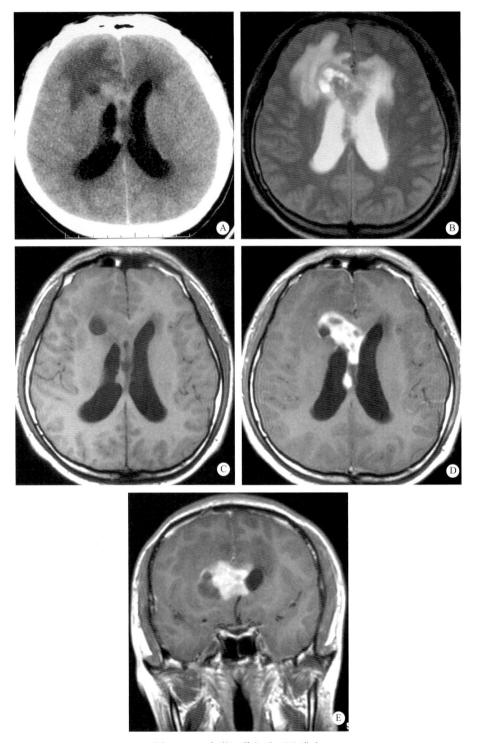

图 10-23　富淋巴浆细胞型脑膜瘤

男，30 岁，富淋巴浆细胞型脑膜瘤。A. CT 平扫：肿块呈稍高密度影，边界不清，瘤周水肿明显；B. 轴位 T_2WI：瘤组织呈高、低混杂信号，边界不清，瘤周水肿明显；C. 轴位 T_1WI：瘤组织呈稍低、等混杂信号，边界不清；D、E. 增强轴位 T_1WI：瘤组织明显不均匀强化，其内可见斑点状低信号无明显强化区

1. 颅内炎性肉芽肿

颅内炎性肉芽肿好发于青少年，病灶多位于皮层或皮层下，边界模糊，周围可见指样水肿带，增强后呈不规则实性伴或不伴环形强化，可见相邻脑膜局限性强化。

2. 脑原发性淋巴瘤

脑原发性淋巴瘤多发于中老年人，病灶多位于脑室周围，常靠近中线分布，MRI 表现 T_1 加权多呈等或稍低信号，T_2 加权等、低或稍高信号，增强团块状均匀强化，轮廓大多较清楚，病灶周围见轻度水肿。

3. 静脉性梗死

静脉窦血栓局部脑组织梗死多表现为对称性脑回肿胀、脑沟消失，可见皮层及皮层下斑点状出血，多呈片状强化，并随时间变化。

（张　婧　周俊林）

第九节　化生型脑膜瘤

【概念及分级】

脑膜上皮细胞具有多潜能分化能力，其多功能间充质干细胞可转化为其他类型的间充质组织，分化出少见的脑膜瘤组织学亚型，如骨性、软骨性、脂肪等，该亚型为化生型脑膜瘤（metaplastic meningioma），含局灶或广泛分布的间叶组织成分，单一成分或混合存在。

该型属于 WHO Ⅰ 级肿瘤。

【流行病学】

化生型脑膜瘤为脑膜瘤的罕见亚型。各年龄段均可发病，因其发病率极低，目前仅有散发病例报道，女性稍多于男性。

【临床及预后】

化生型脑膜瘤主要临床症状为头晕、恶心、四肢无力等，与肿瘤发病部位有关。该肿瘤属于 WHO Ⅰ 级肿瘤，手术切除后预后良好。

【病理特点】

大体标本：肿瘤呈类圆形或不规则形，边界尚清。

镜下：因化生型脑膜瘤转化的成分不同，其病理表现不同，化生为软骨性的镜下可见散在成片的软骨细胞、少许骨组织及纤维组织，部分细胞生长活跃，软骨细胞疏松排列，形态大小一致；化生为脂肪性的肿瘤细胞因含大量脂滴而似脂肪细胞（图 10-24）；化生为骨性的肿瘤细胞由大片骨样组织及上皮样细胞组成，骨样组织呈小梁状、片块状、条索状排列，形状不整，部分区域有玻璃样变性，部分有明显钙化。除此之外，可见局灶型上皮型脑膜瘤细胞。

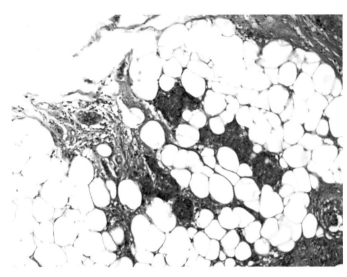

图 10-24　化生型脑膜瘤

散在成片的软骨细胞、少许骨组织、纤维组织及大量脂滴（HE，×10）

免疫组化：显示上皮膜抗原染色（EMA）瘤细胞表达阳性；波形蛋白染色，瘤细胞表达阳性，S-100 蛋白和 GFAP 因化生成分不同可表现为阳性，如骨化生型 GFAP 阳性，S-100 蛋白阴性；软骨化生型 GFAP 阴性，S-100 蛋白阳性。

【影像学表现及诊断】

化生型脑膜瘤因转化成分的不同，影像学表现亦有差异。肿瘤大体形态多较规则，呈类圆形或椭圆形，部分可见分叶，与脑膜呈宽基底相连，部分可见硬膜尾征，邻近颅骨多呈反应性增生改变。软骨化生型脑膜瘤在 CT 上多呈高、低混杂密度，其内高密度影多为钙化，边界尚清，伴或不伴瘤周水肿，增强扫描后肿瘤实体呈明显强化；MRI 平扫 T_1WI 示大多数肿瘤呈等、低混杂信号，T_2WI 呈高、低混杂信号，其内钙化在 T_1WI 和 T_2WI 上均呈低信号，增强后肿瘤实体呈显著强化，肿瘤瘤体内钙化无明显强化。脂肪化生型脑膜瘤分囊性部分和实性部分，实性部分或实质性肿瘤在 CT 上多呈等密度影，囊性部分或囊性肿瘤呈低密度影（图 10-25A），边界尚清，多伴瘤周水肿，增强扫描后肿瘤实体呈明显强化；MRI 平扫 T_1WI 及轴位 Flair 序列大多数肿瘤呈等、高混杂信号或等、低混杂信号（图 10-25C、图 10-25D），T_2WI 多呈高信号（图 10-25B）或高、等混杂信号，其囊性部分或囊性肿瘤 T_1WI 为低信号似脑脊液信号，增强后肿瘤实体呈显著强化，部分呈囊性而无强化（图 10-25E）。骨化生型脑膜瘤在 CT 上多呈高、低混杂密度影，可伴瘤周水肿，增强扫描后明显不均匀强化；MRI 平扫 T_1WI 大多数肿瘤呈等、低混杂信号，T_2WI 多呈低信号或高、低混杂信号，增强后肿瘤呈不均匀显著强化。

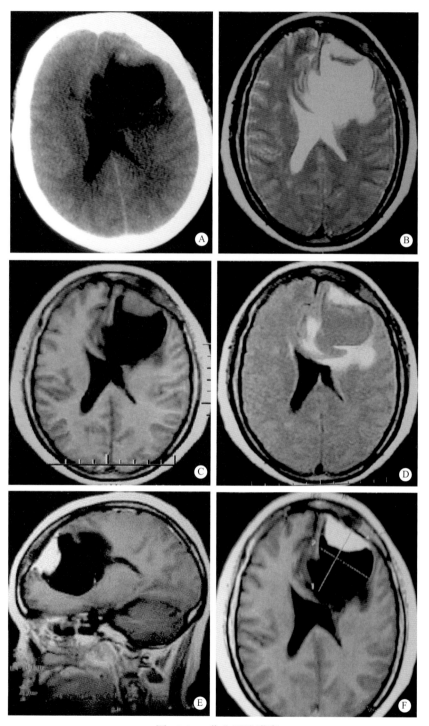

图 10-25 化生型脑膜瘤

女，54岁，脂肪化生型脑膜瘤。A. CT平扫：呈不规则形低密度影，其壁见半圆形等密度结节影，病灶边界不清，瘤周可见水肿，占位效应明显，邻近颅骨呈反应性增生改变；B. 轴位 T$_2$WI：瘤组织呈高信号，其内局部见条形等信号，边界不清，瘤周见轻度水肿；C. 轴位 T$_1$WI：瘤组织呈等信号；D. 轴位 Flair 序列：瘤组织呈等、高混杂信号；E. 增强矢状位 T$_1$WI：瘤组织明显强化，其内囊性区无明显强化；F. 增强轴位 T$_1$WI：瘤组织与硬脑膜呈宽基底相连

化生型脑膜瘤因化生成分的不同，影像表现多样，和其成分密切相关，常常化生成脂肪成分。

【鉴别诊断】

化生型脑膜瘤化生成分的不同，主要应与其对应的相似的肿瘤进行鉴别。

1. 骨化生型脑膜瘤

骨化生型脑膜瘤与发生在颅骨的骨母细胞瘤有一定的相似性，鉴别困难，两者起源不同，化生型脑膜瘤起源于脑膜间质，和脑膜关系密切，呈宽基底与硬膜相连，并可见硬膜尾征，而后者则无；病理上前者骨样组织无明显骨母细胞包绕、纤维血管间质及骨巨细胞，且同时有典型脑膜瘤区域，免疫组化有助于鉴别。

2. 脂肪化生型脑膜瘤

脂肪化生型脑膜瘤应与表皮样囊肿、畸胎瘤鉴别，表皮样囊肿起源于异位胚胎残余组织的外胚层组织，是胚胎晚期在继发性脑细胞形成时，将表皮带入而形成的。常表现为脑积水，CT 为低密度影，MR 上 T_1WI 为低信号，T_2WI 为高信号，增强后一般无强化有助于鉴别；畸胎瘤多发生在儿童和少年，形态多不规则，结节状或分叶状，密度不均匀，MR 信号极为复杂，部分病例肿瘤破溃可见油滴。

3. 软骨化生型脑膜瘤

软骨化生型脑膜瘤与生长于颅底的软骨瘤影像学鉴别困难，往往需依靠病理鉴别，病理上软骨瘤可见分化成熟的透明软骨细胞，但结构紊乱，瘤细胞大小不一，呈簇状，未钙化的组织多由软骨基质和含薄壁血管的软骨间质构成，可用于两者的鉴别。

（张　婧　周俊林）

第十节　脊索样脑膜瘤

【概念及分级】

脊索样脑膜瘤（chordoid meningioma）由 Kepes 等在 1988 年首次命名，组织学类似脊索瘤，是典型的脑膜瘤区域与脊索样区相混的一种特殊类型脑膜瘤。

该肿瘤 WHO 分级为 Ⅱ 级肿瘤。

【流行病学】

脊索样脑膜瘤临床比较罕见，占脑膜瘤的 0.5%~1%。大多数报道认为该病青少年多见，但在后续的报道中患者多数为成人，男女发病率无明显差异。大多数学者认为该病的发生与染色体易位有关，并为染色体检测及荧光原位杂交等所证实。该病常合并有卡斯特尔曼代病（Castleman disease）、贫血、发育障碍、多克隆丙种球蛋白血症等，并且多克隆丙种球蛋白血症和贫血与该肿瘤的复发有关，而肿瘤完全切除后上述合并症可完全或部分自行恢复。

【临床及预后】

脊索样脑膜瘤临床表现主要是肿瘤的局部占位引起的相关症状，如头痛、癫痫、偏瘫、视力下降等，因其具有侵袭性，可向周围扩展而引起相关临床表现。脊索样脑膜瘤首选手术治疗，可完整、彻底地一次性切除，对于手术无法彻底切除的会在术后长短不等的时间内复发，少数病例瘤组织可去分化，转变为高度恶性，预后差。因此，早发现、早治疗能够提高该瘤患者的生存率。

【病理特点】

大体标本：肿瘤为灰白色半透明肿块，部分有包膜，切面呈实性，质软。

病理组织学特征：有典型的脑膜瘤或小部分为脑膜瘤，肿瘤大部分组织学类似于脊索瘤，主要是瘤细胞间物质黏液样变（图 10-26A），在黏液样背景中可见瘤细胞呈簇状、索状排列其中（图 10-26B），内可见单个或多个空泡，外观呈"液滴样"，类似于脊索瘤，肿瘤周围可见大量淋巴细胞、浆细胞浸润。

免疫组化：波形蛋白阳性，EMA 阳性（图 10-26C），部分病例 S-100 偶有阳性表达，GFAP、CK 表达阴性

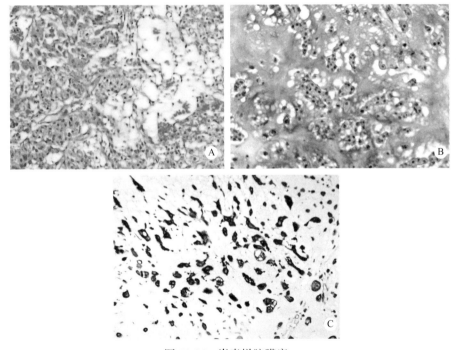

图 10-26 脊索样脑膜瘤

A. 丰富透亮的黏液背景，见红染空泡状嗜伊红肿瘤细胞（HE，×20）；B. 黏液背景下嗜伊红肿瘤细胞（HE，×20）；

C. 上皮膜抗原（EMA）表达阳性（×20）

【影像学表现及诊断】

肿瘤形态多呈不规则形，可见分叶，与硬脑膜呈宽基底相连。CT 上主要表现为等、低混杂密度，部分呈等密度，边界不清，增强后呈明显不均匀强化。MRI 上主要为

T_1WI 呈低信号（图 10-27B），少数呈等信号，T_2WI 呈稍高或高信号（图 10-27A），增强扫描后肿瘤实体明显强化（图 10-27C），邻近脑膜增厚并明显强化，且多为短粗不规则形，说明与脑膜关系密切，且肿瘤具有侵袭性，瘤周可见轻中度水肿。

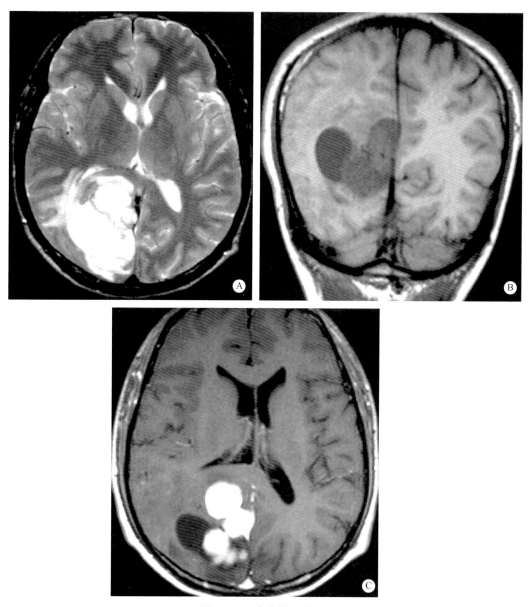

图 10-27 脊索样脑膜瘤

男，25 岁，脊索样脑膜瘤。A. 轴位 T_2WI：瘤组织呈高信号，边界尚清，瘤周见轻度水肿；B. 轴位 T_1WI：瘤组织呈等信号，部分结节呈低信号；C. 增强轴位 T_1WI：瘤组织明显强化，低信号结节影无明显强化，考虑为囊变

脊索样脑膜瘤除了具有典型脑膜瘤征象外，其形态、生长方式等具有恶性肿瘤的特点，合并有 Castleman 病、贫血、发育障碍、多克隆丙种球蛋白血症等时提示该病可能。

【鉴别诊断】

脊索样脑膜瘤应与淋巴瘤、血管外皮细胞瘤等鉴别。

1. 脑原发性淋巴瘤

脑原发性淋巴瘤多发于中老年人，病灶多位于脑室周围，常靠近中线分布，MRI 表现 T_1WI 多呈等或稍低信号，T_2WI 多呈等、低或稍高信号，增强团块状均匀强化，轮廓大多较清楚，病灶周围见轻度水肿。

2. 血管外皮细胞瘤

血管外皮细胞瘤起源于脑膜间质，两者起源不同，但影像和病理有相似之处，鉴别有困难。血管周细胞瘤形态多不规则，分叶征明显，往往跨叶生长，多以窄基底附着于硬膜上，硬膜尾征少见，瘤周水肿较明显，颅骨破坏多见，出血、坏死、液化及囊变多见，因而其 MRI 信号多不均匀，增强呈不均匀显著强化。脊索样脑膜瘤多以宽基底附着于硬膜上，硬膜尾征多见，且多为短粗不规则形，可用于两者的鉴别。

（张　婧　周俊林）

第十一节　透明细胞型脑膜瘤

【概念及分级】

透明细胞型脑膜瘤（clear cell meningioma）因瘤细胞呈多角形，胞质透明，富含糖原，瘤细胞间为条片状玻璃样变的胶原蛋白而得名。

透明细胞型脑膜瘤于 1995 年由 Zorludemir 等提出，组织学较温和，以往为 WHO Ⅰ 级肿瘤，但其复发率高，临床上具有侵袭性，2007 年及 2016 年 WHO 中枢神经系统肿瘤分类将其分为 Ⅱ 级肿瘤。

【流行病学】

透明细胞型脑膜瘤罕见，有轻度女性发病倾向，女：男为 1.25 : 1，文献报道成人中以女性多见，在儿童及青少年中以男性多见。自 1988 年至今报道的所有透明细胞型脑膜瘤病例中，发病年龄为 2 个月至 84 岁，但 10~20 岁和 30~40 岁为两个高发年龄段。

【临床及预后】

临床症状缺乏特异性，因肿瘤部位的不同而不同，较常见的为头痛、呕吐、智力减退、听力下降等，偶有炎症综合征表现。透明细胞型脑膜瘤为恶性肿瘤，其复发率高达 22%~80%，复发时间长短不等，个别长达 7 年，但软脑膜种植转移、远处转移或中枢神经系统转移也不少见，尤其发生于儿童的侵袭性更强。肿瘤切除的程度与预后有密切关系，完整切除的比例增大，患者的生存率也将提高。

【病理特点】

大体标本：肿瘤呈灰白色或灰红色，质中，部分有包膜。

镜下：瘤细胞呈多角形，弥漫片状排列，中等大小，形态较一致，瘤细胞边界尚清，胞质丰富、透亮、富含糖原，部分呈淡粉红色，核圆形或卵圆形，局部有一定异型性，核分裂象偶见（图10-28）。间质可见条、块状玻璃样变性的胶原，其源于瘤细胞，是肿瘤缓慢形成过程中的变性改变。部分肿瘤组织伴有少量淋巴细胞及浆细胞浸润，少有脑膜瘤常见的漩涡状和砂粒体结构。

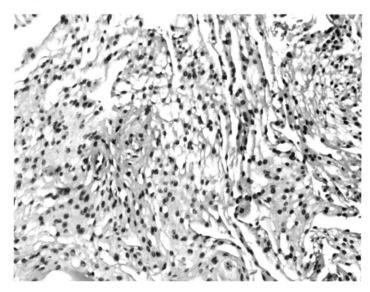

图10-28　透明细胞型脑膜瘤

细胞呈多角形，胞质透亮（HE，×20）

免疫组化：上皮膜抗原（EMA）及波形蛋白阳性，CK、S-100 阳性，Ki-67 阳性细胞 <15%。

【影像学表现及诊断】

透明细胞型脑膜瘤好发于颅底及桥小脑角，形态多呈不规则形，部分可见分叶。在 CT 上主要呈高密度或稍高密度，部分呈等密度，其内可见稍低密度区，与脑膜宽基底相连，增强后明显不均匀强化，少数病例邻近颅骨可见骨质破坏。MR 上主要表现为 T_1WI 呈等、低混杂信号或稍低信号（图10-29B），T_2WI 呈稍高或高信号（图10-29A），瘤周可见不同程度水肿；增强后呈显著不均匀强化（图10-29C），肿瘤内多有囊变、坏死无强化区，少数肿瘤内可见出血，致 T_1WI、T_2WI 信号混杂，"硬膜尾征"多见，且多为短粗不规则形。

本亚型脑膜瘤的特点是 T_2WI 往往信号高，增强效应显著，且具备与其他偏恶性脑膜瘤类似的影像学表现。

【鉴别诊断】

透明细胞型脑膜瘤主要应与微囊型脑膜瘤、间变型血管周细胞瘤及血管母细胞瘤鉴别。

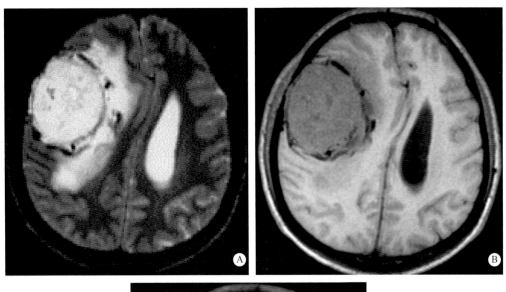

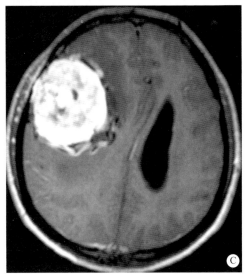

图 10-29 透明细胞型脑膜瘤

男，33 岁，透明细胞型脑膜瘤。A.轴位 T_2WI：瘤组织呈高信号，边缘见血管流空信号，轻度瘤周水肿，占位效应明显；
B.轴位 T_1WI：瘤组织呈等信号，其内见斑点状稍低信号，边界尚清；C.增强轴位 T_1WI：瘤组织明显不均匀强化

1. 微囊型脑膜瘤

微囊型脑膜瘤为 WHO Ⅰ 级肿瘤，以多发大小不一的囊状结构为特点，但囊性区边界清晰，有一定张力，镜下观察肿瘤细胞排列疏松、有大量空泡形成，可见到大量黏液瘤样变及微囊形成，而透明细胞型脑膜瘤囊性区边界模糊，多呈斑片状，镜下观察为液化坏死组织，两组病例的囊变存在着本质差别。微囊型脑膜瘤瘤细胞胞质透明，核可较大，呈多形性。

2. 间变型血管外皮细胞瘤

间变型血管外皮细胞瘤形态多不规则，分叶征明显，往往跨叶生长，多以窄基

底附着于硬膜上，硬膜尾征少见，瘤周水肿较明显。透明细胞型脑膜瘤多以宽基底附着于硬膜上，硬膜尾征多见，可用于两者的鉴别。

3. 血管母细胞瘤

血管母细胞瘤好发于小脑，血管丰富，有大囊小结节特点，结节强化明显，病理瘤细胞富含中性脂肪，形成细小的空泡或泡沫状，瘤细胞可表达 S-100 蛋白及神经元特异性烯醇化酶。

（张　婧　周俊林）

第十二节　非典型脑膜瘤

【概念及分级】

非典型脑膜瘤（atypical meningioma）是介于良性脑膜瘤和恶性脑膜瘤之间的中间型肿瘤。

该肿瘤 WHO 中枢神经系统肿瘤分级为 Ⅱ 级，属于低度恶性肿瘤。

【流行病学】

非典型脑膜瘤是 1993 年提出的一种脑膜瘤新亚型，病因不明，基因学研究发现，相对于良性脑膜瘤，该肿瘤存在更加复杂的基因改变。非典型脑膜瘤相对较多见，在高级别脑膜瘤中所占比例最高，为 4.7%~7.2%。与良性脑膜瘤不同，该肿瘤多发生于男性，其发病年龄与良性脑膜瘤相仿。

【临床及预后】

临床表现主要为头痛、恶心、视物模糊等，部分患者有肢体抽搐、癫痫等症状，与肿瘤发生部位有关。该肿瘤为恶性肿瘤，手术仍是首选治疗方法，如果复发，只要患者条件允许，应该考虑再次手术，有文献报道其完全切除后 5 年的复发率达 38%，甚至高达 41%，预后不良。

【病理特点】

该肿瘤具有恶性脑膜瘤的特征，表面可呈结节状，大多数肿瘤与脑组织分界不清。

镜下：肿瘤呈指状浸润脑组织合并胶质细胞反应性增生，细胞丰富，核分裂活性增高，伴有三个或更多的如下特点：细胞密度高，小细胞大核；核质比例增高，核仁明显，无定型或片状生长方式和局部"海绵状"或"地图样"坏死，核分裂象增多，>4 个每高倍镜（图 10-30）。

免疫组化：上皮膜抗原、波形蛋白、Ki-67 均呈阳性表达，WHO 确定非典型脑膜瘤的 Ki-67 指数为 5%~10%，GFAP 呈阴性。

【影像学表现及诊断】

非典型脑膜瘤影像表现多样，侵袭性强，易复发，预后差，误诊率高。好发部位与良性脑膜瘤相似，以大脑凸面、大脑镰、矢状窦旁等多见。肿瘤形态大多为不规则形和分叶状，边缘不规整，少数肿瘤为类圆形，边界清晰，与硬脑膜呈宽基底相连。在 CT 上肿瘤呈等密度或等、低混杂密度，边界不清，增强扫描后肿瘤呈显著不均匀强化。MR 上信号多不均匀，T_1WI 多呈等信号或等、低混杂信号（图 10-31B，图 10-32B），T_2WI 多呈高信号（图 10-31A，图 10-32A），DWI 呈等或稍高或高信号，以等信号多见，因出血、坏死、囊变多见，部分病灶信号混杂，增强后多呈不均匀显著强化（图 10-31C，图 10-32C），部分肿瘤可见短粗不规则"硬膜尾征"，表现为线状强化影或邻近脑膜不均匀增厚，瘤周可见不同程度水肿，以中度水肿多见，少数肿瘤可侵犯邻近颅骨及头皮下软组织。

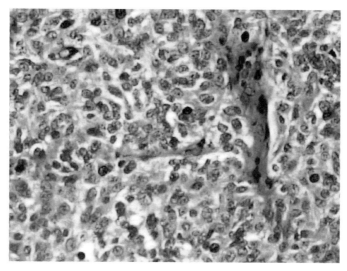

图 10-30　非典型脑膜瘤

细胞增生密集，小细胞大核，核有异型性及少数分裂象，见片状坏死（HE，×40）

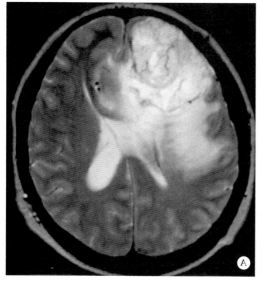
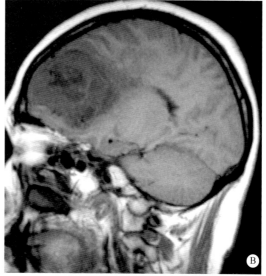

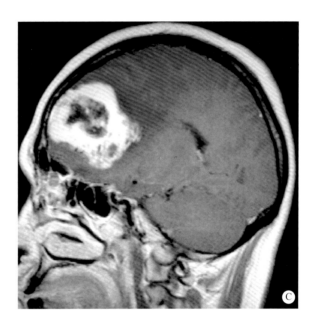

图 10-31　非典型脑膜瘤

女，55 岁，非典型脑膜瘤。A. 轴位 T_2WI：瘤组织呈高信号，瘤周水肿明显，占位效应明显；B. 轴位 T_1WI：瘤组织呈稍低、低混杂信号，边界不清；C. 增强轴位 T_1WI：瘤组织明显不均匀强化

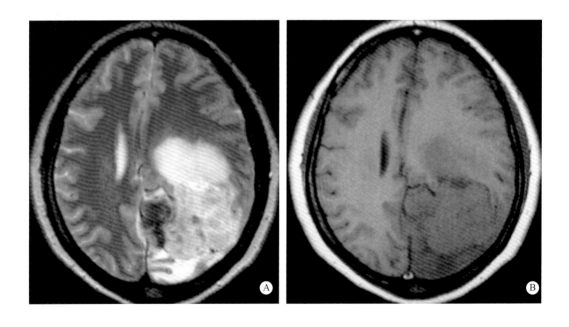

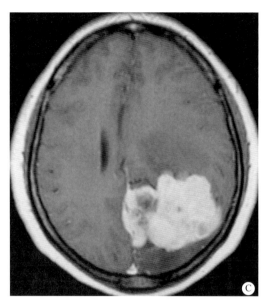

图 10-32 非典型脑膜瘤

女，43岁，非典型脑膜瘤。A.轴位 T_2WI：瘤组织呈高、低混杂信号，瘤周水肿明显，占位效应明显；B.轴位 T_1WI：瘤组织呈稍低、低混杂信号，边界不清；C.增强轴位 T_1WI：瘤组织明显欠均匀强化

该亚型的主要特点为影像表现多样，除具有典型脑膜瘤征象外，也具有恶性肿瘤的影像特点，有分叶，中度水肿，密度或信号不均匀，增强后显著不均匀强化，有些病例还会出现骨受侵蚀的改变。

【鉴别诊断】

非典型脑膜瘤主要应与间变型脑膜瘤及血管外皮细胞瘤鉴别。

1. 间变型脑膜瘤

该肿瘤瘤脑界面消失、坏死囊变、不均匀强化、硬膜尾形态不规则、颅骨溶骨性破坏及瘤周水肿程度较非典型脑膜瘤明显,增强肿瘤一般呈中度强化,有助于两者鉴别。

2. 血管外皮细胞瘤

血管外皮细胞瘤为脑膜间叶不脑膜上皮肿瘤，影像学表现和非典型脑膜瘤相似，但其具有更明显的分叶及跨叶生长倾向，多窄基底与硬脑膜相连，硬膜尾征少见，T_2WI 信号往往较高，病理免疫组化波形蛋白阳性，EMA 多呈阴性表达，而非典型脑膜瘤波形蛋白和 EMA 均呈阳性表达，具有双向表达的特征。

（张 婧 周俊林）

第十三节 乳头状脑膜瘤

【概念及分级】

乳头状脑膜瘤（papillary meningioma）以肿瘤中大部分成分为血管周围假菊形

团结构而著称。组织行为具有明显侵袭性,易复发、转移。

该亚型定为 WHO Ⅲ 级肿瘤。

【流行病学】

乳头状脑膜瘤发病率低,为脑膜瘤的一个罕见亚型,好发于年轻人,文献报道平均发病年龄35岁,20岁前发病者占1/4,以儿童多见,男女发病比例为2∶3,略倾向于女性。

【临床及预后】

乳头状脑膜瘤好发部位为幕上,特别是大脑凸面及矢状窦旁,临床症状与其部位有关,主要为无明显诱因出现头痛、头晕,恶心、呕吐等高颅压症状。该肿瘤呈浸润性生长,易复发及后期发生颅外转移,文献报道75%的病例发生局部侵犯和脑组织浸润,55%复发,20%发生转移,主要转移至肺。大约一半的患者死亡。

【病理特点】

大体标本:肿瘤呈灰白色,质硬,与脑膜相连,与周围组织分界不清。

镜下:肿瘤组织呈乳头状结构和假腺腔样结构(图10-33A),轴心是血管与纤维结缔组织形成的绒毛芯(图10-33B),外围为多层大小不等的肿瘤细胞,呈柱状或立方状,肿瘤细胞呈圆形、椭圆形、短梭形,胞质丰富,红染。细胞核大小不一,深染或空泡状,核分裂象多见。肿瘤出血、坏死多见。

免疫组化:EMA 染色阳性(图10-33C),波形蛋白阳性,S-100 蛋白可阳性,Ki-67 阳性细胞数高,一般超过15%(图10-33D),GFAP 阴性。

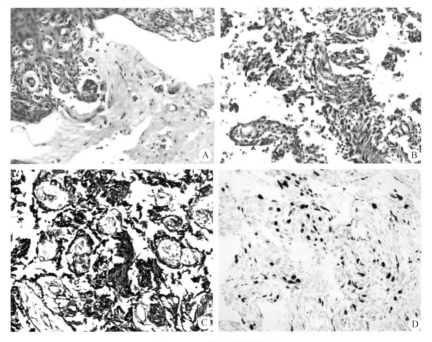

图 10-33　乳头状脑膜瘤

A.肿瘤侵犯脑实质,红染的脑实质(HE,×20);B.乳头状结构,血管纤维形成的绒毛芯(HE,×20);C.上皮膜抗原(EMA)表达阳性(×20);D. Ki-67 染色,阳性细胞数大于15%(×20)

【影像学表现及诊断】

该肿瘤大多呈不规则形或类圆形，边界不清。在 CT 上主要为等、低混杂密度，少数呈稍高、低混杂密度，边界不清，出血、坏死、囊变多见，瘤周水肿明显，增强后呈不均匀明显强化。在 MRI 上 T_1WI 大多数呈等、低、高混杂信号（图 10-34B，图 10-35B），少数呈等、低混杂信号，T_2WI 呈等、高混杂信号（图 10-34A），或等、高、低混杂信号（图 10-35A），边界不清，其信号混杂主要因瘤内出血、坏死引起，肿瘤与硬膜呈宽基底相连，少数可见硬膜尾征，瘤周水肿明显，增强后呈不均匀明显强化（图 10-34C，图 10-35C），邻近颅骨可侵蚀性破坏。

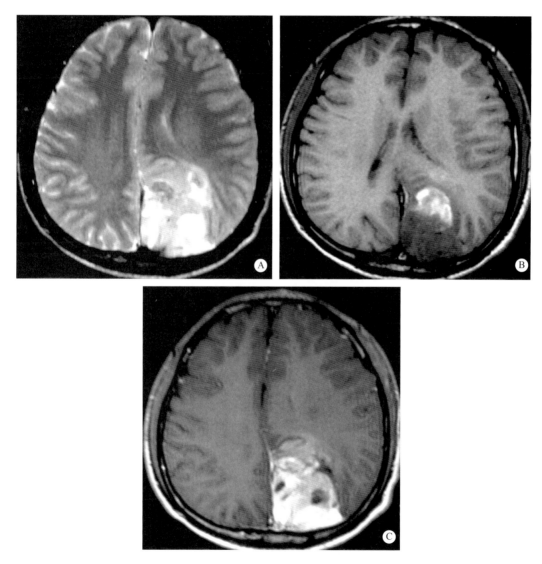

图 10-34 乳头状脑膜瘤

男，20 岁，乳头状脑膜瘤。A. 轴位 T_2WI：瘤组织呈高、等混杂信号，瘤周无明显水肿；B. 轴位 T_1WI：瘤组织呈高、低混杂信号，边界不清，其内可见出血；C. 增强轴位 T_1WI：瘤组织不均匀明显强化

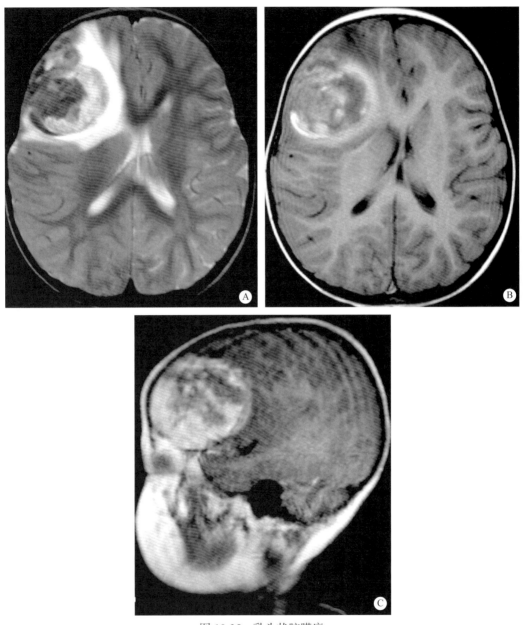

图 10-35　乳头状脑膜瘤

女，3 岁，乳头状脑膜瘤。A. 轴位 T_2WI：瘤组织呈高、等混杂信号，瘤周轻度水肿；B. 轴位 T_1WI：瘤组织呈高、等、
低混杂信号，边界不清，其内可见出血；C. 增强矢状位 T_1WI：瘤组织呈不均匀强化

　　乳头状脑膜瘤是一种恶性脑膜瘤，多见于儿童，其影像学特点为形态不规则、
瘤脑界面不清及坏死出血等恶性脑膜瘤的特征，而增强效应往往不显著。

【鉴别诊断】

　　乳头状脑膜瘤主要应与横纹肌样脑膜瘤、间变型脑膜瘤及间变型血管外皮细胞
瘤等鉴别。

1. 横纹肌样脑膜瘤

乳头状脑膜瘤好发于青年，儿童多见，而横纹肌样脑膜瘤各年龄段均可发病，两者影像表现相似，主要依靠病理鉴别，前者有乳头状结构，后者有横纹肌样肿瘤结构区域，可根据发病年龄及病理进行两者的鉴别诊断。

2. 间变型脑膜瘤

乳头状脑膜瘤好发于青年，儿童多见，和间变型脑膜瘤影像特点具有相似性，鉴别困难，但两者强化程度有差异，前者增强后强化明显，而后者呈轻中度强化。

3. 血管外皮细胞瘤

该肿瘤为脑膜间叶非脑膜上皮肿瘤，影像学表现和乳头状脑膜瘤相似，但其具有更明显的分叶及跨叶生长倾向，多窄基底与硬脑膜相连，硬膜尾征少见，病理免疫组化波形蛋白阳性，EMA 多呈阴性表达，而乳头状脑膜瘤多宽基底与硬脑膜相连，波形蛋白和 EMA 均呈阳性表达，具有双向表达的特征。

（张　婧　周俊林）

第十四节　横纹肌样脑膜瘤

【概念及分级】

横纹肌样脑膜瘤（rhabdoid meningioma）主要由片状横纹肌样细胞构成，是脑膜瘤的一个特殊亚型。

2000 年 WHO 中枢神经系统肿瘤分类中将其单独分列出来，因其具有高度增殖活性和其他恶性特征，临床经过具有明显侵袭性，WHO 分级为Ⅲ级肿瘤。

【流行病学】

横纹肌样脑膜瘤属于恶性肾外横纹肌样瘤，为可发生于肾脏及大脑的非典型畸胎瘤 / 横纹肌样瘤，发生于脑膜的横纹肌样脑膜瘤是 WHO 新分类确定的罕见的恶性肿瘤，发病年龄较广，男女性别无差异。

【临床及预后】

横纹肌样脑膜瘤好发于脑膜瘤常见部位，临床症状与体征和发病部位密切相关，首发症状为头痛、头胀，也可出现肢体无力等。该肿瘤为恶性肿瘤，易复发及转移，文献报道 87% 的患者至少经历一次复发，53% 因肿瘤进展而死亡。

【病理特点】

大体标本：肿瘤呈灰白色，质地实、脆。

镜下：瘤细胞圆形、卵圆形或多边形，大小不等，多数体积较大，细胞边界清楚，胞质丰富，多为嗜酸性，细胞核居中或偏位，细胞核部分呈空泡状，核仁明显，核分裂象多少不等。胞质和核内常见有假包涵体。瘤细胞呈弥漫性、片状、腺泡状排列（图 10-36），细胞质内可见明显的嗜伊红包涵体，可以是漩涡状的，也可以是质密蜡样的。少数瘤细胞与典型脑膜瘤有移行过渡，有些甚至在横纹肌细胞的基础上出现乳头状结构。

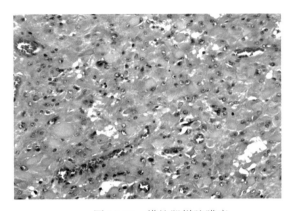

图 10-36　横纹肌样脑膜瘤

瘤细胞呈横纹肌样，细胞圆形、核偏位、核仁明显，含有核内及包浆内包涵体（HE，×20）

免疫组化：波形蛋白、EMA 阳性。

【影像学表现及诊断】

该肿瘤大多呈不规则形或分叶状，边界不清。在 CT 上主要为等、低混杂密度，少数呈稍高、低混杂密度，边界不清，出血、坏死、囊变多见，瘤周水肿明显，增强后呈轻至中度不均匀强化，部分病灶呈明显强化。在 MRI 上 T_1WI 大多数呈等、低混杂信号（图 10-38B），少数呈低、稍高混杂信号（图 10-37B），T_2WI 呈等、高混杂信号（图 10-37A，图 10-38A），或等、高、低不均匀信号，边界不清，其信号混杂与瘤内出血、坏死、囊变有关，肿瘤与硬膜呈宽基底相连，少见硬膜尾征，瘤周水肿明显（图 10-38C），增强后呈不均匀轻至中度强化（图 10-37C，图 10-38D），邻近颅骨可侵蚀性破坏，甚至向颅外生长。

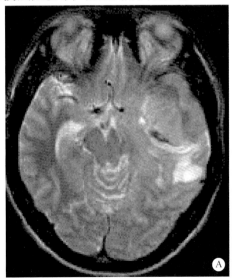
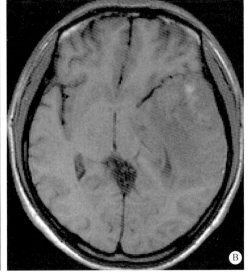

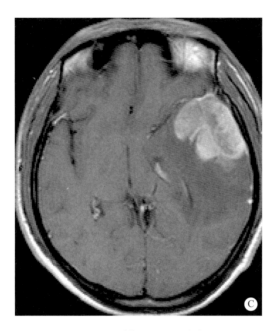

图 10-37 横纹肌样脑膜瘤

男，27 岁，横纹肌样脑膜瘤。A.轴位 T_2WI：瘤组织呈等、低混杂信号，瘤周水肿明显；B.轴位 T_1WI：瘤组织呈高、等混杂信号，边界不清，其内可见出血；C.增强轴位 T_1WI：瘤组织呈不均匀强化

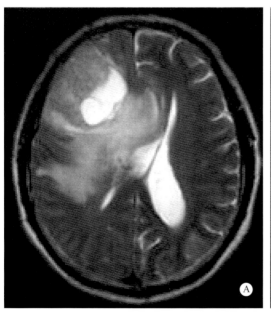

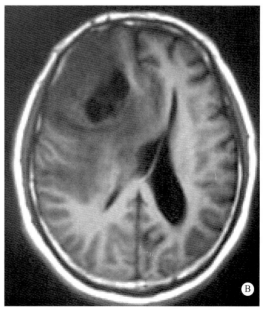

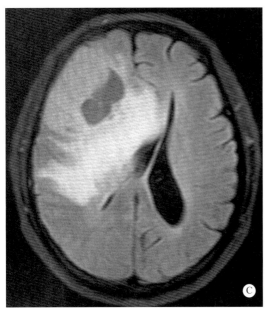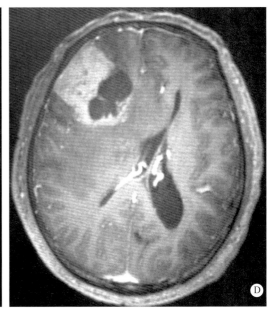

图 10-38　横纹肌样脑膜瘤

男，64 岁，横纹肌样脑膜瘤。A. 轴位 T_2WI：瘤组织呈稍高、高混杂信号，瘤周水肿明显；B. 轴位 T_1WI：瘤组织呈稍低信号，其内见更低信号，边界不清；C. 轴位 Flair 序列：肿瘤呈高、低混杂信号；D. 增强轴位 T_1WI：瘤组织呈不均匀中度强化，其内囊变、坏死区无明显强化

横纹肌样脑膜瘤恶性度高，密度或信号混杂，出血多见，瘤周水肿明显，瘤脑界面不清，易误认为是脑内肿瘤。

【鉴别诊断】

横纹肌样脑膜瘤主要应与间变型脑膜瘤、转移瘤及胶质母细胞瘤等鉴别。

1. 间变型脑膜瘤

横纹肌样脑膜瘤与间变型脑膜瘤均来源于蛛网膜帽细胞，均为 WHO Ⅲ级肿瘤，鉴别困难，主要依靠病理鉴别，前者有横纹肌样肿瘤结构区域，后者则无，可进行两者的鉴别诊断。

2. 转移瘤

转移瘤发病年龄较大，一般大于 50 岁，有恶性肿瘤病史，为脑实质内多发病灶伴显著的瘤周水肿，多位于灰白质交界处，增强扫描肿瘤实体明显强化。

3. 胶质母细胞瘤

胶质母细胞瘤发生于脑表面的胶质母细胞瘤为脑内肿瘤，好发于幕上，常见出血、坏死，占位效应显著，增强扫描呈不均匀花环状强化。

（张　婧　周俊林）

第十五节 间变（恶性）脑膜瘤

【概念及分级】

间变（恶性）脑膜瘤（anaplastic meningioma），是具有明显恶性细胞学特点的脑膜瘤。

该肿瘤 WHO 分级为Ⅲ级肿瘤，具有生长快、侵袭性强的特点。

【流行病学】

间变（恶性）脑膜瘤占成人脑膜瘤的 2%~10%，男性多见，好发于青壮年，少数可见于儿童，文献报道 1%~2% 的脑膜瘤发生于 16 岁以下的儿童，其中 7%~16% 是间变（恶性）脑膜瘤。

【临床及预后】

间变（恶性）脑膜瘤和其他亚型脑膜瘤的临床表现相似，主要由颅内高压引起头痛、恶心等相应症状，该肿瘤还具有复发率高、远处转移等特点。Mahmood 等通过大宗样本研究后发现，术后 5、10、15 年复发率分别为 33%、66% 和 100%。

【病理特点】

大体标本：具有恶性脑膜瘤的特征，肿瘤外形不规则，表面呈结节状或颗粒状，大多数包膜破坏或无包膜，肿瘤与脑组织分界不清。

镜下：肿瘤呈指状浸润脑组织，多伴有胶质细胞反应性增生，大多数肿瘤可见大片状、灶状坏死或囊变，少数可出现乳头状结构。肿瘤细胞都具有不同程度异型性，核大小不一，浓染（图 10-39A）。部分肿瘤可侵犯硬膜、颅骨，甚至侵犯颅外软组织。

免疫组化：EMA 染色阳性（图 10-39B），波形蛋白阳性，S-100 蛋白可阳性，Ki-67 阳性细胞数高，一般超过 15%（图 10-39C），GFAP 阴性。

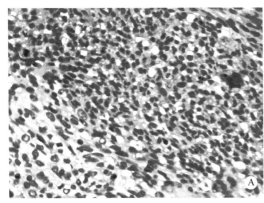
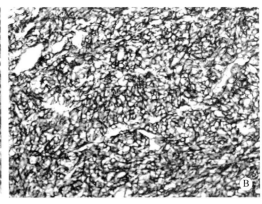

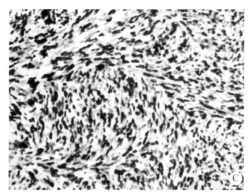

图 10-39　间变（恶性）脑膜瘤

A. 肿瘤组织呈多形性肉瘤图像（HE，×40）；B. 上皮膜抗原（EMA）表达阳性（×20）；C. Ki-67 染色，阳性细胞
数达 80%（×20）

【影像学表现及诊断】

大多数间变（恶性）脑膜瘤具有良性脑膜瘤的脑外肿瘤的基本特征，如多发生于大脑凸面，与脑膜宽基底相连等特点，但间变（恶性）脑膜瘤恶性度高，侵袭性强，具有恶性肿瘤的特征。肿瘤边界模糊不清，无明显包膜或包膜不完整，可向脑组织内侵犯。肿瘤边缘不规整，多为不规则形和分叶状或结节状，若肿瘤边缘发生不规则的结节状改变则呈"磨伞征"，主要是由于肿瘤生长迅速，且向各个方向生长的速度不同，出现此征象高度提示为该肿瘤。在 CT 上肿瘤呈高、低混杂密度（图 10-40A）或等、低混杂密度，边界不清，增强扫描后肿瘤呈中度不均匀强化，其内坏死、囊变无明显强化（图 10-40B）。MR 上 T_1WI 多呈等、低混杂信号（图 10-40D，图 10-41B），T_2WI 多呈高信号（图 10-41A），因出血、坏死、囊变多见，部分病灶信号混杂，可呈高、低混杂信号（图 10-40C），DWI 呈稍高或高信号，增强后多呈不均匀中度强化（图 10-40E，图 10-41C），少数肿瘤可见短粗不规则"硬膜尾征"，由于肿瘤细胞对硬膜的浸润。瘤周可见不同程度水肿，以重度水肿多见，肿瘤向颅内外浸润生长，可侵犯邻近颅骨，形成跨颅骨肿块，甚至侵犯颅外软组织。

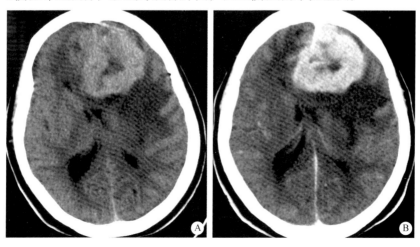

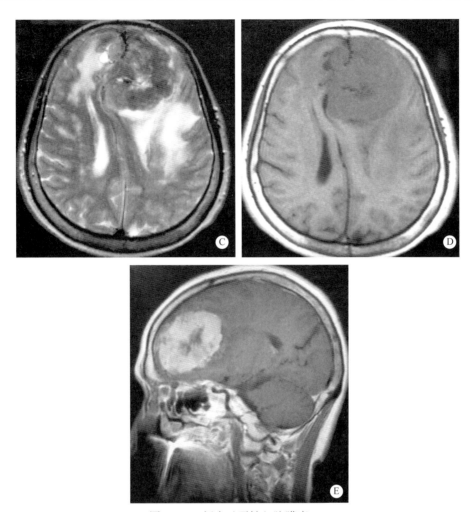

图 10-40 间变（恶性）脑膜瘤

女，70 岁，间变（恶性）脑膜瘤。A. CT 平扫：呈高密度影，密度不均匀，其内见低密度坏死、囊变，边界尚清，瘤周水肿明显；B.（恶性）CT 增强扫描、肿瘤明显强化，其内坏死、囊变无明显强化；C. 轴位 T_2WI：瘤组织呈高、低混杂信号，瘤周水肿明显；D. 轴位 T_1WI：瘤组织呈等、稍低混杂信号，边界清楚；E. 增强矢状位 T_1WI：瘤组织呈不均匀强化

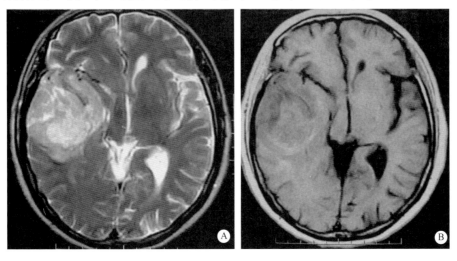

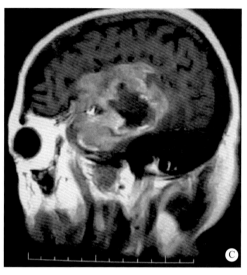

图 10-41　间变（恶性）脑膜瘤

男，70岁，间变（恶性）脑膜瘤。A.轴位 T_2WI：瘤组织呈稍高信号，瘤周轻度水肿；B.轴位 T_1WI：瘤组织呈等、稍低混杂信号，边界清楚，其内可见出血；C.增强矢状位 T_1WI：瘤组织呈不均匀强化，其内见片状无强化区

间变（恶性）脑膜瘤具有形态不规则，常常出血、坏死及囊变，瘤周水肿明显，强化程度常低于Ⅰ、Ⅱ级脑膜瘤的特征。

【鉴别诊断】

间变（恶性）脑膜瘤需与间变型血管外皮细胞瘤、非典型脑膜瘤及巨细胞胶质母细胞瘤鉴别。

1. 间变型血管外皮细胞瘤

间变（恶性）脑膜瘤与间变型血管外皮细胞瘤均为 WHO Ⅲ级肿瘤，两者在肿瘤形态、肿瘤内囊变、坏死信号、骨质破坏及瘤周水肿等方面无明显差异，但起源不同，影像学也有差异。间变型血管外皮细胞瘤瘤体 T_2WI 呈明显高信号，肿瘤增强程度显著，多呈跨叶生长，多为窄基底附着于脑膜及"硬膜尾征"少见，而间变（恶性）脑膜瘤平扫 MRI T_2WI 呈不均匀略高信号，强化效应不及前者显著，且多为宽基底与硬膜相连，仔细全面分析，可能有助于鉴别诊断。

2. 非典型脑膜瘤

间变（恶性）脑膜瘤瘤脑界面消失、坏死囊变、不均匀强化、硬膜尾形态不规则、颅骨溶骨性破坏及瘤周水肿程度方面较非典型脑膜瘤明显，有助于两者鉴别。

3. 巨细胞胶质母细胞瘤

巨细胞胶质母细胞瘤为脑内肿瘤，好发于幕上，常见出血、坏死，占位效应显著，增强扫描呈不均匀花环状强化。

（张　婧　周俊林）

第二部分　间质，非脑膜皮肿瘤

间质，非脑膜皮肿瘤为起源于中枢神经系统的良性及恶性间叶组织肿瘤，其组织学特点类似于软组织或骨肿瘤，生物学行为从 WHO Ⅰ 级到 WHO Ⅳ 级。

发生于脑膜的间叶肿瘤相对中枢神经系统较多见，占颅内肿瘤的 0.4%，可发生在任何年龄，但横纹肌肉瘤多发生于儿童，软骨肉瘤和多形性未分化肉瘤多见于成人，其发生无明显性别倾向。大部分位于幕上，但横纹肌肉瘤多位于幕下，中枢神经系统的软骨肉瘤好发于颅底，脂肪瘤多位于中线。其临床症状和体征多样，无特异性，主要取决于肿瘤的发生部位和生长速度。2016 WHO 分类中，本部分变化比较大的是孤立性纤维性肿瘤、血管外皮细胞及血管母细胞瘤，前两者单独归为一类肿瘤，后者归为脑膜间质肿瘤。

来源于脑膜的间叶组织肿瘤因其类型不同，影像学表现和病理学特点有差异，与颅外相应的软组织肿瘤相似，比如软骨肿瘤在影像学上可出现典型的钙化，在病理上呈灰白透明状，形成特征性巨大包块，与脑膜关系密切等特点，下面将部分亚型逐一详细介绍。

第十六节　孤立性纤维性肿瘤／血管外皮细胞瘤

2016 版中枢神经系统肿瘤分类中将孤立性纤维性肿瘤和血管外皮细胞瘤合并成一个新的诊断条目：孤立性纤维性肿瘤／血管外皮细胞瘤，因其都具有 12q13 易位，NAB2 和 STAT6 融合引起 STAT6 在核内表达。新版还引入了软组织肿瘤分级，将孤立性纤维性肿瘤／血管外皮细胞瘤分为三级。Ⅰ 级孤立性纤维性肿瘤：对应有更多胶原，较低的细胞密度，有类似孤立性纤维性肿瘤的梭形细胞；Ⅱ 级血管外皮细胞瘤：细胞增多，胶原减少，可见肥胖细胞和"鹿角"样血管，类似血管外皮细胞瘤；Ⅲ 级间变型血管外皮细胞瘤：镜下 >5/10HPF。

一、孤立性纤维性肿瘤

【概念及分级】

孤立性纤维性肿瘤(solitary fibrous tumor, SFT)是一种临床少见的间叶源性肿瘤，起源于一种 CD34 阳性的树突状间叶细胞，因具有向成纤维细胞、肌纤维母细胞分化的特征而得名。

该肿瘤 WHO 分级为 Ⅰ 级肿瘤，但个别肿瘤具有局部浸润性，生物学特征为低度恶性。

【流行病学】

孤立性纤维性肿瘤较少见，发生部位以胸膜最常见，也可发生于颅内、椎管内、颈部等处，脑膜孤立性纤维性肿瘤病变发生于脑膜或脊膜，不同程度侵及中枢神经系统实质或神经根。可发生于任何年龄，多见于成人，无明显性别差异。

【临床及预后】

该病临床表现与肿瘤部位及大小有关，虽然大部分孤立性纤维性肿瘤为良性，但 10%~15% 具有侵袭性行为，可复发或转移，大部分组织学表现为良性的，不发生复发和转移，预后良好。

【病理特点】

大体标本：肉眼观察大多数具有半透明纤维包膜，切面较坚硬，灰白或灰黄色，较大肿瘤内可见黏液样变、坏死、出血。

镜下：显示肿瘤组织常由不同比例的胶原纤维和成纤维细胞样肿瘤细胞构成，主要为梭形细胞，并可见巨细胞及多核巨细胞，束状排列在嗜伊红的丰富胶原间质中（图 10-42A），异型性不明显，间质血管丰富，少数出现间质黏液样变性。

免疫组化：波形蛋白、CD34（图 10-42B）和 Bcl-2 阳性，而 EMA、S-100 蛋白阴性。

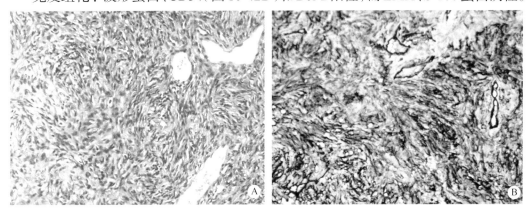

图 10-42　孤立性纤维性肿瘤

A. 细胞梭形、束状排列，分布在胶原间质中（HE，×20）；B. CD34 染色，胞质阳性（×20）

【影像学表现及诊断】

该肿瘤一般体积较大，呈不规则形或椭圆形，在 CT 上主要表现为均匀高密度（图 10-43A）或等、低混杂密度，部分肿瘤内可见出血、坏死、囊变，增强后肿瘤实体明显强化，其内坏死、囊变无明显强化。MRI 上 T_1WI 多呈等信号（图 10-43C，图 10-44B）或等、低混杂信号，T_2WI 多呈不均匀稍高信号或稍低信号（图 10-43B，图 10-44A），部分边缘见低信号环，稍高 T_2 与稍低 T_2 形成"阴 – 阳征"，边界清楚，Flair 序列病灶呈低信号（图 10-44C），ADC 呈稍高信号（图 10-44D），增强扫描肿块较均匀明显强化（图 10-43D，图 10-44E），并可见粗大血管，少数因肿瘤内坏死、囊变而强化不均匀。由于来源于脑膜间质，和脑膜关系密切，与脑膜呈宽基底相连，邻近脑膜增厚，形成"硬膜尾征"（图 10-43D，图 10-44F），瘤周不伴或伴有轻度水肿。

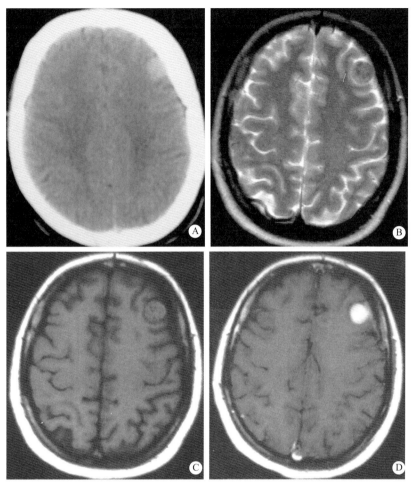

图 10-43　孤立性纤维性肿瘤

女，43 岁。A. 轴位 CT 平扫：左额部类圆形稍高密度影，边界清晰；B. 轴位 T_2WI：肿块呈等、稍低信号，瘤周无水肿；C. 轴位 T_1WI：病灶呈等、稍低信号，边界清晰；D. 轴位增强 T_1WI：肿块呈明显均匀强化，以宽基底与脑膜相连，并可见"硬膜尾征"

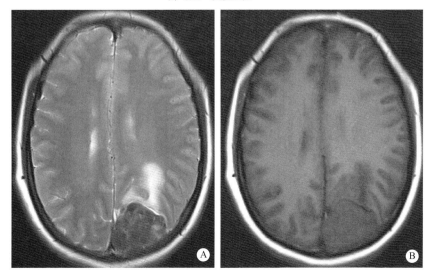

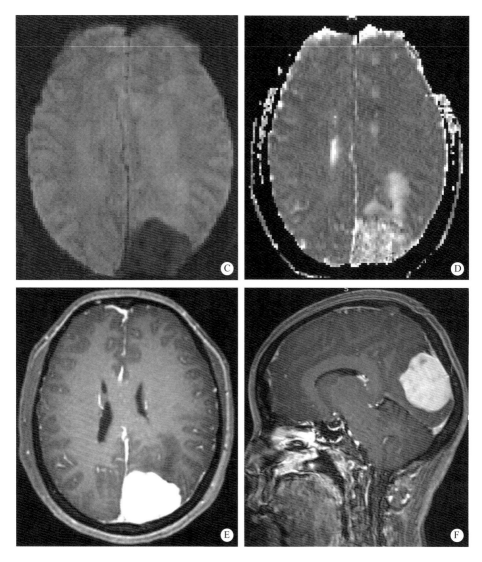

图 10-44　孤立性纤维性肿瘤

女，44 岁。A. 轴位 T_2WI：肿块呈低信号，边界清晰，瘤周轻度水肿；B. 轴位 T_1WI：肿瘤呈稍低信号，边界清晰；C. 轴位 Flair 序列：病灶呈低信号；D. ADC 图呈稍高信号；E、F 增强 T_1WI：肿块呈明显均匀强化，以宽基底与硬脑膜相连，并可见"硬膜尾征"

　　孤立型纤维性肿瘤的影像表现具有特征性，其信号与肌肉相似，T_1、T_2 信号均较低，稍高 T_2 与稍低 T_2 区域形成"阴 - 阳征"，且低 T_2 区明显强化，并可见粗大血管。

【鉴别诊断】

　　脑膜孤立性纤维性肿瘤应与纤维型脑膜瘤鉴别。

孤立性纤维瘤与纤维型脑膜瘤起源不同，两者影像表现有所不同，前者起源于脑膜间质，其 MRI 信号与肌肉相似，增强后呈明显强化，而纤维型脑膜瘤增强后多呈中度强化，强化程度不如孤立性纤维瘤显著，可作为两者的主要鉴别点。

（张　婧　周俊林　董　驰）

二、血管外皮细胞瘤

【概念及分级】

血管外皮细胞瘤（hemangiopericytoma，HPC）又称血管周细胞瘤，是起源于脑膜间质的毛细血管 zimmerman 细胞，细胞密度高，具有多分化潜能，富于血管。

血管外皮细胞瘤相当于 WHO Ⅱ级肿瘤。

【流行病学】

血管外皮细胞瘤是一种少见的颅内恶性肿瘤，于 1942 年由 Stout 和 Marry 首次报道并命名，以往认为起源于脑膜，是血管瘤型脑膜瘤的一型，即血管外皮细胞型。2000 年 WHO 中枢神经系统肿瘤分类中将颅内 HPC 归入脑膜间质非脑膜上皮细胞肿瘤，仅占所有原发性中枢神经系统肿瘤的 0.4%。在三组大宗样本脑膜肿瘤的研究中，血管外皮细胞瘤与脑膜瘤的发病率之比分别为 1∶40、1∶50、1∶60。该肿瘤发病年龄比脑膜瘤小，男性比女性稍多，平均发病年龄 43 岁。血管外皮细胞瘤核型表现为 12 号染色体的异常，特别是位于 12q13-15 区域，有报道出现染色体 12q13 重排，一些癌基因包含在该区域内，但并不恒定。另外，经常发生改变的部位在 3 号染色体。没有含 *NF2* 基因的 22q 等位基因缺失的报道，但 32% 的脑膜瘤却有这样的改变，说明这两种肿瘤的遗传性改变有差异。

【临床及预后】

血管外皮细胞瘤的临床症状主要取决于肿瘤的发生部位，常以颅内压增高和局部肿瘤压迫、浸润引起相应神经功能受损为主，以头痛、头晕为首发症状者最为常见，并可伴有肢体无力、意识障碍等表现，病程长短不一，数月至数年。大部分肿瘤可以完整切除，但是较良性脑膜瘤复发率高，并且有转移至骨、肺和肝的倾向，转移后的平均存活时间为 2 年。

【病理特点】

大体标本：肿瘤呈类圆形或分叶状，多数边界清楚并有包膜，肿瘤多窄基底与硬脑膜相连。病理肉眼观察肿块大多有完整包膜，灰白或灰黄色，质软。

镜下：部分肿瘤出现坏死囊变、出血；瘤组织由密集排列的瘤细胞构成，无明显排列方式，核圆形或卵圆形，形态规则，染色质细，有小核仁，部分瘤细胞有轻度异型性，偶见核分裂象，胞质中等、粉染。网状纤维染色见瘤细胞间网状纤维丰富，间质见数量丰富的裂隙状血管，部分扩张呈鹿角状（图 10-45A）。

免疫组化：波形蛋白阳性，CD34 阳性（图 10-45B），多数肿瘤 CD99、Leu-7 阳性，Ki-67 阳性细胞数 5%~10%（图 10-45C），GFAP、EMA 和 S-100 均呈阴性表达。

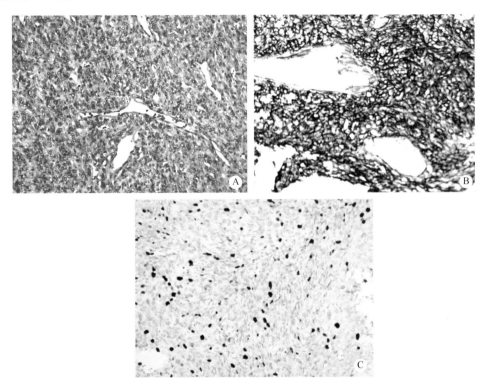

图 10-45　血管外皮细胞瘤

A. 显微镜下观察鹿角状的血管，瘤细胞丰富，围绕血管（HE，×20）；B. 免疫组织化学 CD34，胞质阳性（×20）；
C. Ki-67，颅内血管外皮细胞瘤中的表达，胞核阳性，阳性细胞数 <10%（×20）

【影像学表现及诊断】

颅内血管外皮细胞瘤常单发，与硬脑膜相连，发生于幕上较常见，好发于颅底、大脑镰、小脑幕和静脉窦处，而好发于后者的原因是静脉血管较丰富，发生于脑实质及脑室内的少见。病灶多数为具有假包膜、边界清楚的肿块，呈类圆形或分叶状，部分肿瘤可跨叶生长。CT 多呈等密度影或等、低混杂密度影，部分边界较清晰，增强扫描后肿块明显强化，少数肿瘤内坏死、囊变无明显强化。MR 平扫 T_1WI 多呈等、低混杂信号或等信号（图 10-46B、图 10-47B），T_2WI 呈等、高混杂信号或等信号（图 10-46A，图 10-47A），Flair 序列病变呈高信号（图 10-47C），DWI 呈稍高信号（图 10-47D）。由于其血供丰富，少数肿瘤内可出现出血、坏死及囊变，致使其密度或信号不均匀，此时很难与间变型 HPC 鉴别，可寻找其他影像征象来分析两者的区别。增强扫描后由于其血供丰富常表现为明显均匀强化（图 10-46C，图 10-47E~F），肿瘤多以窄基底与硬膜相连，这与肿瘤的生长速度密切相关，由于其生长较快，对硬膜刺激时间相对较短，表现出其偏恶性的一面。Ⅱ级的血管外皮细胞瘤可见"硬膜尾征"（图 10-47F），是由于肿瘤对脑膜的慢性、长期刺激所引起，但无脑膜瘤常见，瘤周水肿较轻，肿瘤在 DWI 信号相对均匀。

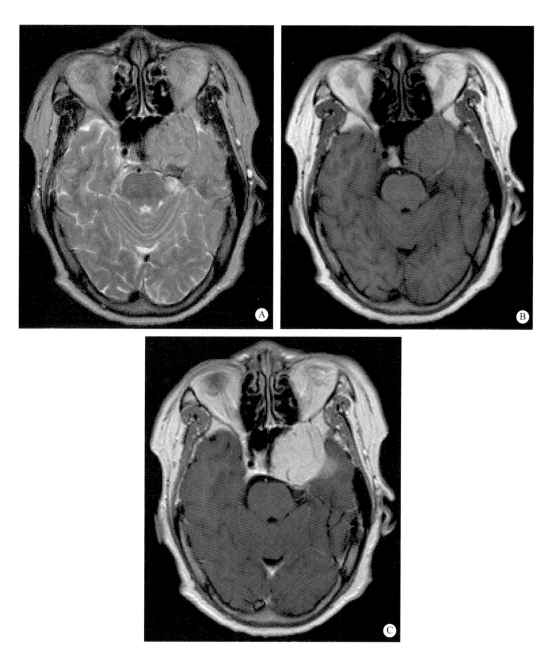

图 10-46　血管外皮细胞瘤

女，62 岁，血管外皮细胞瘤。A.轴位 T_2WI：瘤组织呈等信号，边界清楚；B.轴位 T_1WI：瘤组织呈等信号，边界清楚；C.增强轴位 T_1WI：瘤组织呈明显均匀强化

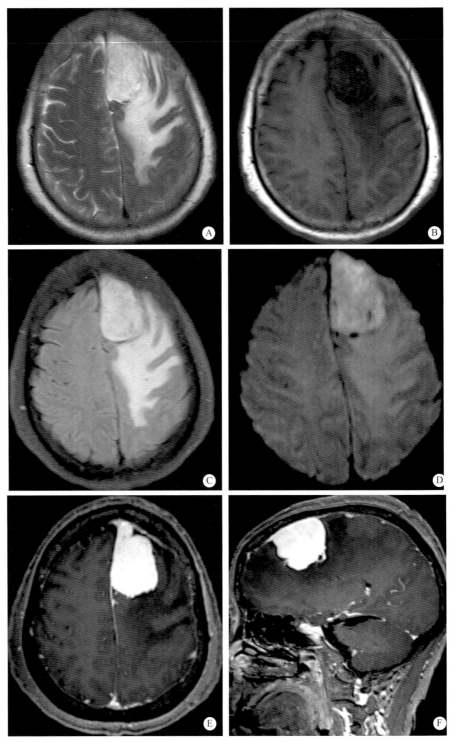

图 10-47　血管外皮细胞瘤

女，66 岁，血管外皮细胞瘤。A. 轴位 T_2WI：呈稍高信号，周围见大片状高信号；B. 轴位 T_1WI：肿瘤为低信号；C. 轴位 Flair：病变及周围水肿呈高信号，病灶边界清晰；D. DWI：呈等、稍高信号；E、F. 增强后肿瘤呈明显均匀强化，肿瘤以宽基底与硬膜相连，并可见 "硬膜尾征"，肿瘤边缘囊变区无强化

血管外皮细胞瘤因来源于脑膜间质，其影像表现和脑膜瘤有一定重叠，但密度或信号混杂、窄基底与硬膜相连、血供丰富、血管流空现象及强化明显为其主要特点。

【鉴别诊断】

颅内血管外皮细胞瘤应与血管瘤型脑膜瘤、间变型血管周细胞瘤等鉴别。

1. 血管瘤型脑膜瘤

血管瘤型脑膜瘤为 WHO Ⅰ 级肿瘤，形态较为规则，多为圆形或类圆形，起源于蛛网帽状细胞，与硬脑膜关系密切，呈宽基底相连，多见硬膜尾征，而血管外皮细胞瘤多窄基底相连，硬膜尾征少见。

2. 间变型血管外皮细胞瘤

间变型血管外皮细胞瘤为血管外皮细胞瘤的一个病理亚型，属于 WHO Ⅲ 级肿瘤，恶性度高，易复发和转移，具有恶性肿瘤的特征，形态多为分叶状或不规则形，边界不清，肿瘤内出血、坏死、囊变较多见，增强后多呈明显不均匀强化，瘤周水肿明显，病理免疫组织化学染色 Ki-67 阳性细胞数大于 15%，有助于两者的鉴别。

（张　婧　周俊林　董　驰）

三、间变型血管外皮细胞瘤

【概念及分级】

间变型血管外皮细胞瘤（anaplastic hemangiopericytomas）是血管外皮细胞瘤的一个新的病理亚型，是 2007 年 WHO 中枢神经系统肿瘤分类中分出的，其起源和血管外皮细胞瘤一样，起源于脑膜间质的恶性肿瘤。

间变型血管外皮细胞瘤属于 WHO Ⅲ 级肿瘤。

【流行病学】

由于颅内间变型血管外皮细胞瘤为血管外皮细胞瘤的一个新的病理亚型，两者流行病学相似，参考前述血管外皮细胞瘤的流行病学即可。

【临床及预后】

临床上多数患者以头痛为首发症状，考虑与肿瘤的占位效应所产生的高颅压或与病变刺激硬脑膜有关。该肿瘤多发生于颅底，病灶均可经手术完全切除，术后易复发及颅外转移，与其具有高生长活性及强侵袭性有关，文献报道这也可能与血小板源生长因子受体，即酪氨酸激酶 Src 的过度表达有关。间变型血管外皮细胞瘤组织行为具有更强的侵袭性，有更明显的易复发和颅外转移的恶性特征，预后差，有研究显示高级别血管外皮细胞瘤复发比低级别者早 6~7 年。

【病理特点】

大体标本：肉眼观察肿瘤大体呈分叶状或不规则形，灰白或灰红色，呈鱼肉样，大多数边界不清且没有包膜，肿瘤大多以窄基底与硬脑膜相连。

镜下：肿瘤多出现坏死、囊变，部分出血；瘤细胞弥漫生长，细胞密集，无特定的排列方式，核圆形、卵圆形或短梭形，核的异型性大、核分裂象多见。其病理学的诊断标准为：核分裂象多（至少 5 个核分裂象 /10 个高倍视野）和（或）有坏死，并伴有以下至少两项特征，出血、中至高的的核异型性和细胞密度。网状纤维染色见瘤细胞间网状纤维丰富，间质有大量裂隙状血管，呈血窦状、树枝状或鹿角状扩张（图 10-48A），相互连接呈网状，可将瘤细胞分隔成小叶状，并见侵犯、破坏周围脑组织。

免疫组化：波形蛋白阳性，CD34 阳性（图 10-48B），大多数病例 CD99 阳性，Ki-67 阳性细胞数高，大于 15%（图 10-48C），GFAP、EMA 和 S-100 均呈阴性表达。

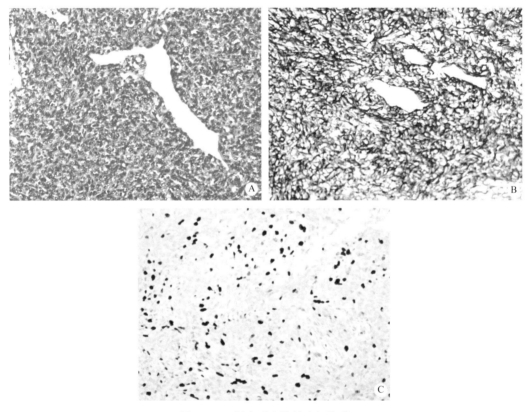

图 10-48　间变型血管外皮细胞瘤

A. 病理切片核异型性多见，核分裂活跃（HE，×20）；B. CD34 染色，胞质阳性（×20）；C. Ki-67，颅内间变型血管外皮细胞瘤中的表达，胞核阳性，阳性细胞数 15%（×20）

【影像学表现及诊断】

WHO Ⅲ级的间变型血管外皮细胞瘤多呈分叶状或不规则形，常跨叶生长，多无完整包膜，反映了肿瘤生长较快，并具有侵袭性生长的恶性生长特点，也可能是肿瘤生长快且生长速度不一致，或是肿瘤生长过程中所受的阻力不同所致。CT 平扫表现为混杂高密度或等密度影（图 10-50A），边界不清，由于肿瘤恶性度高，可见邻近骨质呈侵蚀性破坏。MR 平扫 T_1WI 呈等、低混杂信号（图 10-49B）或等、高混杂信号（图 10-50C），T_2WI 呈高、低混杂信号（图 10-49A），部分呈等、低混杂信号（图 10-50B），其内可见蜿蜒的流空血管，多数血管呈偏心性，靠近肿瘤基底，Flair 呈高信号（图 10-49C），DWI 呈等低信号（图 10-49D），MRA 显示 HPC 双重供血，颈内动脉、椎动脉和颈外动脉都可参与供血，但以颈内动脉供血为主，MRV 可清楚显示瘤周迂曲血管及肿瘤对静脉窦的侵蚀范围。增强扫描呈不均匀显著强化（图 10-49E，图 10-50D），与病理网织染色见间质有大量裂隙状血管，呈鹿角状排列密切相关。该肿瘤出血、坏死、囊变多见，可能是由于肿瘤组织侵蚀破坏自身血管，也可能由于肿瘤生长迅速致供血不足引起，还可能由于血栓形成；也有部分肿瘤没有增强的中心区不一定代表囊变坏死，延迟后显示强化，多与肿瘤细胞的密集区与瘤内有丰富的相互吻合的毛细血管有关。间变型 HPC 生长快，浸润生长，对硬膜刺激时间短，所以肿瘤多窄基底与硬膜相连，少见"硬膜尾征"，有学者报道窄基底附于硬膜可以作为与脑膜瘤鉴别有意义的征象。该肿瘤瘤周水肿明显，可能由肿瘤直接侵犯周围脑组织，血脑屏障破坏严重所引起，也可能由肿瘤在生长过程中压迫或侵蚀静脉窦致静脉淤血导致，有文献报道与肿瘤 P73 蛋白表达程度相关，P73 阳性表达率越高，水肿越明显，恶性程度可能就越高。

间变型血管外皮细胞瘤影像学表现具有特征性，往往具有更明显的分叶状、跨叶生长倾向，肿瘤更易出血、坏死及囊变致信号不均匀，窄基底和硬膜相连，少见"硬膜尾征"，更易破坏邻近颅骨，瘤周水肿明显，易复发及颅外转移。

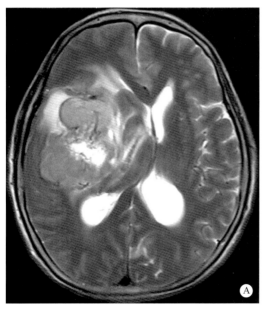
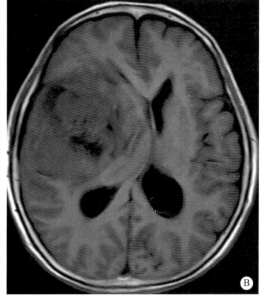

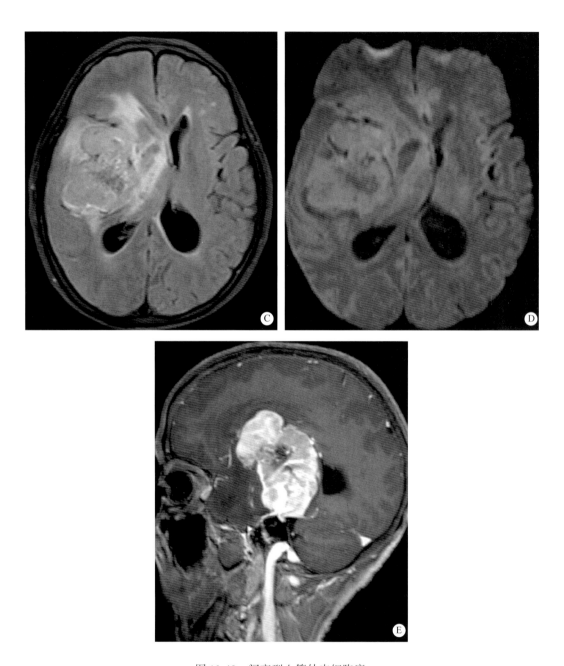

图 10-49 间变型血管外皮细胞瘤

女，73 岁。A. T$_2$WI 呈不均匀稍高信号，中央见高信号囊变区；B. 轴位 T$_1$WI 呈稍低信号，其内囊变呈更低信号，病灶边界不清；C. Flair 呈高信号，周围水肿明显，占位效应明显；D. DWI 呈等低信号；E. 矢状位增强扫描肿瘤明显不均匀强化，其内囊变区无明显强化

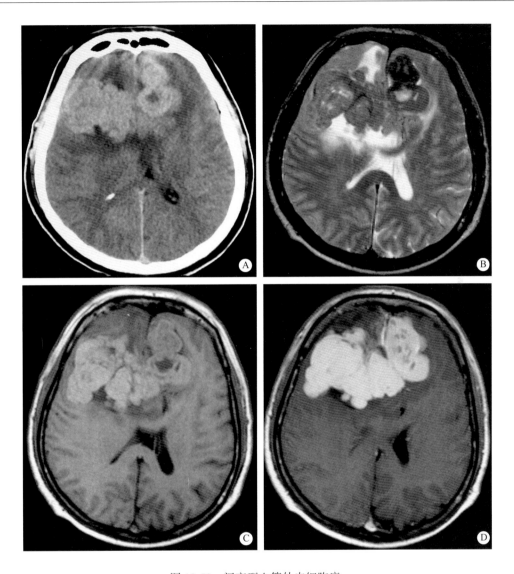

图 10-50　间变型血管外皮细胞瘤

女，49 岁。A. CT 平扫：肿瘤呈欠规则略高密度影，跨叶生长，病灶密度欠均匀，其内可见斑点、条形低密度坏死区，边界不清；B. T₂WI 轴位：肿瘤呈不均匀高、等、低混杂信号，边界不清，其内可见血管流空影，并见低信号坏死、囊变区，瘤周水肿明显；C. T₁WI 轴位：肿瘤呈不均匀高、低混杂信号，边界不清；D. 增强 T₁WI 轴位：肿瘤可见分叶，强化效应显著，坏死囊变区不强化，肿瘤以窄基底与硬膜相连

【鉴别诊断】

颅内间变型血管外皮细胞瘤需要与以下肿瘤鉴别：

1. 血管外皮细胞瘤

血管外皮细胞瘤属于 WHO Ⅱ级肿瘤，形态多为椭圆形或分叶状，边界清楚，肿瘤内出血、坏死、囊变较少见，增强后多呈均匀明显强化，瘤周水肿相对较轻，病理免疫组织化学染色 Ki-67 阳性细胞数 5% ~ 10%。

2. 间变型脑膜瘤

间变型脑膜瘤与之鉴别困难，但间变型血管外皮细胞瘤有更加显著的分叶、跨叶生长现象，肿瘤增强效应明显，而间变型脑膜瘤强化效应不如间变型血管外皮细胞瘤显著，多见"硬膜尾征"，病理免疫组化染色，EMA 阳性，波形蛋白阳性。

3. 胶质母细胞瘤

胶质母细胞瘤近脑表面生长的,特别是浆细胞胶质母细胞瘤,属于WHO Ⅳ级肿瘤,为脑内病变，形态极不规则，肿瘤体积大，坏死更显著，瘤周水肿更明显，常可见到浸润性播散。

（张　婧　周俊林　董　驰）

第十七节　血管母细胞瘤

【概念及分级】

血管母细胞瘤（hemangioblastoma）又称为血管网状细胞瘤或成血管细胞瘤，是中枢神经系统的一种生长缓慢、富含血管的良性肿瘤。发生于脑膜的血管母细胞瘤较为少见。

该肿瘤 2016 年 WHO 分级为 Ⅰ 级肿瘤。

【流行病学】

血管母细胞瘤是中枢神经系统少见的肿瘤，占颅内肿瘤的 1%~2%，颅后窝肿瘤的 8%~12%，脊髓肿瘤的 2%~3%，多为发源于畸变的血管原基的脑内肿瘤，而来源于脑膜的罕见，目前仅为个案报道。男性发病率高于女性，男：女为（1.3~2）：1。其可分为散发性和家族遗传性两种，大约25%的血管母细胞瘤与 von Hippel-Lindau（VHL）综合征有关，患者常伴有视网膜的血管母细胞瘤、肾脏透明细胞癌、嗜铬细胞瘤等，是一种常染色体显性遗传疾病。

【临床及预后】

该肿瘤大小及发生部位不同的患者，临床症状及就诊时间不同，症状多与肿瘤的占位效应有关。血管母细胞瘤多发生于颅后窝，集中在小脑、脑干和脊髓，而血管母细胞瘤发生在脑膜，大多位于大脑凸面，患者多出现头晕、头痛、呕吐等征象，和肿瘤发生部位密切相关。

【病理特点】

大体标本：肿瘤大体呈灰红色或灰褐色，质软，与周围组织分界清楚。

镜下：肿瘤富于毛细血管及血窦，血管多为不同成熟阶段的毛细血管，偶尔可见到小动脉和小静脉，管壁内衬扁平内皮细胞，外周细胞增生；血管周围大量富含脂质的片状或巢状排列的间质细胞，该细胞呈圆形、卵圆形或短梭形，胞质丰富、淡染，呈空泡状或泡沫状，胞核大小较一致，圆形或椭圆形，核分裂象罕见，与血管母细胞瘤相似。部分瘤细胞核中央淡染，类似脑膜瘤上皮细胞（图 10-51A）。

瘤细胞和血管周围网状纤维丰富，肿瘤无旋涡状结构和砂粒小体。

免疫组化：波形蛋白表达阳性，且血管内皮细胞 CD34 阳性，S-100 阳性，NSE 阳性，Ki-67 阳性细胞数少，小于 5%（图 10-51B），而 EMA 阴性。

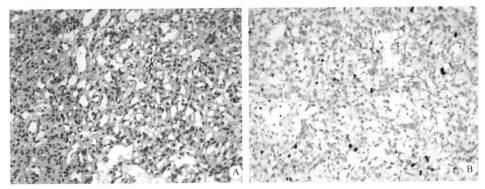

图 10-51　血管母细胞瘤

A. 瘤组织由血管内皮、外皮、基质细胞增生构成，其间有扩张的毛细血管（HE，×20）；B. 免疫组化，Ki-67 阳性
细胞上 1%（×20）

【影像学表现及诊断】

该肿瘤大多呈类圆形或不规则形，部分可呈分叶状，在影像表现上和脑膜瘤类似。在 CT 上多为低密度，部分病灶可呈高、低混杂密度影，周围可见片状低密度水肿影；在 MR 上 T_1WI 多呈等、低混杂信号，T_2WI 多呈等、高混杂信号，增强后明显不均匀强化，瘤周水肿明显，Flair 序列呈高信号（图 10-52D）；少部分肿瘤信号相对较均匀，T_1WI 多呈稍低信号（图 10-52C），T_2WI 多呈稍高信号（图 10-52B），增强后明显均匀强化（图 10-52E、图 10-52F），瘤周或瘤内多见线状或蚯蚓状流空血管影，增强后强化明显。宽基底与脑膜相连，邻近脑膜强化，可见"硬膜尾征"（图 10-52E），邻近颅骨可呈侵蚀性破坏（图 10-52A）。

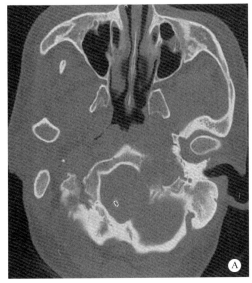
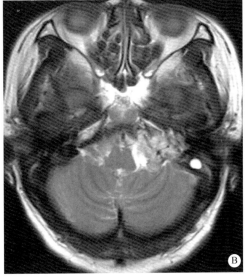

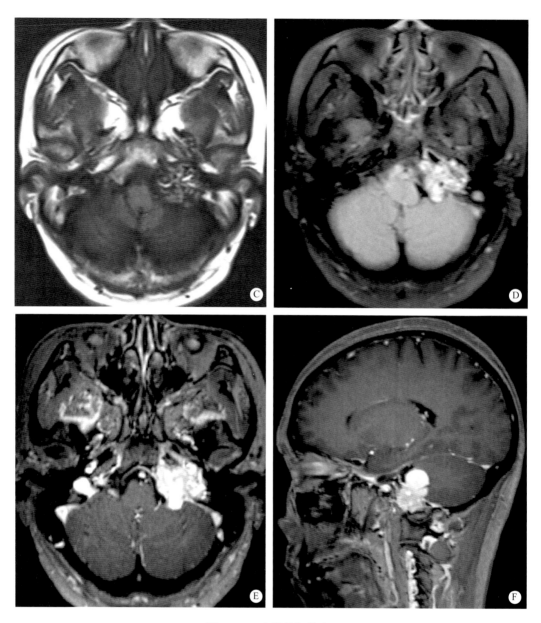

图 10-52　血管母细胞瘤

男，50 岁。A. CT 骨窗：局部颅骨骨质侵蚀性破坏；B. 轴位 T_2WI：肿块呈稍高信号，边界清晰，其内可见血管流空
信号；C. 轴位 T_1WI：肿块呈稍高、低混杂信号，病灶边界较清；D. Flair 序列：肿块呈高信号；E、F. 增强 T_1WI：
肿块呈明显强化，并可见"硬膜尾征"

脑膜血管母细胞瘤影像类似脑内实性病灶，但仍具有脑膜瘤的特点，强化显著，
瘤周或瘤内多见流空血管影。

【鉴别诊断】

该肿瘤应与血管瘤型脑膜瘤和血管外皮细胞瘤鉴别。

1. 血管瘤型脑膜瘤

血管瘤型脑膜瘤为 WHO Ⅰ 级肿瘤，形态较为规则，多为圆形或类圆形，起源于蛛网膜帽状细胞，两者影像学表现相似，鉴别困难，但血管母细胞瘤邻近颅骨多呈侵蚀性破坏，免疫组化 EMA 阴性。

2. 血管外皮细胞瘤

血管外皮细胞瘤起源于脑膜间质血管 Zimermann 细胞，由于两者起源不同，影像学表现有差异，该肿瘤与脑膜呈窄基底相连，少见硬膜尾征，而血管母细胞瘤与脑膜呈宽基底相连，常见流空血管，硬膜尾征多见。

（张　婧　周俊林）

第十八节　纤维肉瘤

【概念及分级】

纤维肉瘤（fibrosarcoma）起源于脑膜间的结缔组织与脑血管外膜，附着于硬膜，由成纤维细胞和各种胶原产物组成，2016 年 WHO 中枢神经系统肿瘤分类中将其归类为脑膜间叶肿瘤的一型。

纤维肉瘤多属于生物学恶性肿瘤，WHO 分级为 Ⅳ 级肿瘤。

【流行病学】

该肿瘤可发生于身体的任何部位，最常见的部位是躯干，原发于颅内的纤维肉瘤罕见，目前关于纤维肉瘤仅为个案报道，多见于成人，20~50 岁为发病高峰年龄，无明显性别差异。

【临床及预后】

临床症状主要为头痛、恶心、呕吐等高颅压症状，该肿瘤为恶性肿瘤，术后易复发，并发生远处转移，预后差。

【病理特点】

大体标本：肿瘤呈灰白色，质韧较脆，呈鱼肉样，血供丰富，边界欠清，与邻近硬脑膜关系密切，局部硬膜被侵蚀，变厚。

镜下：肿瘤细胞呈梭形、鱼骨状排列，即"青鱼刺"样（图 10-53），肿瘤细胞密度高，具有锥形深染细胞核，核仁明显，胞质稀少，核分裂象明显增多，并见病理性核分裂，坏死、出血多见。肿瘤组织学形态分为纤维细胞型、梭形细胞型、多形细胞型三类。

免疫组化：波形蛋白阳性，胶质纤维酸性蛋白（GFAP）、S-100 蛋白、肌动蛋白等阴性。

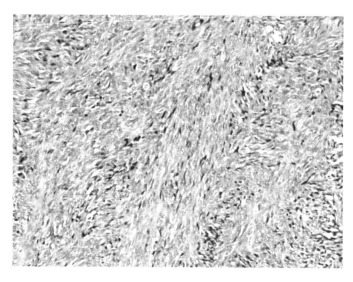

图 10-53　肿瘤细胞呈青鱼骨样排列（HE，×20）

【影像学表现及诊断】

　　肿瘤大体呈不规则形及分叶状，边界不清，呈宽基底与硬脑膜相连。CT 上肿瘤主要表现为不均匀高密度或等、低混杂密度，出血、坏死、囊变多见，增强后呈明显不均匀强化，肿瘤实体明显强化，其内坏死、囊变无明显强化。MRI 上 T_1WI 多呈等、低混杂信号或等、高、低混杂信号（图 10-54B），轴位 T_1WI 增强扫描肿瘤实体均呈明显强化（图 10-54C），T_2WI 多呈不均匀高信号（图 10-54A），边界不清，实性区由于肿瘤细胞密集，DWI 显示信号稍高（图 10-54D），灌注成像显示肿瘤区域基本为低灌注，由于肿瘤血脑屏障破坏，病灶边缘灌注略增高；由于肿瘤恶性度高，邻近脑膜可不规则形增厚，少见脑膜尾征，邻近颅骨可见破坏，并可向颅外生长，瘤周伴有轻中度水肿。

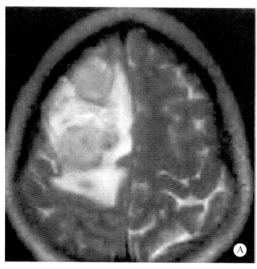

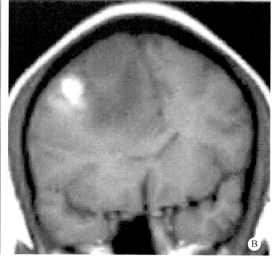

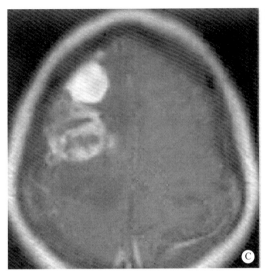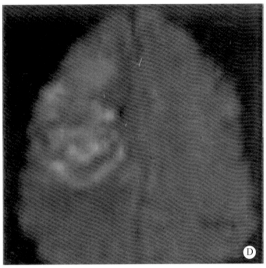

图 10-54　纤维肉瘤

女，23 岁。A.轴位 T_2WI：右额部及半卵圆中心不规则形肿块影，呈稍高信号，周围见明显瘤周水肿；B.冠状位 T_1WI：肿块呈高低混杂信号，提示出血，病灶边界不清；C.轴位 T_1WI 增强扫描：肿块明显不均匀强化，呈分叶状，可见短粗硬膜尾征；D.DWI 肿块呈不均匀高信号

纤维肉瘤肿瘤细胞呈鱼骨样排列为其特点，影像学上和恶性脑膜瘤具有相似之处。

【鉴别诊断】

颅内纤维肉瘤主要应与血管外皮细胞瘤、多形性成胶质细胞瘤、单发转移瘤及淋巴瘤鉴别。

1.血管外皮细胞瘤

血管外皮细胞瘤起源于毛细血管的 Zimmerman 细胞，好发于镰旁及大脑凸面，多跨叶生长，与脑膜呈窄基底相连，肿瘤强化明显。

2.多形性成胶质细胞瘤

多形性成胶质细胞瘤一般体积较大，累及多个脑叶，呈弥漫浸润性生长，增强后呈花环状或蝴蝶状强化。

3.单发转移瘤

单发转移瘤中老年人多见，患者一般有恶性肿瘤病史，好发于灰白质交界区，瘤体小，瘤周水肿明显，增强后呈环形强化或轻度强化。

4.淋巴瘤

淋巴瘤多位于中线，沿血管周围间隙生长，形态较规则，少见出血、坏死，增强后呈明显均匀强化。

（张　婧　周俊林　董　驰）

第十九节　多形性未分化肉瘤

【概念及分级】

多形性未分化肉瘤（undifferentiated pleomorphic sarcoma），以往称为恶性纤维组织细胞瘤，是一种主要由成纤维细胞和组织细胞组成的恶性肿瘤，发生于深部组织，以四肢和腹膜后常见，原发于颅内脑膜的罕见。

该肿瘤 WHO 分级为 Ⅲ 级肿瘤。

【流行病学】

颅内多形性未分化肉瘤为罕见的中枢神经系统肿瘤，其组织来源尚有争议，根据报道多数来源于脑膜的组织细胞或未分化多能性细胞，起源于血管周的间叶细胞或软脑膜。男性多于女性，以中老年好发，亦见于青少年。

【临床及预后】

肿瘤发生部位不同，表现的神经症状及体征亦有所不同，本型和其他脑膜肿瘤相似，无明显特异性。该肿瘤恶性程度高，术后复发率高，预后差。

【病理特点】

大体标本：肿瘤呈紫褐色或灰黄色，多为不规则形或分叶状，血供丰富，质硬或软，可见包膜，边界清楚。

镜下：肿瘤组织由多核巨细胞、组织细胞和成纤维细胞组成，瘤细胞排列成车辐状或束状，核分裂象多见，多伴有出血、囊变、坏死（图 10-55A）。

免疫组化：波形蛋白、CD68 阳性（图 10-55B），胶质纤维酸性蛋白（GFAP）、S-100 蛋白、肌动蛋白等阴性。

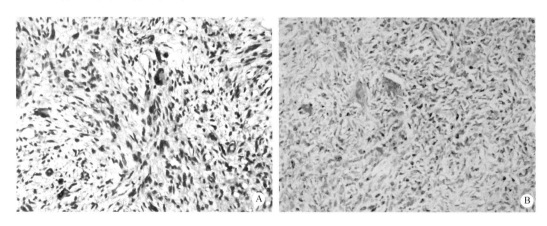

图 10-55　多形性未分化肉瘤

A. 瘤细胞排列呈车辐状或树状，核分叶象多见（HE，×20）；B.C D68 阳性（×20）

【影像学表现及诊断】

该肿瘤好发于颅中窝、大脑镰旁、大脑半球凸面，以额顶颞部多见。CT 上肿瘤主要表现为不均匀高密度，出血、坏死、囊变多见，增强后呈明显不均匀强化。MRI 上 T_1WI 多呈等信号或等、低混杂信号，部分肿瘤呈高、低混杂信号（图 10-56A），T_2WI 多呈不均匀高信号（图 10-56B），边界较清，增强扫描肿瘤实体均呈明显强化（图 10-56C），部分病灶呈环形强化，邻近脑膜增厚，颅骨可见破坏，瘤周可伴有明显水肿。

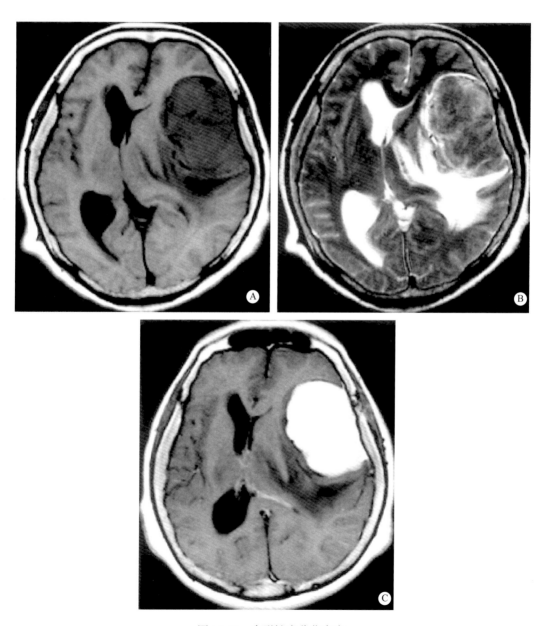

图 10-56　多形性未分化肉瘤

女，40 岁。A. 左侧额颞叶 4cm×5cm×6cm 占位在 T_1WI 为低信号；B. T_2WI 为等信号；C. 增强轴位示明显均匀强化，瘤周轻度水肿，脑实质受压，中线左移

多形性未分化肉瘤发生在脑膜的罕见，其影像学表现和大多数恶性脑膜肿瘤相似，如边界较清、增强明显强化、邻近脑膜增厚及颅骨破坏等。

【鉴别诊断】

多形性未分化肉瘤主要应与间变型（恶性）脑膜瘤和转移瘤鉴别。

1. 间变（恶性）脑膜瘤

间变型（恶性）脑膜瘤瘤脑界面消失，坏死囊变多见，肿瘤表现不均匀强化，出现不规则形硬膜尾征及颅骨破坏，而强化效应一般不如多形性未分化肉瘤。

2. 转移瘤

该肿瘤患者多有恶性肿瘤病史，一般为多发病灶，多位于灰白质交界区，瘤体小，瘤周水肿明显，增强后呈环形强化或轻度强化。

（张　婧　周俊林　董　驰）

第二十节　软　骨　瘤

【概念及分级】

颅内软骨瘤（intracranial chondroma）是胚胎组织错构或由成纤维细胞转化而来，类似发生于骨的肿瘤，生长缓慢，组织行为为良性。

该肿瘤 WHO 分级为 I 级。

【流行病学】

颅内软骨瘤为中枢神经系统罕见的良性肿瘤，发生率低，仅占颅内原发肿瘤的0.06%~0.15%，发病年龄多在 20~60 岁，其中 30~40 岁为发病高峰年龄，女性稍多于男性。该肿瘤主要发生于颅底软骨的结合处，发生在硬脑膜者多位于大脑镰区，其原因尚不清楚，可能系胚胎发育过程中残留的异位软骨细胞发展而来或源于血管周围间叶组织的转化。

【临床及预后】

颅内软骨瘤患者的病史较长，其临床表现与肿瘤的部位和大小有关。肿瘤多发生于颅底，可引起第III至第VI脑神经受压，表现为头疼及局部神经损害而引发的耳聋、耳鸣、听力下降、面部感觉障碍等。软骨瘤是良性肿瘤，如能手术全切可治愈。

【病理特点】

大体标本：肿瘤可见有包膜，呈灰白色，表面光滑，边界清楚，瘤组织呈分叶状或较规则，供血丰富，其表面常覆盖一层含有小血管的薄壁纤维囊，与邻近颅骨粘连不易分离。切开包膜后可见瘤组织呈鱼肉状或胶冻状，局部质地脆或软，也可见骨性分隔呈多房性或囊性变。

镜下：肿瘤组织由透明软骨组成，细胞大小、形态及排列极不规则（图10-57），可见分叶状结构，小叶之间有疏松的纤维及血管包绕。

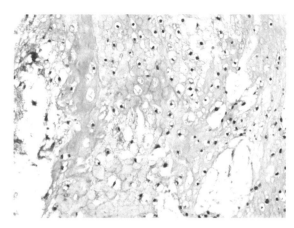

图 10-57 颅内软骨瘤

肿瘤组织由透明软骨组成，细胞大小、形态及排列不规则（HE，×20）

免疫组化：波形蛋白阳性。

【影像学表现及诊断】

影像学上，大多数颅内软骨瘤可见有钙化，文献报道约占所有病例的 60%。肿瘤形态多为分叶状，在 CT 上多表现为密度不均的高密度团块（图 10-58A），内部多见散在分布的斑点状或条片状钙化影，边界清楚，增强后呈轻度不均匀强化，可能由于软骨瘤的软骨间质中常含有数条薄壁血管，且多出现于扫描延迟期，与肿瘤组织内血管较少、血流缓慢有关，其内钙化部分无血管供应，增强后无明显强化。MR 上肿瘤多信号混杂，钙化部分在 T_1WI 和 T_2WI 上呈低信号，未钙化部分常在 T_1WI 上呈等、低信号（图 10-58C），T_2WI 上呈不均匀高信号（图 10-58B），增强扫描后和 CT 强化特点一致，于增强延迟期出现轻度不均匀强化，肿瘤钙化部分无强化（图 10-58D、图 10-58E），其强化程度与肿瘤组织内钙化的软骨基质所占

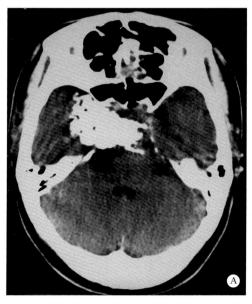

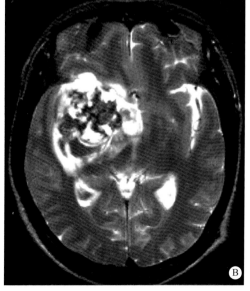

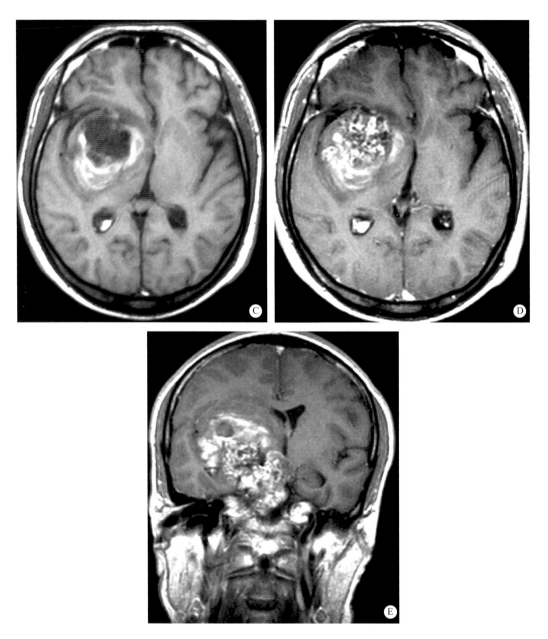

图 10-58　颅内软骨瘤

男，43 岁。A. CT 平扫：肿块呈高密度影，边界清晰；B. 轴位 T_2WI：肿瘤呈高、低混杂信号；C. 轴位 T_1WI：肿瘤中心呈低信号，边缘见环形高信号，病灶边界清晰，中线结构受压向左侧移位；D、E. 增强 T_1WI：肿块呈不均匀中度强化，其内钙化无明显强化

的比例有关，钙化成分越多，强化越不明显。部分肿瘤内软骨基质可能发生黏液变性及囊变，形成含液囊腔，在 CT 上呈多个大小不等的低密度囊腔，MR 上 T_1WI 呈低信号，T_2WI 呈高信号，该部分亦无明显强化，呈"石榴籽"样表现，为软骨瘤的特征性表现。

软骨瘤多因起源于颅底骨且伸入颅内为其特点，密度和信号混杂，常出现囊变、钙化，增强后呈"石榴籽"样表现。

【鉴别诊断】

颅内软骨瘤需与软骨肉瘤、良性脑膜瘤及脊索瘤相鉴别。

1. 软骨肉瘤

软骨肉瘤多发生于中老年人，由于肿瘤恶性度高，向周围呈浸润性生长，侵犯范围较广，常合并邻近骨的破坏，肿瘤血供丰富，增强后明显强化。

2. 砂粒体型脑膜瘤

此型脑膜瘤除具备典型脑膜瘤的表现外，钙化多见为其重要特征，钙化在 CT 为高密度，在 MR 为双低信号，但 T_2 一般信号不均匀，增强后为中度不均匀强化。

3. 脊索瘤

脊索瘤好发于中央区的枕骨斜坡，边缘欠清，多呈广泛性的溶骨性骨质破坏，其内见散在残存骨脊，和软骨瘤内钙化不同。

（张　婧　周俊林　董　驰）

第二十一节　软骨肉瘤

【概念及分级】

软骨肉瘤（chondrosarcoma）是由原始或小细胞成分和散在分布的岛状非典型透明软骨构成的恶性肿瘤，其起源于原始中胚叶间质细胞，偶尔可继发于畸形性骨炎、颅骨纤维结构不良或软骨瘤恶变。

该肿瘤 WHO 分级为Ⅲ级肿瘤。

【流行病学】

颅内软骨肉瘤是一种罕见的恶性肿瘤，其发病率约占颅内原发肿瘤的 0.15%，起源于硬脑膜的更少见。本病可发生于任何年龄，但多在成年以后，男女患病比例基本相同。

【临床及预后】

颅内软骨肉瘤多位于颅底，其临床表现与肿瘤的位置、大小及生长速度密切相关。一般情况下患者多以头痛及脑神经麻痹的症状起病。其预后与肿瘤的组织病理学分类（分为标准型、间叶型和黏液性）有关，标准型和黏液型软骨肉瘤的预后与肿瘤级别密切相关，而间叶型软骨肉瘤临床、组织学及生物学行为不同于普通软骨肉瘤，瘤细胞保持早期未分化状态，绕血管生长排列呈血管外皮瘤样结构，多呈侵袭性生长，恶性度较高，临床病程短，发展快，预后差。

【病理特点】

大体标本：肿瘤呈灰白色或紫红色，边界不清，部分有假包膜，瘤组织呈分叶状或不规则形，局部质地脆、硬，可见出血、囊变，部分病例可见钙化。

镜下：肿瘤组织由原始或小细胞成分和散在分布的岛状非典型透明软骨构成（图 10-59A），有些软骨成分居多。小细胞的组织学特征类似血管外皮细胞瘤，肿瘤细胞充满于鹿角状血管间隙，细胞间为丰富的网状纤维，肿瘤细胞异质性明显，呈圆形、多角形、双核，细胞质嗜伊红，可见核分裂象（图 10-59B）。

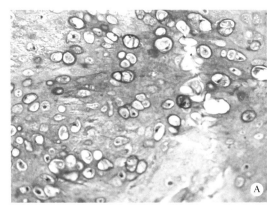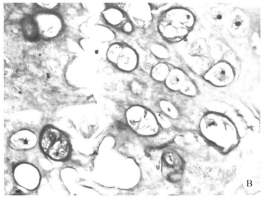

图 10-59　软骨肉瘤

A.黏液背景下，肿瘤组织呈分叶状结构，小叶内肿瘤细胞排列呈丝带状（HE，×20）；B.肿瘤细胞异质性明显，呈圆形、多角形，双核，细胞质嗜伊红，可见核分裂象（HE，×40）

免疫组化：波形蛋白阳性，CD99 阳性，部分 NSE 阳性。

【影像学表现及诊断】

影像学上，该肿瘤形态多为分叶状或不规则形，在 CT 上多表现为等或低密度团块，内部伴或不伴钙化影，大多数病灶边界不清楚，增强扫描多有不同程度强化，邻近颅骨多呈侵蚀性破坏。MR 上肿瘤多信号混杂，T_1WI 多呈等或低信号（图 10-60B），T_2WI 上多呈高信号（图 10-60A），部分肿瘤呈高、低混杂信号，DWI 多呈低信号（图 10-60C），部分呈稍高信号，增强扫描后有不同程度中度强化（图 10-60D、图 10-60E）。其影像学特点与临床预后密切相关。低度恶性的软骨肉瘤多呈囊性，膨胀性生长，部分病变有假包膜，边界较清，其内钙化明显，而高度恶性的软骨肉瘤多无明确边界，瘤内钙化少见，多呈侵袭性生长，瘤内毛细血管增生明显，增强后强化显著。

颅内软骨肉瘤生长慢，恶性度较骨内软骨肉瘤低，复发和转移较晚，因组织病理学的复杂性，影像表现多样，钙化和囊性膨胀性生长为其主要特点。

【鉴别诊断】

颅内软骨肉瘤需与软骨瘤、脊索瘤及脑膜瘤相鉴别。

1. 软骨瘤

多发生于青年，30~40 岁为发病高峰年龄，由于该肿瘤为良性，边界清楚，钙化多见，部分肿瘤呈"石榴籽"样特征性表现，增强后呈轻度强化可与前者鉴别。

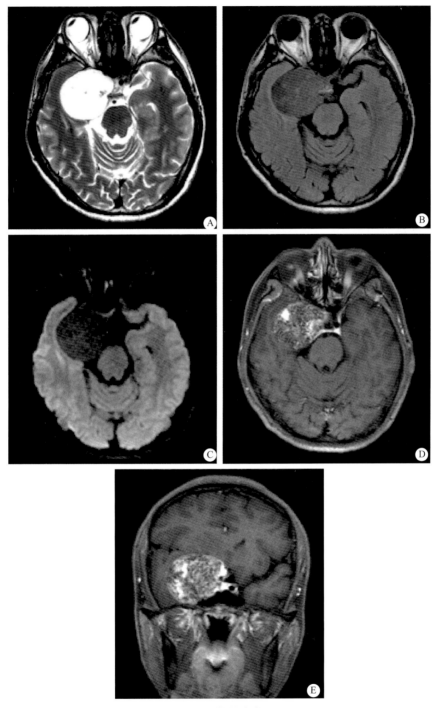

图 10-60　软骨肉瘤

男，29 岁。A. 轴位 T_2WI：肿瘤呈基本均匀高信号，边界清晰，瘤周无明显水肿；B. 轴位 T_1WI：肿瘤呈稍低信号，病灶边界清晰；C. DWI：肿瘤呈低信号；D、E. 增强 T_1WI：肿块呈不均匀中度强化

2. 脊索瘤

好发于中央区的枕骨斜坡，边缘欠清，多呈广泛性的溶骨性骨质破坏，其内见散在

残存骨脊，与脊索瘤不同的是，软骨肉瘤角蛋白和上皮膜抗原染色阴性，可用于两者鉴别。

3. 非典型脑膜瘤

非典型脑膜瘤的主要特点为影像表现多样，同样除具有典型脑膜瘤征象外，也具有恶性肿瘤的影像特点，有分化，中度水肿，密度或信号不均匀，增强后显著不均匀强化，有些病例还会出现骨受侵蚀的改变，以上改变可以与软骨肉瘤鉴别。

（张　婧　周俊林　董　驰）

第二十二节　血　管　瘤

【概念及分级】

血管瘤（hemangioma）是一种发生于颅内软脑膜的良性增生性瘤样病变，以脑膜上皮细胞和成纤维细胞样梭形细胞增生并围绕脑膜和皮层内的小血管周围以及软脑膜钙化为特点。

该瘤有两种类型：散发型和神经纤维瘤病相关型。WHO 分级为 Ⅰ 级。

【流行病学】

血管瘤是一种罕见疾病，病变进展缓慢，多发生于青年及儿童，男女发病率约为 2 : 1。

【临床及预后】

血管瘤常常出现癫痫发作并且进展为顽固性发作，其他临床表现有头痛、面神经痛和后组脑神经麻痹等。血管瘤是一种良性的肿瘤，可能是指发育期间错构性的病变，WHO 分为 Ⅰ 级肿瘤，少数伴有脑膜瘤，手术预后较好。

【病理特点】

大体标本：该肿瘤切面呈灰白色，质稍硬，有砂粒感。

镜下：肿瘤细胞为梭形细胞，呈血管周围成纤维细胞样细胞增生，以血管为中心排列成束状、栅栏状或漩涡状结构，并可见组织有不同程度的皮质内血管增生和脑膜上皮增生及钙化（图 10-61），皮质内增生的血管表现为薄壁、裂隙状。脑膜上皮增生，伴大量钙化或砂粒体形成，周围胶质细胞增生。

免疫组化：波形蛋白阳性，灶性 EMA 阳性，血管平滑肌肌动蛋白（SMA）阳性，CD34 阳性，增生的胶质细胞示 GFAP 阳性，NF 及 Syn 阴性。

【影像学表现及诊断】

脑膜血管瘤多呈斑片状或不规则形。CT 常表现为类圆形、低密度病变，可有不同程度的钙化，瘤周无或伴有轻度瘤周水肿，增强后呈渐进性强化或明显不均匀强化，其内钙化区无强化。MRI 表现为来自脑外的占位病变，T_1WI 呈等或低信号（图 10-62B、图 10-62C），T_2WI 呈均匀高信号（图 10-62A），部分病灶内可见血管流空信号，其周边有高信号区，考虑为水肿或胶质增生。增强后强化特点和 CT 表现基本相同，呈渐进性强化或明显不均匀强化（图 10-62D），其内钙化区无强化。

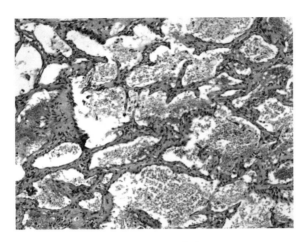

图 10-61 血管瘤

瘤细胞为梭形细胞，肿瘤细胞为梭形细胞，呈血管周围成纤维细胞样细胞增生，以血管为中心排列成束状、栅栏状或漩涡状结构，并可见组织有不同程度的皮质内血管增生和脑膜上皮增生及钙化

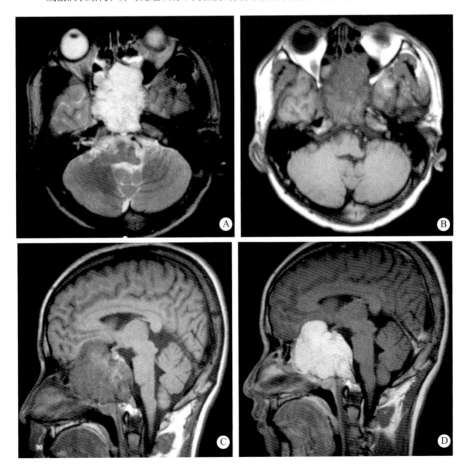

图 10-62 脑膜血管瘤

女，43 岁。A. 轴位 T_2WI：肿瘤呈基本均匀高信号，边界清晰，瘤周无明显水肿；B、C. T_1WI：肿瘤呈稍低信号，病灶边界清晰，向前长入筛窦，向上生长致额叶受压；D. 增强 T_1WI：肿块呈明显不均匀强化

脑膜血管瘤最典型的影像特点为 T_2WI 信号高，与脑膜关系密切，增强后呈渐进性明显均匀强化，基本符合体部海绵状血管瘤的影像学特征。

【鉴别诊断】

本病需与血管瘤型脑膜瘤、血管外皮细胞瘤鉴别。

1. 血管瘤型脑膜瘤

血管瘤型脑膜瘤最主要的影像特点为肿瘤多为实性瘤体，有堆积感，T_2WI 信号往往比较高，增强后呈明显强化，内部可见血管流空信号。这些表现可与之鉴别

2. 血管外皮细胞瘤

血管外皮细胞瘤因来源于脑膜间质，其影像表现和脑膜瘤有一定重叠，但密度或信号混杂、窄基底与硬膜相连、血供丰富、血管流空现象及强化明显为其主要特点。这些表现可与之鉴别。

（张　婧　周俊林　董　驰）

第二十三节　尤因肉瘤 / 原始神经外胚层肿瘤

【概念及分级】

尤因肉瘤 / 原始神经外胚层肿瘤（Ewing sarcoma/ peripheral primitive neuroectodermal tumor，Ewing/pPNET）是一组高度恶性的小圆细胞肿瘤，是包括尤因肉瘤（Ewing 肉瘤）、Askin 瘤、外周性原始神经外胚层肿瘤（pPNET）的疾病。尤因肉瘤 / 原始神经外胚层肿瘤归类于间质，非脑膜皮肿瘤，起源于脑膜的尤因肉瘤 / 原始神经外胚层肿瘤属于外周型 PNET。

尤因肉瘤 / 原始神经外胚层肿瘤 WHO 分级为Ⅳ级。

【流行病学】

尤因肉瘤 / 原始神经外胚层肿瘤罕见，男女均可发病，发病高峰在 11~20 岁。

【临床及预后】

尤因肉瘤/原始神经外胚层肿瘤主要临床表现为出现不同程度的头痛、恶心、呕吐等，与肿瘤所致高颅压有关。体征与肿瘤发生位置有关。本病恶性度高，可发生局部复发和（或）远处转移，死亡率高，预后差，大多数患者几乎都在 1 年内死亡，时间最短者为 1 个半月后死亡。文献报道 8 例病例中有 7 例在 6 个月内死亡，3 例发生远处转移。

【病理特点】

大体标本：肿瘤表现为灰黄或灰红质韧鱼肉状，血供丰富，部分可见假包膜，肿瘤内部可见出血、坏死及液化。

镜下：可见肿瘤由均匀一致的小圆形细胞构成，细胞极其丰富（图 10-63A）；细胞轮廓不清，胞质少，细胞质透明，核染色深（图 10-63B）；部分细胞呈梭形或大细胞变异，类似大细胞性淋巴瘤；有大片凝固性坏死。

免疫组化：CD99 阳性（图 10-63C），波形蛋白阳性。部分病例 Syn 阳性，少数病例出现 S-100 蛋白弱阳性。

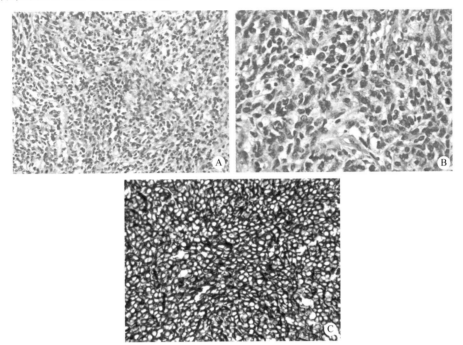

图 10-63 尤因肉瘤 / 原始神经外胚层肿瘤

A. 肿瘤由均匀一致的小圆形细胞构成，细胞极其丰富（HE，×10）；B. 细胞轮廓不清，胞质少，细胞质透明，核染色深（HE，×40）；C. 免疫组化示 CD99 阳性（×40）

【影像学表现及诊断】

尤因肉瘤 / 原始神经外胚层肿瘤与脑膜宽基底相连，并呈现沿脑膜梭形生长趋势，表明病变组织与脑膜关系密切，呈梭形生长可能是因为脑膜、血脑屏障及颅骨影响了尤因肉瘤 / 原始神经外胚层肿瘤的生长方式。大多数肿瘤与脑组织界限较清楚，并可见假包膜，可能为脑膜、血脑屏障等对尤因肉瘤 / 原始神经外胚层肿瘤向脑组织侵犯起到一定的屏障作用。尤因肉瘤 / 原始神经外胚层肿瘤 CT 主要表现为等、低混杂密度，增强后呈不均匀明显强化。MRI 均呈现混杂信号，T_1WI 主要为等、低混杂信号（图 10-64B，图 10-65B），其内可见更低信号，T_2WI 表现为混杂稍高或高信号（图 10-64A，图 10-65A），与其内不同程度囊变、坏死有关，部分呈蜂窝状改变，轴位 T_1WI 增强扫描后为明显不均匀强化（图 10-64C，图 10-65C）；部分肿瘤可见短粗结节状脑膜尾征，这可能与该肿瘤向周围正常脑膜侵犯或刺激周围正常脑膜有关。一般认为脑膜尾征是因为肿瘤侵犯或肿瘤长期刺激周围脑膜而引起的征象，但尤因肉瘤 / 原始神经外胚层肿瘤病程短，这说明肿瘤直接侵犯周围脑膜而出现脑膜尾征的可能性更大，而短粗结节状脑膜尾征多为脑膜恶性肿瘤的表现；少数可见轻度瘤周水肿，表明瘤周水肿与肿瘤的恶性程度不一定有明显相关性；由于尤因肉瘤／原始神经外胚层肿瘤恶性度高，易侵犯邻近颅骨及软组织（图 10-64A），表明尤因肉瘤／原始神经外胚层肿瘤具有高度的侵蚀性。

尤因肉瘤／原始神经外胚层肿瘤具有典型的特点，青少年多见，恶性度高，沿脑膜梭形生长，坏死、囊变形成蜂窝状改变，尽管为 WHO Ⅳ级肿瘤，瘤周水肿却不明显。

【鉴别诊断】

尤因肉瘤／原始神经外胚层肿瘤应与脑膜瘤，尤其是微囊性脑膜瘤、颅内血管外皮细胞瘤及颅骨骨肉瘤鉴别。

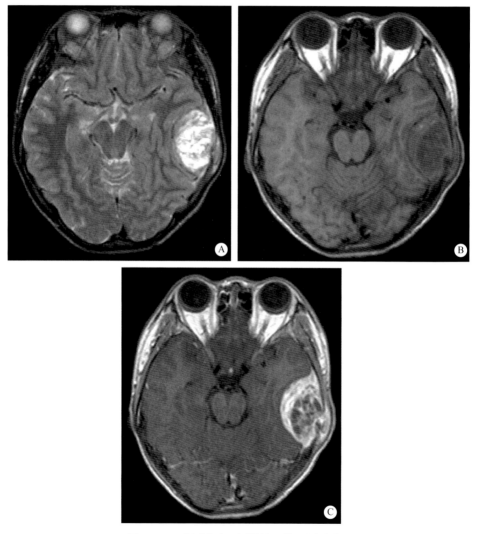

图 10-64 尤因肉瘤／原始神经外胚层肿瘤

男，14 岁。A. 轴位 T_2WI：混杂高信号，肿块与脑膜呈宽基底相连，边界清，邻近颅骨受侵，相应头皮下软组织受累；B. 轴位 T_1WI：左颞部脑膜见团块状混杂等、低信号，内可见多发片状低信号；C. 轴位增强 T_1WI：肿瘤明显强化，其内部呈蜂窝状

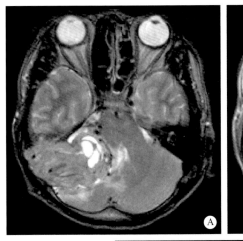
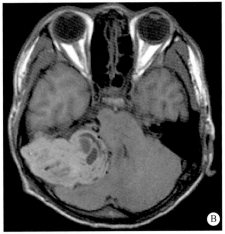
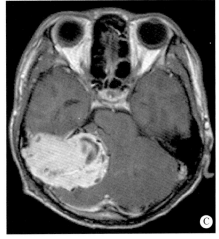

图 10-65 尤因肉瘤 / 原始神经外胚层肿瘤

女，18 岁。A. 轴位 T_2WI：混杂稍高信号，内可见明显高信号；B. 轴位 T_1WI：呈混杂等低信号，内可见数个片状低信号，病灶边界较清，幕上右侧大脑半球颞叶受病灶推挤；C. 轴位增强 T_1WI：肿瘤呈不均匀强化，内可见血管影

1. 微囊型脑膜瘤

微囊型脑膜瘤具备脑膜瘤的基本特征，为 WHO Ⅰ 级肿瘤，密度或信号不均匀，其内可见大小不等的囊性结构，增强后呈不均匀强化，预后良好。

2. 颅内血管外皮细胞瘤

该肿瘤外形多呈分叶状，MRI 主要表现为等长 T_1、等长 T_2 混杂信号，出血、坏死、囊变多见，增强后明显不均匀强化，肿瘤与硬脑膜多窄基底相连，少见硬膜尾征。

3. 颅骨骨肉瘤

骨肉瘤发生于颅骨者罕见，可见日光放射状骨膜增生等骨肉瘤典型影像学表现，发病年龄较尤因肉瘤 / 原始神经外胚层肿瘤高。

（张 婧 周俊林 董 驰）

第三部分　黑色素细胞肿瘤

黑色素细胞肿瘤为一类原发于中枢神经系统的黑色素肿瘤，起源于脑膜的黑色素细胞，呈弥漫性或局限性，目前包括脑膜黑色素细胞增多症、脑膜黑色素细胞瘤、脑膜黑色素瘤及脑膜黑色素瘤病 4 种。生物学行为有良性，也有恶性。

原发性中枢神经系统黑色素瘤少见，弥漫性黑色素瘤病在人群中更为罕见，其发病率尚不清楚。脑膜黑色素细胞增多症和黑色素瘤病与神经皮肤黑变病密切相关，后者是一种发生于 2 岁前儿童罕见的斑痣性错构瘤病。黑色素瘤可发生于任何年龄，女性相对多见。

脑膜黑色素细胞增多症和黑色素瘤病多累及幕上、幕下脑膜及表浅脑实质，大多数黑色素细胞瘤多位于颈髓、胸段的髓外硬膜内。黑色素细胞病变的神经系统症状继发于脑积水及肿瘤所发生部位的局部作用。

在影像学上，脑膜黑色素细胞增多症及黑色素瘤病表现为软脑膜的增厚，局部呈结节样表现并强化，而黑色素细胞瘤因黑色素的顺磁性在 MR 上具有特征性的表现，其病理亦具有一定的特点。

第二十四节　脑膜黑色素细胞增多症

【概念及分级】

脑膜黑色素细胞增多症（meningeal melanocytosis）为软脑膜黑色素细胞的病理性增生以及由它们产生的黑色素病变。

该肿瘤 WHO 分级为 I 级肿瘤。

【流行病学】

脑膜黑色素细胞增多症是一种少见的中枢神经系统肿瘤，与神经皮肤黑变病密切相关，无明显性别差异。

【临床及预后】

脑膜黑色素细胞增多症神经系统症状主要继发于脑积水及神经心理症状，可出现感觉、运动障碍等，该肿瘤为良性肿瘤，预后良好。

【病理特点】

大体标本：该肿瘤表现为蛛网膜下腔的深黑色病变或暗云状脑膜。

镜下：肿瘤细胞形态不一，可为梭形、圆形、椭圆形或立方形（图 10-66）。黑色素细胞聚集在血管周围间隙，无中枢神经系统的浸润，一旦浸润，则恶变为脑膜黑色素瘤病。

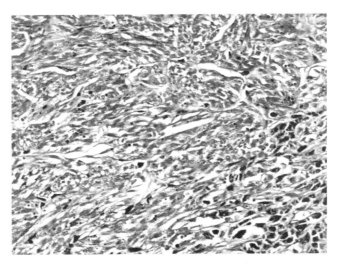

图 10-66 脑膜黑色素细胞增多症

可见较温和的巢状梭形色素细胞与含黑色素的基质细胞交织排列（HE，×20）

免疫组化：波形蛋白、HMB45、S-100 蛋白为阳性，HMB-45 是抗人类黑色素瘤抗体，能够和前黑素小体球蛋白结合，与黑色素瘤特异性抗原和不完全黑色素瘤细胞反应，是诊断恶性黑色素瘤的重要肿瘤标志物，特异性较好。而 CK、GFAP 为阴性。

【影像学表现及诊断】

脑膜黑色素细胞增多症如为弥漫性生长，在 CT 或 MRI 上表现为软脑膜的增厚，增强后可表现为脑膜弥漫性或局灶性强化；如局部结节形成，在 CT 上表现为等或稍高密度影，增强后强化明显。由于黑色素的顺磁性，在 MRI 上表现为 T_1WI 与灰质信号相似或稍高信号（图 10-67A），T_2WI 为低信号，Flair 可以更好地显示水肿（图 10-67C），增强后结节强化明显（图 10-67B）。

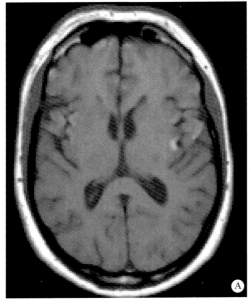

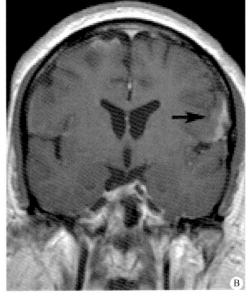

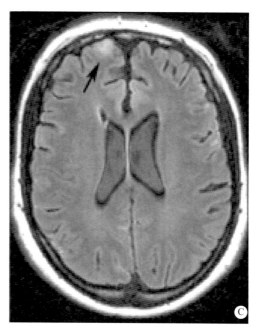

图 10-67　脑膜黑色素细胞增多症

A. T_1WI 轴位：额叶及颞叶皮质表面呈高信号；B. 增强冠状位：左额叶明显强化（箭头）；

C. Flair 轴位：右额叶水肿区（箭头）

该型的主要影像特点为软脑膜的弥漫性增厚或结节形成，T_2WI 为低信号，强化显著。

【鉴别诊断】

脑膜黑色素细胞增多症需与脑膜黑色素瘤病、转移性恶性黑色素瘤相鉴别。

1. 脑膜黑色素瘤病

脑膜黑色素细胞增多症与脑膜黑色素瘤病影像学上鉴别困难，主要借助于病理检查，肿瘤细胞弥漫性浸润，有一定异型性，并对周围有浸润可用于鉴别。

2. 转移性恶性黑色素瘤

该肿瘤在身体其他部位可找到原发灶，且转移灶一般为多个，多位于灰白质交界区，为脑内肿瘤，而原发性多沿软脑膜生长，好发于脑干、颈髓、小脑脑桥角。

（张　婧　周俊林）

第二十五节　脑膜黑色素细胞瘤

【概念及分级】

脑膜黑色素细胞瘤（meningeal melanocytoma）是起源于软脑膜黑色素细胞的良性色素性软脑膜肿瘤，这种肿瘤的细胞在细胞质中含有各阶段的黑色素小体，而缺乏脑膜上皮细胞的特征。

该肿瘤 WHO 分级为Ⅱ级肿瘤。

【流行病学】

脑膜黑色素细胞瘤是中枢神经系统十分少见的一类肿瘤，文献报道其发病率仅占中枢神经系统肿瘤的 0.06%~1.00%。

【临床及预后】

脑膜黑色素细胞瘤可发生于大脑凸面，尤其是额、颞、顶部及沟裂处等部位，其临床症状与发病部位有关，多见头痛、头晕、恶心、呕吐、抽搐、癫痫等。该肿瘤从临床起病和组织学形态均提示为良性肿瘤，但常见局部复发，而无远处转移，引起复发的原因主要与肿瘤的生长时间有关，生长时间越长，越易与周围脑膜等重要组织粘连，术后易复发。

【病理特点】

大体标本：肿瘤多呈淡褐色或棕褐色，质地脆软，呈血凝块状或黑色污泥状，形态较规则，边界清楚。

镜下：可见肿瘤主要由圆形或卵圆形的上皮样细胞及梭形的肿瘤细胞组成，形态多样，呈巢状、涡轮状排列，巢的边缘可见到明显黑色素沉积的肿瘤细胞以及肿瘤性巨噬细胞。胞质丰富，细胞核大，核仁明显，核质少，内含黑色素颗粒小体（图 10-68），多少不等，部分病例较少。高倍镜下有丝分裂指数多数低于 1%，不典型增生及异常核分裂象少见。

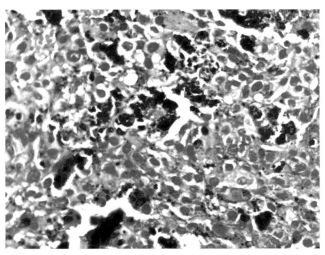

图 10-68　脑膜黑色素细胞瘤

核蓝色，胞质及间质内黑色素（HE×40）

免疫组化：HMB45、S-100 蛋白阳性，EMA、Leu-7 阴性。

【影像学表现及诊断】

脑膜黑色素细胞瘤形态较规则，为类圆形或椭圆形，边界清楚。CT 平扫多表现为高密度（图 10-69A），增强扫描后可不同程度强化。MRI 上因为黑色素内有自由基和不成对电子可形成金属螯合物，具有顺磁性，缩短了 T_1 和 T_2 的弛豫时间，比较有特征性，表现为 T_1WI 高信号（图 10-69C、图 10-69D），T_2WI 为低信号（图 10-69B）在鉴别诊断方面具有重要的临床意义。瘤周水肿不明显，增强扫描后呈不同程度强化。

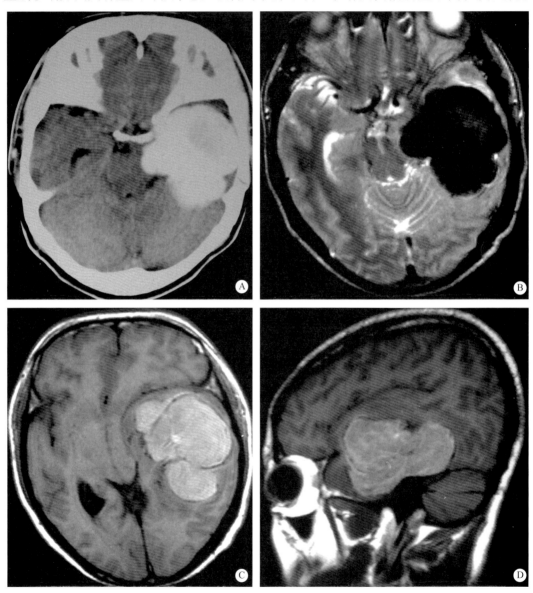

图 10-69 脑膜黑色素细胞瘤

男，37 岁。A. CT：呈高密度影，边界清晰；B. 轴位 T_2WI：肿块呈匀均低信号，瘤周无明显水肿，占位效应显著；C、D. T_1WI：呈均匀高信号，病灶边界较清

该型肿瘤比较有特征性，信号表现与常规病变相反，T_1WI 呈高信号，T_2WI 呈低信号，且瘤周水肿不明显。

【鉴别诊断】

脑膜黑色素细胞瘤主要应与恶性黑色素瘤及普通良性脑膜瘤鉴别。

1. 脑膜恶性黑色素瘤

脑膜恶性黑色素瘤为 WHO 分级 Ⅳ 级肿瘤，恶性度高，形态较不规则，边界不清，多见囊变、坏死、出血而密度或信号不均匀，瘤周水肿明显等方面有助于两者鉴别。

2. 砂粒体型脑膜瘤

砂粒体型脑膜瘤除具备典型脑膜瘤的表现外，钙化多见为其重要特征，钙化在 CT 为高密度，在 MR 为双低信号，但 T_2 一般信号不均匀，增强后为中度不均匀强化。以上特点可与之鉴别。

（张　婧　周俊林）

第二十六节　脑膜恶性黑色素瘤

【概念及分级】

脑膜恶性黑色素瘤（meningeal malignant melanoma）来源于软脑膜或蛛网膜的黑色素细胞，此类细胞通常位于颅底、脑干底面及大脑各叶沟裂处，在某种条件下转变成肿瘤细胞，向脑组织内浸润生长，瘤细胞也可脱落蛛网膜下腔后播散，形成肿瘤结节。

该肿瘤 WHO 分级为 Ⅳ 级肿瘤。

【流行病学】

脑膜恶性黑色素瘤是中枢神经系统少见的肿瘤，仅占颅内肿瘤的 0.2%~0.4%，分为原发性和继发性，原发性占颅内肿瘤的 0.07%~0.17%，转移性发生率在国内外有较大区别，国内报道转移性黑色素瘤占颅内转移瘤的 0.1%~0.3%。该病多见于青壮年，2/3 的患者 40 岁之前发病，发病平均年龄在 30 岁左右，男性多于女性。

【临床及预后】

该病的临床表现类似脑肿瘤，多因颅内高压症状发病，但病程短，文献报道一般为 1 个月，且进展快，有些以急性脑出血起病，常伴有皮肤的黑痣或黑色素瘤。该病恶性度高，误诊率高，预后差。

【病理特点】

大体标本：颅内恶性黑色素瘤组织学改变与发生在其他部位的相似，肿瘤大体呈黑褐色，多有白色的包膜，边界多清楚，质脆且软，血供丰富，部分可伴有出血或暗红色血块。

镜下：间变的梭形或上皮细胞排列成松散的巢状、束状或片状，胞质内有不同程度的黑色素沉积。黑色素瘤中可见具有怪异核的大细胞，大量典型或不典型的核分裂象（图 10-70A），核异型性明显，核仁大而红，并表现为明确的组织浸润和凝固性坏死；也有的黑色素瘤细胞排列密集，核异型性较少，由核质比例较大、紧密排列的梭形细胞构成。原发性恶性黑色素瘤可通过蛛网膜下腔弥漫性播散。

免疫组化：抗人类黑色素瘤抗体（HMB-45）阳性（图 10-70B），S-100 及波形蛋白阳性。

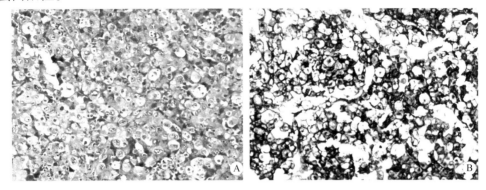

图 10-70　脑膜恶性黑色素瘤

A. 黑色素瘤中可见具有怪异核的大细胞，大量典型或不典型的核分裂象，核异型性明显（HE，×20）；

B. 抗人类黑色素瘤抗体（HMB-45）阳性（×20）

【影像学表现及诊断】

肿瘤单发或多发，大多为类圆形或不规则形，其影像学表现多种多样，在 CT 上多表现为高密度灶（图 10-71A），其次为低密度、等密度，增强后呈明显不均匀强化或环形强化，瘤周可见中重度水肿，常合并瘤内出血和坏死。在 MRI 方面，比 CT 更具有优势性，因为黑色素内有自由基和不成对电子可形成金属螯合物，从而缩短了 T_1 和 T_2 的弛豫时间，因此在 MRI 上具有特征性，T_1WI 呈高信号，部分肿瘤呈稍低信号（图 10-71C）；T_2WI 呈低信号（图 10-71B），在液体衰减反转恢复脉冲序列上表现为高信号，如果合并出血则表现为不同时期出血的 MR 特征，部分肿瘤为非色素型则表现为 T_1WI 呈低或等信号，T_2WI 呈高或等信号，增强扫描后轻中度强化（图 10-71D），瘤周水肿明显。

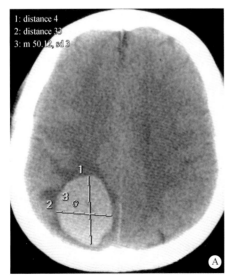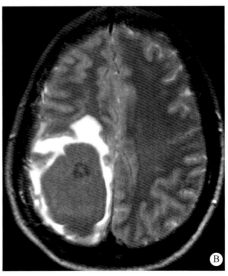

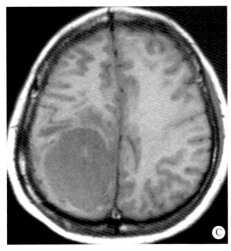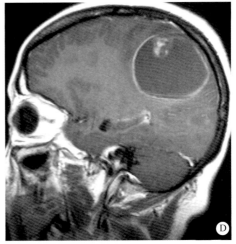

图 10-71　脑膜恶性黑色素瘤

女，44 岁。A. CT：呈稍高密度影，边界清晰，瘤周见轻度水肿；B. 轴位 T_2WI：肿块呈稍低信号，其内可见出血，瘤周轻度水肿；C. T_1WI：呈稍低信号，其内出血呈稍高信号，因含黑色素细胞含量少，不是典型的高信号，病灶边界较清；D. 增强矢状位 T_1WI：肿块呈环形强化，其内可见结节样明显强化影

脑膜恶性黑色素瘤与脑膜关系密切，主要特点：因黑色素的含量不同、合并出血、密度或信号较混杂且与常规信号相反，瘤周水肿较明显。

【鉴别诊断】

颅内恶性黑色素瘤因其内黑色素的含量和有无出血的影响，需要和胶质瘤卒中、脑膜瘤及转移瘤鉴别。

1. 胶质瘤卒中

胶质瘤卒中主要表现为 CT 明显高密度、MRI 不均匀的血肿信号，强化不明显。

2. 脑膜瘤

在影像学上无黑色素的黑色素瘤类似于脑膜瘤表现，但前者多数在 MRI 上信号不均匀，而脑膜瘤接近于等信号且较均匀，多呈明显均匀强化，瘤内出血、囊变少见，多见硬膜尾征。

3. 转移瘤

转移瘤多发生于中老年人，有恶性肿瘤病史，以灰白质交界区多见，强化明显，瘤周水肿显著。

（张　婧　周俊林）

第二十七节　脑膜黑色素瘤病

【概念及分级】

黑色素瘤通常容易累及软脑膜，广泛累及脑膜者通常被称为脑膜黑色素瘤病

（meningeal melanoma matosis），按肿瘤生长方式的不同分为 3 种：广泛侵犯脑膜并沿蛛网膜下腔扩散，形成结节性肿瘤，或两者兼而有之即混合型。

该肿瘤为 WHO 分级为 Ⅲ 级肿瘤。

【流行病学】

脑膜黑色素瘤病流行病学和脑膜恶性黑色素瘤基本一致，此肿瘤是中枢神经系统的一种罕见疾病，其人群发病率目前尚不清楚。

【临床及预后】

脑膜黑色素瘤病在临床上常表现为颅内压增高，头痛是常见首发症状；多脑神经损害，如听力下降等；癫痫；精神症状及腱反射减低等脊神经根受损表现。因脑膜黑色素瘤主要累及脑底部软脑膜和蛛网膜下腔，黑色素瘤细胞可沿蛛网膜下腔呈弥漫性生长，并产生播散，引起脑膜、脊膜和神经根的广泛受累，呈浸润性生长，预后差，病死率高。

【病理特点】

大体标本：肿瘤可见脑膜呈弥漫性黑色。

镜下：软脑膜或蛛网膜下腔可见肿瘤细胞弥漫性浸润，有一定异型性，细胞呈梭形、圆形或不规则形，核大、染色质颗粒粗，可见明显的核仁及核分裂象（图 10-72）。多数瘤细胞胞质内可见黑色素颗粒，瘤组织内可见少量纤维成分，局部可见出血及坏死。

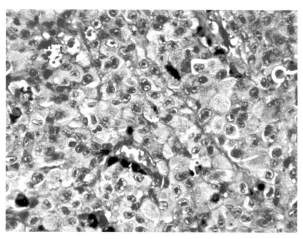

图 10-72　脑膜黑色素瘤病

细胞呈梭形、圆形或不规则形，核大、染色质颗粒粗，可见明显的核仁及核分裂象（HE，×40）

免疫组化：波形蛋白、HMB45、S-100 蛋白为阳性，而 CK、GFAP 为阴性。

【影像学表现及诊断】

影像表现与其生长方式密切相关，如黑色素瘤形成结节性肿块，在 CT 上表现和恶性黑色素瘤相似，呈等或稍高密度影，如合并出血则呈高密度影，瘤周水肿明显，增强后强化明显；如为弥漫性生长，CT 平扫容易漏诊，仅在 CT 增强后可表现为脑膜弥漫性或局灶性强化。对于结节型黑色素瘤病，如果黑色素瘤内黑色素细胞的含量大于 10%，由于黑色素的顺磁性，在 MRI 上表现为 T_1WI 高信号（图 10-73A、图 10-73B）、T_2WI 低信号，相反，如果肿瘤内所含黑色素细胞数目较少（少于 10%），或黑色素细胞未成熟，就不会形成 T_1WI 高信号，而呈现为低信号。对于弥漫性脑膜受累者，增强 MR 和 CT 一样，对诊断具有重要意义，常表现为弥漫性或局灶性脑膜增厚并强化（图 10-73C、图 10-73D），脑积水和脑表面的转移小结节，常以脑底者为甚。黑色素瘤富含血管，部分患者因肿瘤侵蚀血管或侵蚀脑表面的小血管而表现为蛛网膜下腔出血。

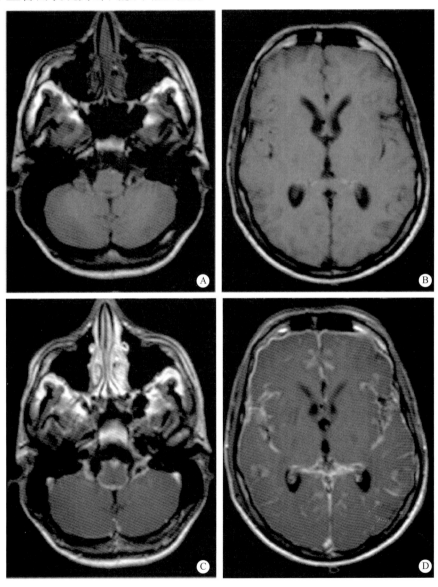

图 10-73　脑膜黑色素瘤病

A、B.T_1WI轴位：脑沟弥漫高信号；C、D.增强轴位：脑膜显著强化

脑膜黑色素瘤病的影像特点和其生长方式密切相关，具有多形性，可弥漫生长或局灶呈结节样，和弥漫性黑色素细胞增生症较难鉴别。

【鉴别诊断】

脑膜黑色素瘤病需与转移性恶性黑色素瘤、脑膜黑色素瘤相鉴别。

1. 转移性恶性黑色素瘤

在身体其他部位可找到原发灶，且转移灶一般为多个，多位于灰白质交界区而形成脑实质内的占位性病变，较少侵犯脑膜，而原发性多沿软脑膜生长，好发于脑干、颈髓、小脑脑桥角。

2. 脑膜黑色素瘤

脑膜黑色素瘤性质属于偏良性肿瘤，密度或信号较均匀，少见出血坏死，病理上瘤细胞排列呈巢状、束状或漩涡状，细胞无异型性，核大小一致，核分裂象少见，PAS 染色阴性。

（张　婧　周俊林）

参 考 文 献

安飞，袁媛．2009.鼻腔砂粒体型脑膜瘤 1 例．西北国防医学杂志，30(2): 90.

安帅君，马峰，赵永生，等．2012.脂肪化生型脑膜瘤 1 例．中国实验诊断学，16(3): 535-536.

安欣，路三军，魏娉，等．2013.广泛软骨化生型脑膜瘤 1 例．临床与实验病理学杂志，29(9): 1039-1040.

柴学，刘文，肖朝勇，等．2012.颅内血管母细胞瘤的 MRI 表现与临床病理对照．医学影像学杂志，22(4): 523-526.

陈刚，陈坚，郭友．2003.恶性脑膜瘤的影像学特征和病理学改变．临床神经病学杂志，2003,16(3): 161-162.

陈功，江澄川．2004.颅内恶性黑色素瘤的诊断．中华外科杂志，42(13): 784-786.

陈利军，陈士新，李维华，等．2011.微囊型脑膜瘤的 MRI 表现及病理对照．实用放射学杂志，27(1): 26-29.

陈谦，戴建平，高培毅．2003.颅内血管周细胞瘤与脑膜瘤的 MR 影像对照研究．中华放射学杂志，37(6): 519-524.

陈贤谊，蒋定尧．2005.颅内恶性纤维组织细胞瘤一例．中华放射学杂志，39: 778-779.

陈雪松，易俊林，高黎，等．2008.椎管内髓外原始神经外胚层肿瘤临床病理特点分析．中华放射学杂志，17(3): 216-218.

丁汉军，刘灶松，徐向东．2013.孤立性纤维性肿瘤的 MSCT、MRI 表现及病理学特征分析．中国 CT 和 MRI 杂志，11(5): 28-31.

董驰，周俊林，袁治，等．2010.颅内血管周细胞瘤 42 例临床病理分析．中国医学影像技术，16(5): 353-358.

杜渭清，张雪林，韩立新，等．2011.微囊型脑膜瘤的 MRI 表现及临床病理对照研究．中华神经外科疾病研究杂志，10(4): 334-336.

杜笑松，刘起旺，薛雁山，等．2005.脑膜瘤几种亚型 MRI 表现与病理对照研究．中国临床医学影像学杂志，16(3): 121-124.

杜玉清, 孔祥泉, 刘永娥. 2004. 累及椎管的外周性原始神经外胚层瘤的 CT 及 MR 表现. 中华放射学杂志, 38(4): 442-443.

范新华, 赵丽. 2011. 恶性脑膜瘤的 MRI 表现分析. 医学影像学杂志, 21(11): 1639-1642.

丰惠, 刘燕. 2006. 血管母细胞瘤型脑膜瘤误诊为骨肉瘤 1 例. 中国误诊学杂志, 6(3): 586.

符荣, 曹敏, 袁永生, 等. 2002. 颅内原发性软骨肉瘤 1 例报告. 临床神经病学杂志, 15: 90.

付勇, 岳新华, 王玉兰, 等. 2006. 骨化生型脑膜瘤 1 例. 临床与实验病理学杂志, 22(6): 756.

高杰, 钟梅, 于国, 等. 2008. 孤立性纤维性肿瘤 35 例临床病理研究. 诊断病理学杂志, 15(1): 4-7.

高强, 黄飚, 梁长虹, 等. 2009. 非典型脑膜瘤的 MRI 表现. 医学影像学杂志, 19(2): 129-131.

高旭宁, 何宁, 周俊林, 等. 2004. 特殊部位的脑膜瘤 CT、MRI 影像表现. 实用放射学杂志, 20(3): 210.

葛鹏飞, 罗毅男, 付双林, 等. 2004. 颅内黑色素瘤的 CT 和 MRI 表现. 中华放射学杂志, 38(6): 293-294.

谷雨, 谢坤鹏, 杜继光. 2005. 乳头状恶性脑膜瘤 1 例报告. 中国城乡企业卫生, 3: 31.

郭慧, 张云亭, 张敬, 等. 2009. 非典型脑膜瘤 MRI 表现. 中国临床医学影像杂志, 20(1): 1-4.

郭兴华, 王娟萍. 2006. 血管母细胞瘤型脑膜瘤影像学表现. 实用医学影像杂志, 7(5): 333-334.

贾文清, 李大鹏, 姜忠利. 2008. 儿童期脑膜瘤的特点. 中华神经外科志, 24(6): 425-430.

江海燕, 张世科, 成官迅. 2013. 颅内软骨瘤的 CT 与 MRI 诊断. 中国 CT 和 MRI 杂志, 11(6): 20-22.

姜武忠, 廖遇平, 周蓉蓉, 等. 2006. 颅内血管母细胞瘤的临床研究. 中华放射肿瘤学杂志, 15(1): 42-44.

金梅, 周萍, 吕炳建. 2000. 分泌型脑膜瘤. 临床与实验病理学杂志, 16(2): 162-163.

李立, 郭茂凤, 郭亮. 2010. 脑膜瘤的 MRI 表现与病理分类 (附 41 例报告). 现代医用影像学, 19(3): 145-147.

李龙, 杜绍楠, 吴鹏飞, 等. 2013. 颅内恶性黑色素瘤的 CT 及 MRI 的表现及临床病理学研究. 陕西医学杂志, 42(12): 1670-1674.

李青, 徐庆中. 2006. 神经系统肿瘤病理学和遗传学. 4 版. 北京: 人民卫生出版社, 215-241, 215-245.

李顺业. 2008. 颅内软骨瘤. 临床神经外科杂志, 5(3): 159-160.

李文一, 周俊林, 董驰, 等. 2013. 脑膜原始神经外胚层肿瘤的 MRI 表现. 中华放射学杂志, 47(12): 1098-1101.

李晓, 徐如君, 周虹, 等. 2011. 透明细胞型脑膜瘤的临床病理特征. 中华肿瘤杂志, 33(9): 685-685.

李新军, 张红英, 郎志强, 等. 2006. 分泌型脑膜瘤的临床和病理特点. 四川大学学报, 37(3): 488-491.

李玉, 闫英, 宋福林, 等. 2002. 微囊型脑膜瘤临床病理、超微结构和免疫组化研究. 中国癌症杂志, 12(6): 522-524.

刘建莉, 周俊林, 董驰. 2010. 富于淋巴浆细胞脑膜瘤的 MRI 与病理分析. 中华放射学杂志, 44(11): 1-4.

刘建莉, 周俊林, 董驰. 2010. 过渡 (混合) 型脑膜瘤的 MRI 表现与病理对照. 实用放射学杂志, 26(1): 1084-1087.

刘梅丽, 韩彤, 雷静, 等. 2010. 原发颅内纤维肉瘤一例. 中华放射学杂志, 44(2): 220-222.

刘四君, 贺方兴, 肖海. 2008. 乳头状脑膜瘤尸检 1 例报导. 赣南医学院学报, 28(2): 227.

刘学军, 隋庆兰. 2006. 颅内软骨瘤的 CT、MRI 诊断. 中华放射学杂志, 40(1): 51-54.

陆忠华, 史丽, 李济安. 2008. 脊索样脑膜瘤 1 例并文献复习. 山东大学耳鼻喉眼学报, 22(4): 327-238.

马丽琴, 石秋念, 周韧, 等. 2011. 颅内原发性脑膜黑色素瘤病尸检一例. 中华病理学杂志, 40(7): 494-495.

马跃辉, 王丽君, 詹仁雅, 等. 2003. 横纹肌样脑膜瘤的临床与病理分析. 中华神经外科杂志, 19(6): 468-470.

毛俊杰, 周俊林, 刘建莉. 2013. 颅内血管周细胞瘤 MRI 分叶征与 P73 表达相关性的研究. 医学影像学杂志, 23(8): 1147-1150.

梅开勇, 林汉良, 郝卓芳, 等. 2009. 脑膜血管瘤病临床病理特点及免疫组化分析. 罕见疾病杂志, 16(1): 1-3.

潘灏, 王汉东, 史继新, 等. 2009. 非典型和间变型脑膜瘤的诊断与外科治疗. 立体定向和功能性神经外科杂志, 22(5): 295-298.

彭泽峰, 袁贤瑞, 姜维喜, 等. 2007. 颅底软骨肉瘤 (附七例报告). 中华神经外科杂志, 2: 272-274.

秦进喜, 孔繁明, 闫晓玲. 2002. 横纹肌样行脑膜瘤一例报告. 现代神经疾病杂志, 2(5): 311.

沈天真, 陈星荣. 2004. 神经影像学. 上海: 上海科学技术出版社, 734-771.

石双任, 陈宏伟, 邹新农. 2012. 透明细胞型脑膜瘤 1 例. 中国临床医学影像杂志, 23(8): 604-605.

宿跃田, 王海亮, 肖志锁, 等. 窦镰旁脑膜孤立性纤维性肿瘤 1 例报告. 吉林医学, 30(23): 3075.

孙翠云, 于士柱. 2009. 颅骨内板下尤因肉瘤 / 原始神经外胚层肿瘤: 一例报告并文献复习. 中国现代神经疾病杂志, 11(9): 605-607.

孙万仆. 2010. 脑脊膜黑色素细胞瘤的病理学观察分析. 病理分析, 7(8): 61-62.

谭郁彬, 张乃鑫. 2000. 外科诊断病理学. 天津: 天津科学技术出版社, 940-944.

涂建华, 王钢, 陈爽. 2003. 颅底软骨肉瘤的 CT 和 MRI 诊断. 临床放射学杂志, 22(7): 559-561.

涂轶, 梅金红, 徐姗, 等. 2013. 脑膜血管瘤病 1 例. 广东医学, 34(8): 1152.

王国良, 林健, 公方和, 等. 2011. 先天性黑色素细胞痣伴弥漫性黑色素细胞增多症恶性变 1 例报道并文献复习. 中国神经肿瘤杂志, 9(3): 208-214.

王浩, 何金. 1996. 血管母细胞瘤和血管母细胞性脑膜瘤的病理研究. 诊断病理学杂志, 9(3): 138-139.

王慧芳, 何宁. 2012. 左额部软骨瘤. 中国 CT 和 MRI 杂志, 10(5): 114-115.

王亮, 张俊廷, 杨俊, 等. 2012. 椎管内原发外周性原始神经外胚层肿瘤四例报告及文献复习. 中华神经外科杂志, 28(1): 70-73.

王岩, 靳二虎. 2008. 颅内恶性脑膜瘤 CT 和 MRI 表现 1 例. 临床和实验医学杂志, 7(4): 162-163.

王毅宏, 张静, 许敬尧. 2007. 成人神经皮肤黑色素细胞增生症伴颅内黑色素细胞瘤 1 例. 临床与实验病理学杂志, 23(4): 501-502.

王志华, 翁海燕, 王晓秋. 2005. 横纹肌样型脑膜瘤临床病理学分析. 临床与实验病理学杂志, 21(6): 652-654.

温洋, 戴建平. 2005. 颅内恶性纤维组织细胞瘤三例. 中华放射学杂志, 39(5): 556-557.

吴越, 张雪林, 关长群, 等. 2007. 颅内恶性纤维组织细胞瘤的影像学诊断 (附 10 例报告). 中国临床医学影像杂志, 18(2): 88.

武力勇, 王向波, 贾建平, 等. 2007. 脑膜黑色素瘤病五例临床、脑脊液及影像学特征. 中华神经科杂志, 40(12): 818-812.

解中福, 杜金梁, 孔繁明, 等. 2003. 颅内血管周细胞瘤的病理、临床及影像学诊断. 中国医学影像技术, 19(8): 981-983.

解中福, 杜金梁, 秦进喜, 等. 2004. 颅内软骨肉瘤的 CT 及 MRI 表现. 实用放射学杂志, 20(2): 112-114.

鄂克坤, 魏剑波, 张汝林, 等. 2009. 儿童幕上及脑膜周围原始神经外胚层肿瘤三例报告并文献复习. 中华神经外科杂志, 25(3): 262-265.

闫红梅, 王哲, 王道奎, 等. 2004. 颅内黑色素瘤的研究进展. 中国微侵袭神经外科杂志, 9(2): 94-95.

杨勇, 陈世洁, 许先平, 等. 2011. 桥小脑角区软骨化生型脑膜瘤 1 例. 广东医学, 32 (15): 1949.

姚伶俐，丁敏，翁海燕，等 . 2011. 分泌型脑膜瘤 2 例并文献复习 . 临床与实验病理学杂志, 27(3): 317-319.

易自生，刘一平 . 2006. 颅内脑膜瘤的 MRI 表现与病理分型的关系 . 中国医学影像学杂志, 14 (4): 312-314.

袁书伟，罗天友，吴景全，等 . 2003. 颅内脑膜瘤 MRI 表现与病理学分型的关系 . 重庆医科大学学报, 28(5): 639-640.

张刚，郝大鹏，刘世恩 . 2007. 纤维型脑膜瘤弥散加权成像表现 . 实用医技杂志, 14(29): 3983-3985.

张婧，周俊林，董驰 . 2012. 不同分级颅内血管周细胞瘤的影像学表现与病理对照 . 中国医学影像技术, 28(5): 861-864.

张婧，周俊林，董驰 . 2012. 颅内间变型血管周细胞瘤的影像与病理对照 . 中国医学影像学杂志, 20(10): 22-26.

张婧，周俊林，董驰 . 2014. 颅内间变型血管周细胞瘤与间变型脑膜瘤的影像与病理对照, 中国临床医学影像杂志, 25(6): 381-384.

张文德，韩昆，王峰，等 . 2003. 颅底软骨肉瘤 . 中华神经外科杂志, 196: 29-431.

张晓楠，程敬亮，王雯雯，等 . 2013. 纤维型脑膜瘤的磁共振成像表现 . 中国临床医学影像杂志, 24(2): 77-80.

张学新，赵卫国，邢鹏辉，等 . 2009. 颅内血管母细胞瘤的诊断和显微手术治疗 . 临床神经外科杂志, 5(1): 11-13.

张祎年，何宁，周俊林，等 . 2007. MRI 征象在恶性脑膜瘤术前诊断中的价值 . 中国临床医学影像杂志, 18(11): 777-780.

张永革，张宏远，王志红，等 . 2002. 脑膜瘤的磁共振表现与病理学分型相关性研究 . 中国临床医学影像杂志, 13 (5): 308-310.

赵继宗 . 2004. 颅脑肿瘤外科学 . 北京：人民卫生出版社 .

赵建洪，周俊林，董驰，等 . 2011. 血管瘤型脑膜瘤的影像与病理对照 . 兰州大学学报, 37(1): 74-77.

郑宏刚，孙保存，杨玉清，等 . 2006. 富于淋巴浆细胞脑膜瘤临床病理及免疫组化初步研究 . 诊断病理学杂志, 13(1): 72-75.

周健，翟锋，栾国明，等 . 2009. 脑膜血管瘤病继发癫痫的外科治疗 . 中华脑血管病杂志, 3(1): 38-39.

周俊林，何宁，董驰，等 2003. 颅内血管周细胞瘤的 MRI 与病理结果 (附 13 例报告). 临床放射学杂志, 22(8): 631.

周俊林，赵建洪，何宁，等 . 2006. 颅内血管周细胞瘤与血管瘤型脑膜瘤的 MRI 与病理对照 . 中国临床医学影像杂志, 17(12): 669-678.

周玉华，金善美，马洪喜，等 . 2011. 脊索样脑膜瘤 3 例临床病理分析 . 临床与实验病理学杂志, 27(9): 995-997.

周志毅，孙荣超，杨树东，等 . 2009. 透明细胞型脑膜瘤一例 . 中华病理学杂志, 38(8): 562-563.

朱庆强，王中秋，朱文荣，等 . 2011. 非典型脑膜瘤的 MRI 诊断 . 放射学实践, 26(2): 151-154.

Balaji R, Ramachandran K, Somanathan T. 2009. A rare case of solitary fibrous tumor of the sigmoid mesocolon: imaging features and review of literature. Cancer Imaging, 12(9): 67-69.

Byrd SE, Darling CF, Tomita T, et al. 1997. MR imaging of symptomatic neurocutaneous melanosis in children. Pediatr Radiol, 27(1): 39-44.

Celli P, Acqui M, Trillo G, et al. 2001. Primary leptomeningeal melanomatosis: early leptomeningeal enhancement on MRI. J Neurosurg Sci, 45(4): 235-240.

Chandler JP, Yashar P, Laskin WB, et al. 2004. Intracranial chondrosarcoma: a case report and review of the literature. J Neurooncol, 68: 33-39.

Chen H, Li XM, Chen YC, et al. 2011. Intracranial clear cell meningioma: a clinicopathologic study of 15 cases. Acta Neurochir(Wien), 153(9): 1769-1780.

Chen JY, Hsu SS, Ho JT. 2004. Extraskeletal intracranial mesenchymal chondrosarcoma: case report and literature review. Kaohsiung J Med Sci, 20(5): 240-246.

Connors M E, Aker F V, Scheithauer B W. 2000. Chordoid meningioma: a clinicopathological study of 42 cases. Am J Surg Pathol, 24(7): 899-905.

De Coene B, Gilliard C, Grandin C, et al. 1997. Unusual location of an intracranial chondroma. AJNR, 18(3): 573-575.

Dhall SS, Tumialan LM, Brat DJ, et al. 2005. Spinal intradural clear cell meningioma following resection of a suprasellar clear cell meningioma. Case report and recommendations for management. J Neurosurg, 103(3): 559-563.

Epari S, Shcrma M C, Sarkar C, et al. 2006. Chordoid meningioma, an uncommon variant of meningioma: a clinicopathologic study of 12 cases. J Neurooncol, 78(3): 263-269.

Gaspar LE, Mackenzie IR, Gilbert JJ, et al. 1993. Primary cerebral fibrosarcomas. Clinicopathologic study and review of the literature. Cancer, 72(11): 3277-3281.

Hoftmamn W, Muhleisen H, Hess CF, et al. 1995. Atypical and anaplastic meningioma as-Dose the new WHO-classification of brain tumors offect the indication for postoperative irradiation. Acta Neurochirurgia, 135(3-4): 171-178.

Jellingerk, Bruner JM, Petal C. 1997. Melanocyticlesions. Lyon: Internation Agency for Researchon Cancer, 149-151.

Jing Z, Wen-yi L, Jian-li L, et al. 2014. The imaging features of meningeal Ewing sarcoma/peripheral primitive neuroectodermal tumours(pPNETs). Br J Radiol, 87(1041): 20130631.

Kepes J J, Chen W Y, Connors M H, et al. 1998. "Chordoid" meningeal tumors in young individuals with peritumoral lymphoplasmacellular infiltrates causing systemic manifestations of the Castleman syndrome. A report of seven cases. Cancer, 62(2): 391-406.

Kim HJ, Kim H J, Kim YD, et al. 2008. Solitary fibrous tumor of the orbit: CT and MR imaging findings. AJNR Am J Neuroradiol, 29(5): 857-862.

Kim JT, Chung DS, Han YM, et al. 2002. Extraskeletal cervical epi-dural Ewing's sarcoma: case report and review of the literature. J Koeran Neurosurg Soc, 32: 48-51.

Ko KW, Nam DH, Kong DS, et al. 2007. Relationship between malignant subtype of meningioma and clinical outcome. J Clin Neurosci, 14(8): 747-753.

Lee K J, MD, Joo W I, et al. 2008. Peritumoral brain edema in meningiomas: correlations between magnetic resonance imaging, angiography, and pathology. Surg Neurol, 69(3): 350-355.

Lee W, Chang K H, Choe G, et al. 2000. MR imaging features of clear cell meningioma with diffuse leptomeningeal seeding. AJNR Am J Neuroradiol, 21(1): 130-132.

Liu J L, Zhou J L, Ma Y H, et al. 2012. An analysis of the magnetic resonance imaging and pathology of intracal lymphoplasmacyte-rich meningioma. European Journal of Radiology, 81(4): 968-973.

Louis DN, Ohgaki H, Wiestler OD, et al. 2007. The 2007 WHO classification of tumours of the central nervous system. Acta Neuropathol, 114(2): 97-109.

Luo Y J, Liu X, Sun Q, et al. 2015. Imaging findings and clinical features of intracal lymphoplasmacyte-rich meningioma. The Journal of Craniofacial Surgery, 26(2): 132-137.

Mahmood A, Caccamo DV, Tomecek FT, et al. 1993. Atypical and malignant meningiomas. A clinicopathoogical review. Neurosurgery, 33(6): 955-963.

Marosia C, Hasslera M, Roesslera K, et al. 2008. Meningioma. Oncology, 67(1): 153-171.

Martin AJ, Sommersgill BM, Fisher C, et al. 2002. Chromosomal imbalances in meningeal solitary fibrous tumors. Cancer Genet Cytogenet, 135(2): 160-164.

Modha A, Gutin P H. 2005. Diagnosis and treatment of atypical and anaplastic meningiomas: a review. Neurosurgery, 57(3): 538-550.

Moradia A, Semnanic V, Djamb H, et al. 2008. Pathodiagnostic parameters for meningiomagrading. Journal of Clinical Neuroscience, 15(12): 1370-1375.

Paek SH, Kim CY, Kim YY, et al. 2002. Correlation of clinical and biological parameters with peritumoral edema in meningiomas. Neurooncol, 60(3): 235-245.

Park SB, Lee JH, Weon YC. 2009. Imaging findings of head and neck inflammatory pseudotumor. Am J Roentgenol, 193(4): 1180-1186.

Perry A, Scheithauer BW, Stafford SL, et al. 1998. "Rhabdoid" meningioma an aggressive variant. Am J Srug Pathol, 22(12): 1482-1490.

Perry A, Stafford SL, Scheithauer BW, et al. 1997. Meningioma grading: an analysis of histologic parameters. Am J Surg Pathol, 21(12): 1455-1465.

Peters KB, McLendon R, Morse MA, et al. 2010. Treatment of recurrent intracranial hemangiopericytoma with src-related tyrosine kinase targeted therapy: A case report. Case Rep Oncol, 3(1): 93-97.

Pirini MG, Mascalchi M, Salvi F, et al. 2003. Primary diffuse meningeal melanomatosis: radiologic-pathologic correlation. AJNR Am J Neuroradiol, 24(1): 115-118.

Probst-Cousin S, Villagran-Lillo R, Lahl R, et al. 1997. Secretory meningioma: clinical, histologic, and immunohistochemical finding in 31 cases. Cancer, 79(10): 2003-2015.

Rajaram V, Brat DJ, Perry A. 2004. Anaplastic meningioma versus meningeal hemangiopericytoma: immunohistochemical and genetic markers. Hum Pathol, 35(11): 1413-1418.

Shuangshoti S. 1993. Primary papillary meningioma of the optic nerve sheath: a case of unique location and benign pathology. Surg Neurol, 39(3): 200-203.

Shuin T, Yamasaki T, Tamura K, et al. 2006. Von llippel-Lindau, an disease: moleculat patholgical basis, clinical criteria, genetic testing, clinical features of tumours and treatment. Jpn J Clin Oncol, 36: 337-343.

Stout AP, Murray MR. 1942. Hemangiopericytoma: a vascular tumor featuring Zimmerman's pericytes. Ann Surg, 116 (1): 26-33.

Takao H, Shimizu S, Doi I, et al. 2008. Primary malignant melanoma of the anterior mediastinum: CT and MR findings. Clin Imaging, 32(1): 58-60.

Veeravagu, Jiang B, Patil C G, et al. 2011. cyber Knife stereotactic radiosurgery for recurrent, metastatic, and residual hemangiopericytomas. Journal of Hematology & Oncology, 4: 26.

Yue Q, Isobe T, Shibata Y, et al. 2011. Usefulness of quantitative proton MR spectroscopy in the differentiation of benign and malignant meningioma. Sheng Wu Yi Xue Gong Cheng Xue Za Zhi, 28(6): 1103-1109.

Zhou J L, Liu J L, Zhang J, et al. 2012. Thirty-nine cases of intracranial hemangiopericytoma and anaplastic hemangiopeicytoma: a retrospective review of MRI features and pathological. Eur J Radiol, 81(11): 3504-3510.

Zorludemir S, Scheithauer BW, Hirose T, et al. 1995. Clear cell meningioma. A clinicopathologic study of a potentially aggressive variant of meningioma. Am J Surg Pathol, 19(5): 493-505.

第十一章　淋　巴　瘤

近 30 年来，随着 HIV 的流行和免疫抑制剂的使用，免疫功能不全人群患中枢神经系统淋巴瘤逐渐增多，且该病在免疫功能正常人群中的发病率也快速上升，尤以男性为主，其发病率增长速度甚至已经超过脑胶质瘤。对于中枢神经系统淋巴瘤的研究也进一步发展，2016 年 WHO 中枢神经系统肿瘤分类中将其单独归为一类，包含中枢神经系统弥漫大 B 细胞淋巴瘤、免疫缺陷相关性中枢神经系统淋巴瘤、血管内大 B 细胞淋巴瘤、中枢神经系统低级别 B 细胞淋巴瘤、中枢神经系统 T 细胞和 NK/T 细胞淋巴瘤、间变大细胞淋巴瘤（ALK 阳性）、间变大细胞淋巴瘤（ALK 阴性）、硬膜黏膜相关淋巴组织淋巴瘤。

【概念及分级】

脑内淋巴瘤（lymphadenoma）分为原发性淋巴瘤和继发性淋巴瘤，以继发性淋巴瘤多见，继发性淋巴瘤实际上是系统性淋巴瘤的脑内侵犯。原发性淋巴瘤由 Bailey 在 1929 年首次提出，由于肿瘤围绕血管生长，很难与一些血管周围的小细胞肿瘤区分开，因此当时被命名为"血管周围肉瘤"，随着研究的深入，研究者发现这种肿瘤来源于淋巴细胞，仅局限于中枢神经系统，并没有其他系统受累，但是正常的脑组织缺乏内生的淋巴组织，因此其发病机制目前仍不清楚。

脑内原发性淋巴瘤组织学相当于 WHO Ⅳ级。

【流行病学】

脑内原发性淋巴瘤是颅内的一种少见肿瘤，其发病率和患者的免疫状态密切相关，好发于免疫功能不全的人群中，但近几十年其发病率在免疫功能不全及免疫功能正常的人群中均明显增加，目前约占所有颅内原发恶性肿瘤的 6%。脑内原发性淋巴瘤唯一确定的危险因素是免疫功能不全，在免疫功能不全的脑内原发性淋巴瘤患者中艾滋病患者占大多数，因此，在所有脑内原发性淋巴瘤患者中建议排除 HIV 感染。免疫功能正常的患者发病年龄多数在 45~70 岁，中位年龄在 55 岁左右；而存在免疫缺陷的患者，发病年龄明显较免疫正常者低，中位年龄在 32 岁左右。国外文献报道其发病率无明显性别差异，而国内大多数报道男性略多于女性。

【临床及预后】

脑内原发性淋巴瘤在生物学行为及临床预后等方面与系统性淋巴瘤不同，它是一种仅局限于中枢神经系统的侵袭性肿瘤，具有弥漫生长及多灶性的特点，因此其临床表现多样但没有特异性，主要与病灶部位及患者的免疫状态相关。由于侵袭性较高，临床预后差，其中位生存期为 17~45 个月，3 年生存率仅为 (36 ± 5)%，而国内报道的中位生存期仅 14.5 个月。该肿瘤与颅内绝大多数肿瘤可依靠手术治疗不同，单纯手术治疗并不能延长患者的生存时间，手术的目的是诊断而不是治疗，因此早期正确诊断对提高患者的生存时间至关重要。

【病理特点】

脑内原发性淋巴瘤约 95% 为 B 细胞性，且大多数为弥漫大 B 细胞淋巴瘤，T 细胞性较少见。病理大体标本一般呈鱼肉状，较柔软，大多为灰白色，无包膜，与正常脑组织界限尚清。

组织形态学上瘤细胞多数大小较一致，核大，胞质少，呈弥漫片状分布，围绕血管排列，即围管现象，形成所谓的"袖套征"（图 11-1），部分瘤组织中见散在分布的吞噬细胞，即"星空现象"，有时肿瘤组织周围见反应性胶质星形细胞增生，免疫功能正常患者出血及坏死罕见，而免疫缺陷患者有时可见坏死、囊变及出血。

脑内原发性淋巴瘤绝大多数 B 细胞标志物为阳性。

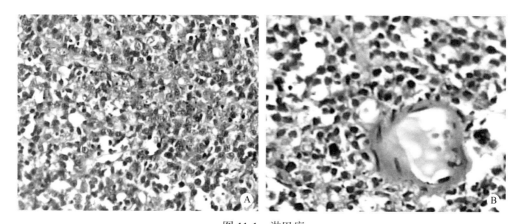

图 11-1 淋巴瘤

A. 瘤细胞弥散分布，大小较一致，核大，胞质少；B. 瘤细胞大小较一致，围绕血管浸润，呈"袖套"样改变（HE，×40）

【影像学表现及诊断】

Jack 等研究发现，脑内原发性淋巴瘤的影像学表现与其病理学类型没有明显相关性，其多发生于幕上，并且靠近中线区及脑室周围白质较多见，其一侧常与室管膜相连，或靠近脑表面，脑干及小脑少见，同时病灶易累及胼胝体而侵犯对侧大脑半球，形成典型的"蝴蝶"样改变。免疫功能正常患者多发病灶较少见，免疫功能缺陷患者多为多发病灶，发生率大于 50%。由于脑内原发性淋巴瘤瘤细胞排列较密集，核大，胞质少，同时又富含网状纤维，因而水分较少，CT 平扫呈稍高密度或等密度，且密度较均匀，T_1WI 呈等、稍低信号，T_2WI 呈等、稍高信号（图 11-2），出血及钙化罕见，由于瘤细胞排列较密集，细胞间隙相对较小，水分子扩散受限，DWI 呈高信号（图 11-3）。脑内原发性淋巴瘤 MRS 表现为肿瘤实质区 NAA 峰减低，Cho 峰增高，Cr 峰轻度减低，肿瘤实质区出现高耸的 Lip 峰（图 11-4），肿瘤边缘亦可观察到异常波谱，Lip 峰的出现与肿瘤内巨噬细胞吞噬大量的游离脂肪酸有关，反映肿瘤的恶性程度。肿瘤一般边界欠清，形态不规则，瘤周水肿较轻。增强扫描呈明显均匀的结节样或团块样强化（图 11-5），同时邻近室管膜或软脑膜易出现异常强化(图 11-6)。但经研究发现，脑内原发性淋巴瘤是一种乏血供肿瘤，其出现明显强化是由于瘤细胞围绕血管生长，以血管周围间隙为中心向外浸润性生长，导致血脑屏障破坏，造影剂外渗。免疫缺陷患者有时可见病灶为环形强化，弥漫病灶为不均匀强化。

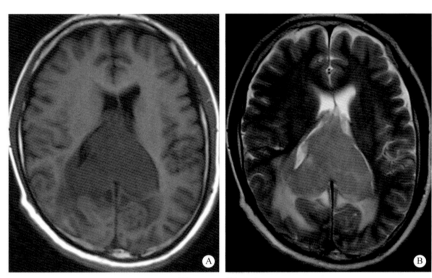

图 11-2 淋巴瘤

A. 轴位 T_1WI：肿瘤位于胼胝体，与灰质相比为等信号，信号均匀，瘤周水肿较轻；B. 轴位 T_2WI：肿瘤呈稍高信号，经胼胝体跨越中线呈"蝴蝶"样改变

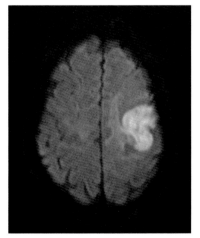

图 11-3 轴位 DWI

肿瘤形态不规则，呈均匀高信号

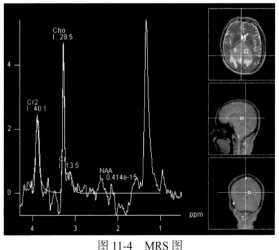

图 11-4 MRS 图

瘤体区 NAA 峰明显减低，Cho 峰明显增高，Cr 峰轻度减低，约 1.4ppm 处见高耸 Lip 峰

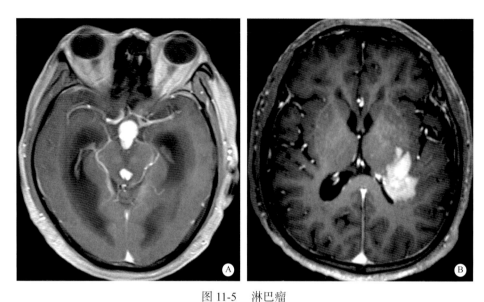

图 11-5　淋巴瘤

A.肿瘤多发，位于中线区，呈明显均匀结节样强化；B.肿瘤呈不规则明显均匀强化，一侧与室管膜相连，瘤周水肿不明显

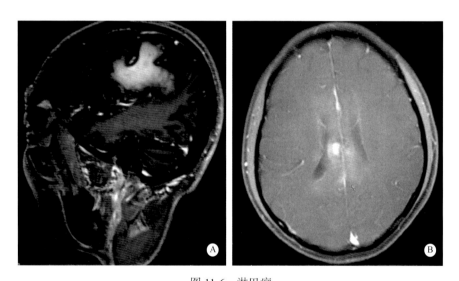

图 11-6　淋巴瘤

A.肿瘤呈明显均匀的团块样强化，邻近室管膜可见线样强化；B.病灶较小，呈明显均匀的结节样强化，并见邻近脑膜呈线样强化

　　总之，此类肿瘤位于大脑深部者多，常有朝向一侧的大切迹出现，平扫和强化均表现为质地均匀，强化明显，位于脑表者常会侵犯邻近室管膜或软脑膜，MRS特征性表现是肿瘤实质区出现高耸的 Lip 峰。

【鉴别诊断】

1. 间变室管膜瘤

该肿瘤幕上及幕下均可见,发生于幕上者常位于脑实质内,幕下以第四脑室底部多见。脑内原发性淋巴瘤需与发生于幕上脑实质内的间变室管膜瘤相鉴别。发生于幕上脑实质内的间变室管膜瘤以囊实性多见,实性成分为主,少数为实性肿块。囊实性病灶周围一般无水肿,实性病灶边界欠清,瘤周多有轻度水肿。CT 平扫实性成分密度与淋巴瘤相似,囊性部分为稍低密度影;MRI 实性成分 T_1WI 呈稍低或低信号,T_2WI 呈等或不均匀稍高信号;DWI 为等或混杂信号,而脑内原发性淋巴瘤 DWI 为高信号;增强扫描实性部分为不均匀明显强化,囊壁部分明显强化,部分不强化,一般无邻近脑膜或室管膜的异常强化。当少数均匀强化的实性间变室管膜瘤与均匀强化的脑内原发性淋巴瘤鉴别困难时,可利用 MRS 鉴别,脑内原发性淋巴瘤肿瘤实质区出现高耸的 Lip 峰有助于两者鉴别。

2. 转移瘤

转移瘤多发生于灰白质交界区,常多发,DWI 多呈等或稍低信号,同时具有"小病灶,大水肿"的特点,组织学上与原发肿瘤相似,增强后形态多样,多数呈结节样及环形强化,此外 MRS 有助于两者的鉴别,转移瘤在强化区外一般检测不到病理性波谱,而脑内原发性淋巴瘤由于围绕血管浸润生长,一般可在强化区外观察到病理性波谱。

3. 脊索样脑膜瘤

脊索样脑膜瘤是一种组织学形态类似脊索瘤的脑膜瘤亚型,镜下肿瘤细胞排列成小梁状或索状,间质内富含嗜碱性黏液样的脊索样区和局部典型的上皮型脑膜瘤结构。儿童及青少年患者临床上易并发 Castleman 综合征或血液系统异常。影像学上一般表现为幕上难切除的较大占位性病变,密度及信号特点与脑内原发性淋巴瘤相似,但脊索样脑膜瘤钙化常见,一般可见到脑外肿瘤的征象,MRS 检测不到 NAA 峰,并且脊索样脑膜瘤为富血供肿瘤,MR 灌注成像呈高灌注,而脑内原发性淋巴瘤因新生血管较少,在 MR 灌注成像中表现为低灌注。

(王慧芳 董 驰 毛俊杰)

参 考 文 献

贺娜英,陈克敏. 2012. 原发性中枢神经系统淋巴瘤的影像学进展. 诊断学理论与实践, 11(2): 196-197.

纪小龙,尹彤. 2000. 朗格汉斯细胞组织细胞增生症的病理与临床. 临床与实验病理学杂志, 16(2): 149-153.

石群立,孟奎,周晓军,等. 2002. 原发性中枢神经系统淋巴瘤 VEGF、MVD 与影像学对比研究. 临床与实验病理学杂志, 18(4): 366-370.

仪晓立,袁新宇,白凤森,等. 2013. 幼年性黄色肉芽肿引起中枢性尿崩症:1 例报告并文献复习. 中华内分泌代谢杂志, 29(3): 261-262.

于士柱 . 2015. 组织细胞增生性病变病理学特点与鉴别要点 . 中国现代神经疾病杂志 , 15(4): 256-262.

张亭亭 , 付永娟 , 卢德宏 , 等 . 2015. 中枢神经系统非朗格汉斯细胞组织细胞增生症临床及病理研究 . 中华内科杂志 , 54(9): 758-762.

赵曼丽 , 朱坤 , 杨敏 , 等 . 2015. 儿童多系统性朗格汉斯细胞组织细胞增生症 8 例临床病理分析 . 临床与病理杂志 , 35(6);1033-1037.

Ahmad M, Majid A, Masood M. 2009. Intracranial haemangiopericytoma: a very rare entity having a high malignant/metastatic potential. Journal of Ayub Medical College, Abbottabad: JAMC, 21(4): 174-176.

Andriko JA, Morrison A, Colegial CH, et al. 2001. Rosai-Doffman disease isolated to the central nervous system: a report of 11 cases.Mod Pathol,14(3):172-178.

Aricò M, Girschikofsky M, Généreau T, et al. 2003. Langerhans cell Histiocytosis in adults. Report from the International Registry of the Histiocyte Society. Eur J Cancer, 39(16): 2341-2348.

Bailey P. 1929. Intracranial sarcomatous tumors of leptomeningeal origin. Archives of Surgery, 18(4): 1359-1402.

Bostr mJ, JanssenG, Messing-Jünger M, et al. 2000. Multiple intracranial juvenile xanthogranulomas. Case report. J Neurosurg, 93(2): 335-341.

Brastianos PK, Batchelor TT. 2012. Primary central nervous system lymphoma: overview of current treatment strategies. Hematology/Oncology Clinics of North America, 26(4): 897-916.

Chen-Levy Z, Nourse J, Cleary ML. 1989. The bcl-2 candidate proto-oncogene product is a 24-kilodalton integral-membrane protein highly expressed in lymphoid cell lines and lymphomas carrying the t(14;18) translocation. Mol Cell Biol, 9(2): 701-710.

Ernemann U, Skalej M, Hermisson M, et al. 2002. Primary cerebral non-Langerhans cell histiocytosis:MRI and differential diagnosis.Neuroradiology, 44(9): 759-763.

Gill PS, Levine AM, Meyer PR, et al. 1985. Primary central nervous system lymphoma in homosexual men. Clinical, immunologic, and pathologic features. The American Journal of Medicine, 78(5): 742-750.

Griauzde J, Lieberman AP, McKean E, et al. 2013. Radiology-pathology case report:isolated extranodal Rosai-Dorfman disease of the skull base. Clin Imaging, 37(6): 1146-1148.

Horne A, Trottestam H, Aricò M, et al. 2008. Frequency and spectrum of central nervous system involvement in 193 children with haemophagocytic lymphohistiocytosis. Br J Haematol, 140(3):327-335.

Jack CD, Reese, Scheithauer B. 1986. Radiographic findings in 32 cases of primary CNS lymphoma. American journal of roentgenology, 146(2): 271-276.

Janka G E. 2012. Familial and acquired hemophagocytic lymphohistiocytosis. Eur J Pediatr, 63(2): 95-109.

Johnson BA, Fram EK, Johnson PC, et al. 1997. The variable MR appearance of primary lymphoma of the central nervous system: comparison with histopathologic features. AJNR Am J Neuroradiol, 18(3): 563-572.

Kawai N, Okada M, Haba R, et al. 2012. Insufficiency of positron emission tomography and magnetic resonance spectroscopy in the diagnosis of intravascular lymphoma of the central nervous system. Case Rep Oncol, 5(2): 339-46.

Kosiak W, Piskunowicz M, Swieton D, et al. 2013. Sono-graphic diagnosis and monitoring of localized langerhanscell histiocytosis of the skul. Clin Ultrasound, 41(3):134-139.

Martin-Duvemeuil N, Idbaih A, Hoang-Xuan K, et al. 2006. MRI features of neurodegenerative Langerhans cell histiocytosis. Eur Radio1,16(9): 2074-2082.

Natarajan S, Post KD, Strauchen J, et al. 2000. Primary intracerebral Rosai-dorfman disease:a case report. Neurooneol, 47(1): 73-77.

Rajaram S, Wharton SB, Shackley F, et al. 2010. Intracranial non-Langerhans cell histiocytosis presenting as an isolated intraparenchymal lesion. Pediatr Radiol.40(1): 145-149.

Risdal R J, McKenna R W, Nesbit M E, et al. 1979. Virus-associated hemophagocytic syndrome: a benign histiocytic proliferation distinct from malignant histiocytosis. Cancer, 44(3): 993-1002.

Tsui P, Rubenstein M, Guinan P, et al. 2005. Correlation between PSMA and VEGF expression as markers for LNCaP tumor angiogenesis. Journal of Biomedicine and Biotechnology, 3(2005): 287-290.

Vemuganti GK, Naik MN, Honavar SG. 2008. Rosai dorfman disease of the orbit. Hematol Oncol, 1(1): 1-7.

Villano JL, Koshy M, Shaikh H, et al.2011. Age, gender, and racial differences in incidence and survival in primary CNS lymphoma. Br J Cancer, 105(9): 1414-1418.

第十二章　组织细胞肿瘤

组织细胞肿瘤是指发生于中枢的源于造血系统组织细胞的血液细胞的肿瘤，2007 年 WHO 中枢神经系统肿瘤分类把组织细胞肿瘤分为朗格汉斯组织细胞增生症 (Langerhans cell histiocytosis，LCH) 与非朗格汉斯组织细胞增生症（Non-Langerhans cell histiocytosis）。组织细胞肿瘤和淋巴瘤一样在过去 10 年发生了巨大变化，2016 年 WHO 中枢神经系统肿瘤分类对这部分肿瘤的划分与血液淋巴系统 WHO 分类一致，把组织细胞肿瘤又分为：朗格汉斯组织细胞增生症、脂质肉芽肿病（Erdheim-Chester disease）、罗塞－道夫曼病 (Rosai-Dorfman disease，RDD)、幼年性黄色肉芽肿及组织细胞肉瘤。这类疾病在中枢神经系统的发病率低，国内外报道少见，故本章主要介绍：LCH、RDD、幼年性黄色肉芽肿、噬血细胞性淋巴组织细胞增生症及播散性黄色瘤，以期帮助读者有一个全面了解。

第一节　朗格汉斯组织细胞增生症

【概念及分级】

朗格汉斯组织细胞增生症是一种罕见的树突细胞和网状细胞增生性疾病。由于 Langerhans 细胞在体内分布极广，故可发生于骨、淋巴结、皮肤等部位，发生在颅内者病灶常位于鞍区。根据累计系统，LCH 分为单系统 LCH（SS-LCH）和多系统 LCH（MS-LCH）。SS-LCH 仅侵犯单个器官，如淋巴结、皮肤、骨骼等，根据累及数目不同又有单发和多发之分。MS-LCH 侵犯多个器官，其中累及高危器官(肝脏、肺、脾或造血系统)患者的病死率会大大增加。

【流行病学】

LCH 临床报道较少，国外流行病学统计资料显示，该病发病率为每百万人中有 1~7 例，多见于婴儿和儿童，男女比例约为 2 : 1，白种人的患病率高于其他人种。LCH 病因和发病机制尚不完全清楚，目前认为发病因素主要与 EB 病毒、单纯疱疹病毒（HSV）或人类免疫缺陷病毒（HIV）感染有关。

【临床及预后】

该病变可累及全身几乎所有器官，并以骨盆、四肢骨、肋骨、颅骨等全身骨骼受累为特点，并形成骨质缺损，故多数患者以局部骨骼疼痛就诊。如垂体受侵会出现尿崩症。LCH 临床表现具有明显的异质性，单发性骨病变多预后良好，部分患者甚至可以自发缓解。而多系统 LCH 可累及全身各个器官，临床表现复杂，其中累及高危器官（肝脏、肺、脾或造血系统），病情进展迅速，极易误诊，患者的病死率会大大增加。

【病理特点】

病理学形态特点为大量朗格汉斯细胞与不同数量的嗜酸性粒细胞、中性粒细胞、淋巴细胞及巨噬细胞混杂在一起（图12-1）。LCH中朗格汉斯细胞（LC）大致有四种形态，即典型LC、单核细胞样、多核巨细胞型、大圆细胞形。朗格汉斯细胞表达CD1a，此外S-100蛋白阳性。

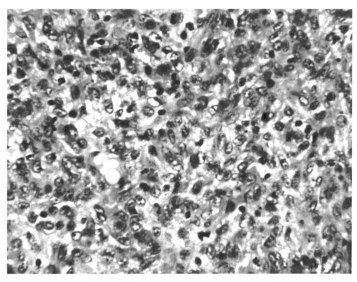

图 12-1　朗格汉斯组织细胞增生症

背景中可见散在的嗜酸性粒细胞、淋巴细胞、朗格汉斯细胞胞质丰富，淡嗜伊红，核圆形，或椭圆形，有凹陷、核沟、核染色质疏松、细致，核仁不明显，核膜薄（HE，×40）

【影像学表现及诊断】

LCH影像学检查无明确的特征性表现，病灶主要位于鞍区，常侵犯垂体柄，CT检查多为低密度灶，MRI表现多变与病变进展过程中其脂类成分含量的变化有关。一般 T_1WI 显示病灶为等或稍高信号（图12-2A~图12-2C），T_2WI 信号多变，Flair多表现为稍高信号（图12-2D）。增强呈中等程度或明显的均匀强化（图12-2E、图12-2F）。

婴幼儿患者出现接近鞍区且伴随骨质破坏的病变，垂体柄异常，密度或信号不均，强化较明显，临床出现尿崩症，可以考虑此类病变的可能。

【鉴别诊断】

LCH病灶伴有明显周围水肿时，影像学特点类似于淋巴瘤、白血病或者感染性疾病如结核瘤等，但上述疾病在MRI上多界限清楚，T_1WI 多为等或低信号，T_2WI 为高信号，临床表现的不同，也有利于彼此鉴别。

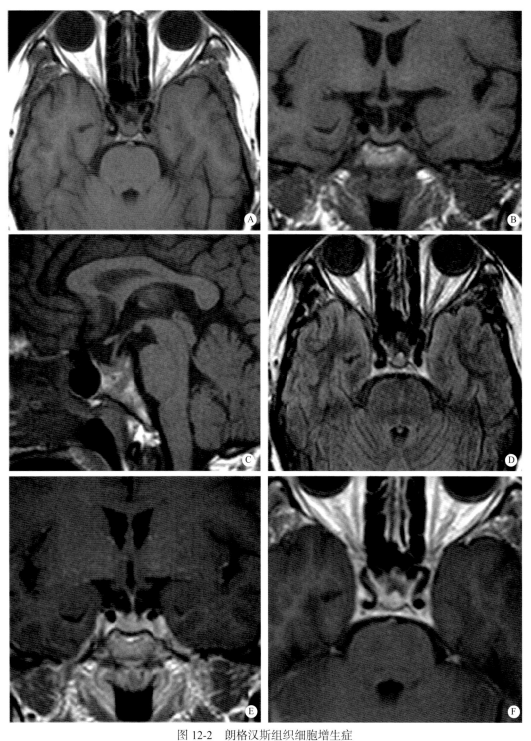

图 12-2　朗格汉斯组织细胞增生症

女，46岁，尿崩症。A~C. T$_1$WI 轴位、冠状位及矢状位示垂体柄下端等信号结节；

D. Flair 轴位，结节为稍高信号；E、F. 增强结节明显强化，垂体柄上端见更小强化结节

（韩引萍　董　驰　毛俊杰）

第二节 Rosai-Dorfman 病

【概念及分级】

Rosai-Dorfman 病 (RDD) 是由 Rosai 和 Dorfman 在 1969 年首次描述，是一种少见的良性组织细胞增生性疾病，以无痛性颈部淋巴结肿大、发热、白细胞增多、多克隆的高丙种球蛋白血症为特征。

【流行病学】

经典 RDD 主要发生于 30~50 岁的人群，但中枢神经系统 RDD 的发病年龄尚未确定。RDD 的病因尚不清楚，有人认为可能与病毒性感染、免疫功能失调有关。大多数 RDD 只见于淋巴结，约 38% 为结外病变，可发生于皮肤、眼睑、上呼吸道、骨骼及睾丸等部位。累及中枢神经系统的 RDD 罕见，且 70% 并不伴淋巴结病。

【临床及预后】

RDD 临床表现主要为颅内占位性病变，如头痛、癫痫发作、瘫痪、脑神经受损表现等。累及鞍区者可有尿崩症及垂体功能低下等表现。RDD 是一种自限性疾病，多数可在数月至数年内自行消退，仅有少数病例复发或导致死亡。

【病理特点】

镜下：可见大量弥漫分布的淋巴细胞、浆细胞及少量嗜酸性粒细胞（图 12-3），间质纤维结缔组织明显增生，其中可见大量泡沫样的组织细胞，部分组织细胞内含有多个形态，伴有完好的淋巴细胞和浆细胞，有时可有红细胞，这些被吞噬的细胞外周常有空晕，这种现象称为"伸入"。免疫组化显示组织细胞表达 Ca1C、CD68、溶菌酶、MAC387 及 S-100，不表达 CD1a。

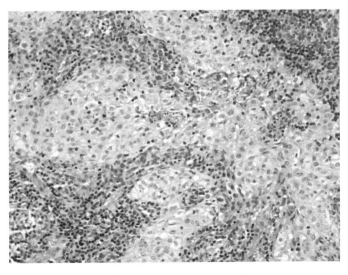

图 12-3 Rosai-Dorfman 病

成片的组织细胞中见淋巴细胞、浆细胞（HE，×20）

【影像学表现及诊断】

RDD 影像学表现无特异性。文献报道 RDD 的 MRI 多为 T_1WI 低或等信号，T_2WI 低信号（图 12-4A、图 12-4B）。发生于颅内的 RDD 多数累及硬脑膜，仅有少部分病变发生在脑实质内。轴位 T_1WI 增强后强化明显（图 12-4C）。

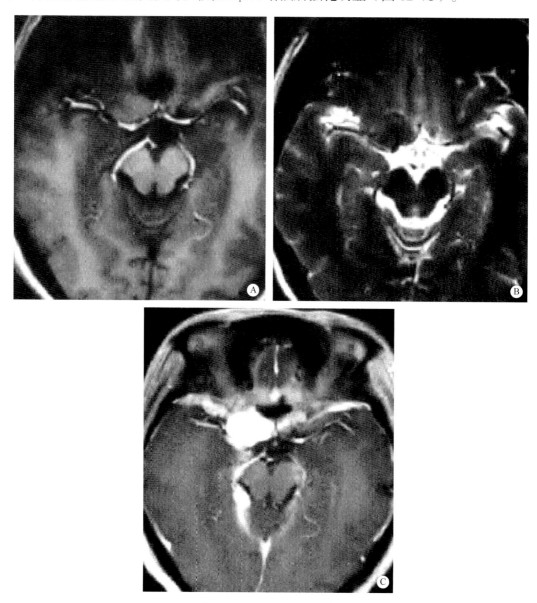

图 12-4　Rosai-Dorfman 病

A、B. 轴位 T_1WI、T_2WI：双侧颞极、右侧鞍旁、右侧小脑天幕处见多发条状及团块状等信号，病灶边缘欠清晰；
C. 轴位 T_1WI 增强：病灶明显强化、与硬脑膜关系密切

成人患者出现接近脑表伴随硬脑膜侵犯和颅骨骨质破坏的占位性病变，形态规则或不规则，密度或信号较均匀，强化明显，应联想到此类肿瘤。

【鉴别诊断】

由于病灶常累及硬脑膜，RDD 与脑膜瘤在影像学表现上常常有一定交叉，但 RDD 可侵犯骨组织，而脑膜瘤并不常见。

（韩引萍　董　驰　毛俊杰）

第三节　幼年性黄色肉芽肿

【概念及分级】

幼年性黄色肉芽肿（juvenile xanthogranuloma，JXG）是一种非朗格汉斯组织细胞增生症，绝大多数表现为皮肤多发黄棕色丘疹或结节。JXG 分为单纯皮肤型和全身型 2 种亚型。

【流行病学】

JXG 多发生于婴幼儿及儿童，男性发病率略高于女性。绝大多数病例单独发生于皮肤，合并或孤立发生于全身其他器官（皮肤外）受累者非常罕见，累及中枢神经系统者仅占该病 1%~2%。

【临床及预后】

JXG 最常见的表现除皮肤特有的黄褐色丘疹、结节样皮疹外，还包括中枢神经系统、肝、脾、肺、肾、眼和骨骼呈多发性、弥漫性的病灶或局限性、孤立性肿块、骨质破坏等，可伴发神经纤维瘤和血液系统恶性肿瘤。中枢神经系统的 JXG 可能自然消退，也可能危及生命。

【病理特点】

JXG 的典型病理表现为空泡化泡沫细胞及 Touton 多核巨细胞浸润为主，伴有淋巴细胞、嗜酸性粒细胞浸润（图 12-5）。

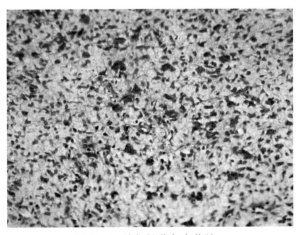

图 12-5　幼年性黄色肉芽肿

由组织细胞、Touton 多核巨细胞和淋巴细胞构成（HE，×20）

免疫组化特点为 CD1a 阴性，KP-1、MAC387 阳性，S-100 有时阳性。

【影像学表现及诊断】

JXG 是一种非朗格汉斯组织细胞增生症，其本质是由于病毒感染、物理因素等引起组织细胞的反应性增殖。中枢神经系统 JXG 的 MRI 表现为边界清楚，通常呈圆形或者类圆形，T_1WI 呈等或轻度低信号（图 12-6A），T_2WI 呈等信号，T_1WI 增强后呈明显均匀强化（图 12-6B）。脑内病灶可单发也可多发，以多发常见。

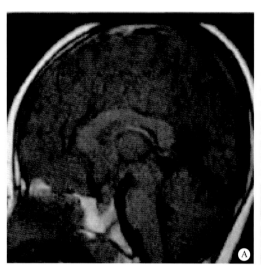 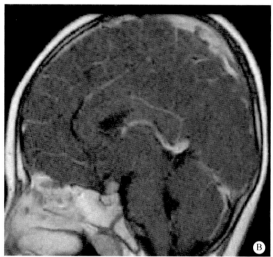

图 12-6 幼年性黄色肉芽肿

A. 垂体矢状面 T_1WI：蝶鞍及鞍上区等信号肿块；B. T_1WI 矢状面增强：肿块明显强化

合并皮肤黄褐色丘疹的婴幼儿患者，颅内出现境界清楚的结节样病灶且强化明显，可以考虑该肿瘤的可能。

【鉴别诊断】

JXG 主要的鉴别诊断是各种增生性组织细胞疾病，包括 LCH、非 LCH 和恶性组织增生症，与上述疾病单凭影像学鉴别困难。患儿病理切片中未见特征朗格汉斯细胞可以排除 LCH。脑内病灶未见恶性征象，可排除恶性组织细胞增生症。另外 JXG 的鉴别诊断还包括脑内多发淋巴瘤、结核及脓肿等感染性疾病，这些病变在 T_1WI 呈等或低信号，T_2WI 通常呈高信号，病灶周围可见特征性水肿带，并且有特异的临床症状。

第四节　嗜血性淋巴组织细胞增生症

【概念及分级】

嗜血性淋巴组织细胞增生症（haemophagocytic lymphohistiocytosis）是一类由免疫系统紊乱导致的疾病，属于组织细胞疾病，组织学特征为骨髓、脾、淋巴结等组织中出现异常增生的组织细胞吞噬自身的血细胞，进而引起多脏器浸润及全血细胞减少，由 Risclall 等于 1979 年首先报告。该病多数为染色体隐性遗传性疾病，也有部分为获得性。几乎所有患者均有中枢神经系统受累，有 73% 的患者在明确诊断时已有中枢神经系统损害，可弥漫浸润软脑膜，在脑实质内形成多发性病灶。

【流行病学】

该病多于婴儿期发病（出生后平均 3 个月），无性别差异，但也可见于 20 岁甚至 60 岁以后。

【临床及预后】

该病临床特征为发热、肝脾大、全血细胞减少及嗜血细胞现象。神经系统表现包括兴奋性亢进、囟门膨出、颈强直、癫痫发作等。病情进展迅速，死亡率高，整体预后不良。

【病理特点】

脑膜和脑实质内弥漫性巨噬细胞和淋巴细胞浸润，巨噬细胞胞质内含"被吞噬"的红细胞和白细胞，可见多发性坏死（图 12-7）。增生的巨噬细胞表达 CD11C、CD68，CD1a 和 S-100 呈阳性或阴性。

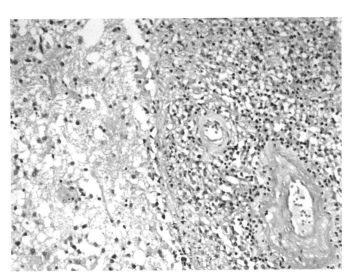

图 12-7　嗜血性淋巴组织细胞增生症

瘤组织内可见淋巴细胞、组织细胞非恶性弥漫浸润，另见坏死（HE，×20）

【影像学表现及诊断】

影像学显示，该病患者白质和灰质内局灶性或多发异常密度或信号，白质内弥漫性异常 T_2 信号，髓鞘形成迟缓脑实质萎缩，软脑膜弥漫浸润。婴儿期患儿有发热、肝脾大、全血细胞减少等全身性症状伴颅内出现前述改变，诊断该疾病的可能性就会大大增加。

【鉴别诊断】

该病影像学特征不典型，与病毒性脑膜炎鉴别困难，需要结合实验室检查，全血细胞减少及临床表现，对鉴别诊断有帮助。

（韩引萍　董　驰　毛俊杰）

第五节　播散性黄色瘤

【概念及分级】

播散性黄色瘤 (xanthoma disseminatum，XD) 是一种罕见的良性非朗格汉斯起源的组织细胞增生性疾病，以全身皮肤播散性橘黄色丘疹为特征。累及颅内的 XD 患者，国内外报道极少。

2007 年 WHO 中枢神经系统肿瘤分类中并未详细描述 XD。

【流行病学】

本病发病年龄多在 25 岁之前，主要以青年男性为主，但并无典型的遗传模式及地域分布特点。

【临床及预后】

本病特征性改变为全身对称的多发性丘疹，常累及颜面、躯干、四肢的屈侧面。约有 40% 的患者累及黏膜，包括结膜、口唇、舌、颊结膜、上呼吸道等，偶可累及内脏。XD 累及中枢神经系统的患者临床表现可有头痛、恶心、呕吐、眩晕、痫性发作、共济失调和视野缺损等。

【病理特点】

XD 的典型病理组织学表现：胞质为泡沫状的大型多形性组织细胞（吞噬脂质所致），多个组织细胞可融合形成特征性的 Touton 多核巨细胞。这些为数众多的组织细胞与数量不定的成熟 T 淋巴细胞混杂，而无明显的炎性成分。通过免疫组化发现，XD 细胞为 CD68 阳性，S-100 蛋白和 CD1a 为阴性。

【影像学表现及诊断】

XD 累及颅内者绝大多数发生于垂体／下丘脑区，呈形状不规则的软组织肿块，呈不均匀长 T_1、长 T_2 信号，增强后明显不均匀强化。

【鉴别诊断】

XD 主要需与各种增生性组织细胞疾病进行鉴别诊断，包括 LCH、非 LCH 和恶性组织细胞增生症；单凭影像学与上述疾病进行鉴别有困难。患儿病理切片中如未见特征朗格汉斯细胞，则可以排除 LCH。脑内病灶未见恶性征象，可排除恶性组织细胞增生症。另外幼年性黄色肉芽肿 (JXG) 的鉴别诊断还包括脑内多发淋巴瘤、结核及脓肿等感染性疾病，这些病变在 T_1WI 呈等或低信号，T_2WI 通常呈高信号，病灶周围可见特征性水肿带，并且有特异的临床症状。

（韩引萍　董　驰　毛俊杰）

参 考 文 献

贺娜英，陈克敏．2012．原发性中枢神经系统淋巴瘤的影像学进展．诊断学理论与实践，11(2)：196-197．

纪小龙，尹彤．2000．朗格汉斯细胞组织细胞增生症的病理与临床．临床与实验病理学杂志，16(2)：149-153．

石群立，孟奎，周晓军，等．2002．原发性中枢神经系统淋巴瘤 VEGF、MVD 与影像学对比研究．临床与实验病理学杂志，18(4)：366-370．

仪晓立，袁新宇，白凤森，等．2013．幼年性黄色肉芽肿引起中枢性尿崩症：1 例报告并文献复习．中华内分泌代谢杂志，29(3)：261-262．

于士柱．2015．组织细胞增生性病变病理学特点与鉴别要点．中国现代神经疾病杂志，15(4)：256-262．

张亭亭，付永娟，卢德宏，等．2015．中枢神经系统非朗格汉斯细胞组织细胞增生症临床及病理研究．中华内科杂志，54(9)：758-762．

赵曼丽，朱坤，杨敏，等．2015．儿童多系统性朗格汉斯细胞组织细胞增生症 8 例临床病理分析．临床与病理杂志，35(6)：1033-1037．

Ahmad M, Majid A, Masood M. 2009. Intracranial haemangiopericytoma: a very rare entity having a high malignant/metastatic potential. Journal of Ayub Medical College, Abbottabad: JAMC, 21(4): 174-176.

Andriko JA, Morrison A, Colegial CH, et al. 2001. Rosai-Doffman disease isolated to the central nervous system: a report of 11 cases. Mod Pathol, 14(3): 172-178.

Aricò M, Girschikofsky M, Généreau T, et al. 2003. Langerhans cell Histiocytosis in adults. Report from the International Registry of the Histiocyte Society. Eur J Cancer, 39(16): 2341-2348.

Bailey P. 1929. Intracranial sarcomatous tumors of leptomeningeal origin. Archives of Surgery, 18(4): 1359-1402.

BoströmJ, JanssenG, Messing-Jünger M, et al. 2000. Multiple intracranial juvenile xanthogranulomas. Case report. J Neurosurg, 93(2): 335-341.

Brastianos PK, Batchelor TT. 2012. Primary central nervous system lymphoma: overview of current treatment strategies. Hematology/Oncology Clinics of North America, 26(4): 897-916.

Chen-Levy Z, Nourse J, Cleary ML. 1989. The bcl-2 candidate proto-oncogene product is a 24-kilodalton integral-membrane protein highly expressed in lymphoid cell lines and lymphomas carrying the t(14;18) translocation. Mol Cell Biol, 9(2): 701-710.

Ernemann U, Skalej M, Hermisson M, et al. 2002. Primary cerebral non-Langerhans cell histiocytosis:MRI and differential diagnosis. Neuroradiology, 44(9): 759-763.

Gill PS, Levine AM, Meyer PR, et al. 1985. Primary central nervous system lymphoma in homosexual men. Clinical, immunologic, and pathologic features. The American Journal of Medicine, 78(5): 742-750.

Griauzde J, Lieberman AP, McKean E, et al. 2013. Radiology-pathology case report:isolated extranodal Rosai-Dorfman disease of the skull base. Clin Imaging, 37(6): 1146-1148.

Horne A, Trottestam H, Aricò M, et al. 2008. Frequency and spectrum of central nervous system involvement in 193 children with haemophagocytic lymphohistiocytosis. Br J Haematol, 140(3):327-335.

Jack CD, Reese, Scheithauer B. 1986. Radiographic findings in 32 cases of primary CNS lymphoma. American journal of roentgenology, 146(2): 271-276.

Janka G E. 2012. Familial and acquired hemophagocytic lymphohistiocytosis. Eur J Pediatr, 63(2): 95-109.

Johnson BA, Fram EK, Johnson PC, et al. 1997. The variable MR appearance of primary lymphoma of the central nervous system: comparison with histopathologic features. AJNR Am J Neuroradiol, 18(3): 563-572.

Kawai N, Okada M, Haba R, et al. 2012. Insufficiency of positron emission tomography and magnetic resonance spectroscopy in the diagnosis of intravascular lymphoma of the central nervous system. Case Rep Oncol, 5(2): 339-46.

Kosiak W, Piskunowicz M, Swieton D, et al. 2013. Sono-graphic diagnosis and monitoring of localized langerhanscell histiocytosis of the skul. Clin Ultrasound, 41(3):134-139.

Martin-Duvemeuil N, Idbaih A, Hoang-Xuan K, et al. 2006. MRI features of neurodegenerative Langerhans cell histiocytosis. Eur Radiol,16(9): 2074-2082.

Natarajan S, Post KD, Strauchen J, et al. 2000. Primary intracerebral Rosai-dorfman disease:a case report. Neurooneol, 47(1): 73-77.

Rajaram S, Wharton SB, Shackley F, et al. 2010. Intracranial non-Langerhans cell histiocytosis presenting as an isolated intraparenchymal lesion. Pediatr Radiol. 40(1): 145-149.

Risdal R J, McKenna R W, Nesbit M E, et al. 1979. Virus-associated hemophagocytic syndrome: a benign histiocytic proliferation distinct from malignant histiocytosis. Cancer, 44(3): 993-1002.

Tsui P, Rubenstein M, Guinan P, et al. 2005. Correlation between PSMA and VEGF expression as markers for LNCaP tumor angiogenesis. Journal of Biomedicine and Biotechnology, 3(2005): 287-290.

Vemuganti GK, Naik MN, Honavar SG. 2008. Rosai dorfman disease of the orbit. Hematol Oncol, 1(1): 1-7.

Villano JL, Koshy M, Shaikh H, et al. 2011. Age, gender, and racial differences in incidence and survival in primary CNS lymphoma. Br J Cancer, 105(9): 1414-1418.

第十三章　生殖细胞肿瘤

颅内生殖细胞肿瘤（intracranial germ cell tumor, GCT）是一种少见的发生于中线位置的颅内胚胎性肿瘤，形态学改变和免疫学表型与起源于性腺和其他脑脊髓外的生殖细胞肿瘤相似。依据病理特点，2007 年 WHO 中枢神经系统肿瘤分类将颅内生殖细胞肿瘤分为：生殖细胞瘤（germinoma）、成熟性畸胎瘤（mature teratoma）、未成熟性畸胎瘤（immature teratoma）、畸胎瘤恶变（teratoma with malignant transformation）、卵黄囊瘤（内胚窦瘤）[yolk sac tumor, YST（endodermal sinus tumor）]、胚胎性癌（embryonal carcinoma, EC）、绒毛膜癌（choriocarcinoma）和混合性生殖细胞肿瘤（mixed germ cell tumor，MGCT）。2016 年 WHO 中枢神经系统肿瘤分类在本章没有变化，其 ICD-O 分级除成熟型畸胎瘤为 0 级外，其余均为 3 级肿瘤。颅内生殖细胞肿瘤多见于 25 岁以下男性患者，生殖细胞瘤、成熟型畸胎瘤、未成熟型畸胎瘤多发生于鞍区，而畸胎瘤恶变、卵黄囊瘤、胚胎性癌及混合型生殖细胞肿瘤均多在松果体区。

第一节　生殖细胞瘤

【概念及分级】

颅内生殖细胞瘤是一种颅内少见的多位于中线位置的胚胎性肿瘤。大多数学者认为其是颅内原始生殖细胞胚芽异常移行而来，但也有学者认为颅内生殖细胞瘤来源于原始生殖细胞同一分化过程的不同发育阶段。

【流行病学】

颅内生殖细胞瘤约占颅内肿瘤的 1%，主要见于男性患儿，发病高峰年龄为 10~14 岁，90% 的患者年龄在 25 岁以下。

【临床表现及预后】

颅内生殖细胞瘤患者的临床表现与肿瘤位置和大小有关。肿瘤位于松果体区时常压迫和阻塞中脑导水管而表现为颅内压增高。25%~50% 的患者伴有嗜睡和视力视野异常，另外 25% 的患者可以有癫痫、共济失调和运动障碍。约 50% 的患者肿瘤可压迫、侵犯顶盖而产生特征性的帕里诺 (Parinaud's) 综合征，主要表现为双目上视、会聚功能障碍等。鞍区肿瘤常侵犯视交叉视神经，引起视觉缺失、视力下降甚至失明等，还可破坏下丘脑 - 垂体内分泌轴，引起性早熟、性征发育迟缓、生长发育迟缓、尿崩症和垂体功能衰竭。肿瘤位于基底核区时患者最常见的症状是肢体活动异常。Crawford 等通过一个超过 16 年的跟踪研究发现了该肿瘤临床症状与诊断时间上的关系。恶心、呕吐和视觉异常提示早期诊断；与延迟诊断有关的症状包括遗尿史、隐匿性的内分泌功能异常、动作和活动失调、厌食症、行为的突然改变等。

生殖细胞瘤对放疗非常敏感，以前在单独应用放疗的情况下，生殖细胞瘤的 5 年生存率 >90%，但是理想的放疗剂量还存在争议；近来，由于化疗的应用，减少了放疗剂量，提高了生存率（event-free survival），使生存率超过 95%。因此目前对于颅内生殖细胞瘤的治疗趋向放疗与化疗的联合应用。手术治疗只是用于改善颅内症状，而不提倡全切肿瘤。Sawamura 等采用先化疗 3~5 个疗程，而后在肿瘤局部追加放疗 24Gy 治疗颅内生殖细胞肿瘤 17 例，取得较好的疗效。目前一项研究比较单纯放疗与化疗加放疗治疗颅内生殖细胞瘤的总生存时间 (OS) 与无瘤生存率 (EFS) 的临床试验正在美国进行。

【病理特点】

大体标本：该肿瘤呈实性肿块，外观大小不一，部分形态不规则，质地软、脆，浅棕褐色，边界清楚或不清楚。

镜下：可见肿瘤细胞体积较大，排列成小叶状、片状或间质促纤维反应性增生呈条索状或梁状，胞质是云雾状或透明空泡状，富含糖原，核圆而大，呈泡状，核仁明显，核分裂象多见；均伴有不同程度分化不良血管组织及小淋巴细胞（主要是辅助 / 诱导和细胞毒性 / 抑制性 T 淋巴细胞）的浸润（图 13-1A、图 13-1B）。

免疫组化：c-kit（CD117）阳性，CK 广阴性，CD3 阳性（淋巴细胞），PLAP 阳性（图 13-1C）。

【影像学表现及诊断】

颅内生殖细胞瘤在所有颅内生殖细胞肿瘤中发病率最高，约占 65%。多发生于鞍区，其次为松果体区、基底核区。按照发生部位，颅内生殖细胞瘤可以分为 3 种类型：松果体区型、鞍区型及基底核区型，其中鞍区型最多见。

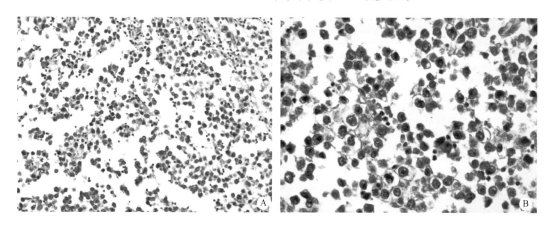

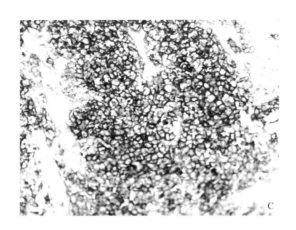

图 13-1 生殖细胞瘤瘤细胞

A. 瘤细胞体积较大，核大、圆形、泡状，核仁明显（HE,×10）；B. 瘤细胞体积较大，核大、圆形、泡状，核仁明显（HE,×20）；C. 免疫组化染色 PLAP 阳性（×20）

1. 松果体区型

肿瘤多呈圆形或类圆形，边界较清楚。T_1WI 图像上多呈等或稍长信号，T_2WI 多呈等或稍长信号；瘤周无或轻度水肿，占位效应轻，可见不同程度坏死、囊变，未见明显出血信号，均伴有不同程度幕上脑积水；增强扫描均呈明显强化，病理镜下可见血管丰富相对应。

2. 鞍区型

T_1WI 图像多呈等或稍长信号，T_2WI 多呈等或长信号，可见不同程度囊变、坏死，增强扫描呈不均匀明显强化（图 13-2）。

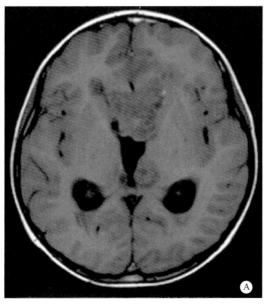

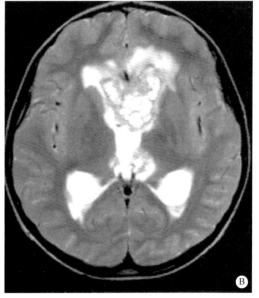

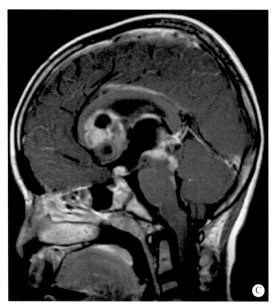

图 13-2　生殖细胞瘤

男，10岁。鞍区生殖细胞瘤。病灶呈不均匀略长 T_1、略长 T_2 信号，其内可见囊变、坏死，增强扫描呈明显不均匀强化，
可见瘤周水肿及脑积水征象

3. 基底核区型

肿瘤多发生于一侧，常累及丘脑。病变进展之初，常常只表现为同侧基底节核的萎缩，典型者肿瘤多呈圆形或类圆形，亦可呈不规则形，边缘一般较清晰，常伴有囊变、坏死。

对于 25 岁以下的男性患者，当鞍区或松果体区出现边界较清楚的病灶，增强扫描均呈明显强化时，应考虑生殖细胞瘤。

【鉴别诊断】

1. 颅咽管瘤，垂体瘤

当生殖细胞瘤发生于鞍上时需与颅咽管瘤鉴别。颅咽管瘤在 14 岁和 40 岁有两个发病年龄高峰，病变以囊实性成分为主，MRI 信号混杂，多见蛋壳样、斑片状钙化，增强扫描多为不规则中度强化。当生殖细胞瘤占据鞍内外时，应与垂体瘤鉴别，明显不均匀强化，有助于诊断。

2. 淋巴瘤、胶质母细胞瘤

发生于颅内其他部位的生殖细胞瘤也较多见。发生于基底节核的生殖细胞肿瘤需与淋巴瘤、胶质母细胞瘤鉴别。原发性淋巴瘤好发于 40~70 岁，T_1WI 多为稍低或等信号，T_2WI 多为稍高或等信号，很少囊变、坏死、出血，瘤周水肿重但占位效应轻，增强扫描多明显均匀强化。胶质母细胞瘤瘤周水肿多明显，增强多呈不均匀结节状或花环样强化。

3. 松果体细胞瘤

发生于松果体区的生殖细胞肿瘤需与松果体细胞瘤鉴别，松果体细胞瘤多见于女性，很少发生坏死、囊变及明显强化。

4. 室管膜瘤

发生于侧脑室及其周围的生殖细胞肿瘤需与室管膜瘤鉴别。室管膜瘤边界多清楚，密度均匀，局限于脑室或脑室旁脑实质，增强程度没有生殖细胞明显，增强明显强化。

（柴成奎　董　驰　毛俊杰）

第二节　畸　胎　瘤

【概念及分级】

畸胎瘤（teratoma）通常由来自两个或三个胚层的组织构成，含有脂肪、软骨结节或骨片等，如果含有肉瘤和癌等发生于其他组织和器官的恶性成分，则称为畸胎瘤恶变。故颅内畸胎瘤可分为成熟型畸胎瘤（mature teratoma）、不成熟型畸胎瘤（immature teratoma）和畸胎瘤恶变（teratoma with malignant transformation）三个亚型。

【流行病学】

颅内畸胎瘤较少见，占颅内肿瘤的 0.5%~2%，多见于男性患儿。患者多在 25 岁以下。

【临床表现及预后】

肿瘤位于松果体区时常压迫和阻塞中脑导水管而表现为颅内压增高。患者可伴有嗜睡、视力视野异常、癫痫、共济失调、运动障碍、厌食症、行为突然改变和帕里诺综合征。鞍区肿瘤常侵犯视交叉、视神经，引起视觉缺失、视力下降甚至失明等，还可破坏下丘脑—垂体内分泌轴，引起性早熟、性征发育迟缓、生长发育迟缓、尿崩症和垂体功能衰竭。肿瘤位于基底核区时患者最常见的症状是肢体活动异常。

成熟型畸胎瘤手术切除有良好效果，肉眼全切基本可以治愈，是唯一提倡手术全切的颅内生殖细胞肿瘤，且预后良好。对于不成熟型畸胎瘤和畸胎瘤恶变多采用放疗联合化疗，手术可用于改善患者临床症状。

【病理特点】

大体标本：畸胎瘤成分复杂，形态多样。

镜下：多可见黏液性囊腔、多少不等的脂肪成分、软骨结节或骨片，少见牙齿和头发成分；不成熟畸胎瘤镜下可见不成熟间叶组织；畸胎瘤恶变可见发生于其他器官、组织的恶性成分，如鳞状细胞癌、腺癌、卵黄囊肿瘤或肉瘤等成分（图 13-3~图 13-5）。

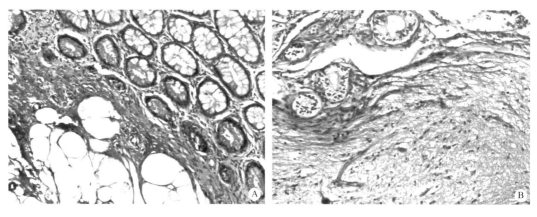

图 13-3　成熟型畸胎瘤

可见消化腺、脂肪及成熟大脑组织成分（HE，×10）

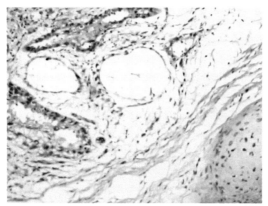

图 13-4　畸胎瘤恶变

可见软骨成分，周围可见腺癌（HE，×10）

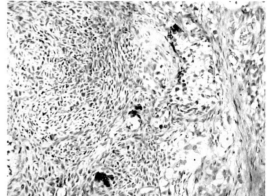

图 13-5　不成熟型畸胎瘤

可见不成熟间叶组织（HE，×10）

【影像学表现及诊断】

成熟型畸胎瘤与不成熟型畸胎瘤发病部位主要在鞍区，而畸胎瘤恶变的典型发生部位是在松果体区。由于畸胎瘤镜下成分复杂，可见黏液性囊腔、多少不等的脂肪成分、软骨结节或骨片，因此 MRI 信号混杂，多见囊变坏死征象，MRI 上均呈囊实性改变，平扫 T_1WI、T_2WI 均呈混杂信号；脂肪信号的存在有助于畸胎瘤的诊断，病灶周围可见不同程度水肿。增强扫描病灶实性部分不均匀明显强化（图 13-6~图 13-8）。畸胎瘤恶变可以沿脑脊液播散，表现为沿室管膜下分布的结节状病灶，增强扫描亦呈明显强化（图 13-9）。

畸胎瘤影像表现有其特征性，在松果体区或鞍区看到混杂密度或信号的病灶，有确定的钙化及脂肪成分，诊断畸胎瘤问题不大。当肿瘤表现出多样成分的同时，伴有明确的软组织影且出现明显强化时，要考虑畸胎瘤恶变及恶性畸胎瘤。

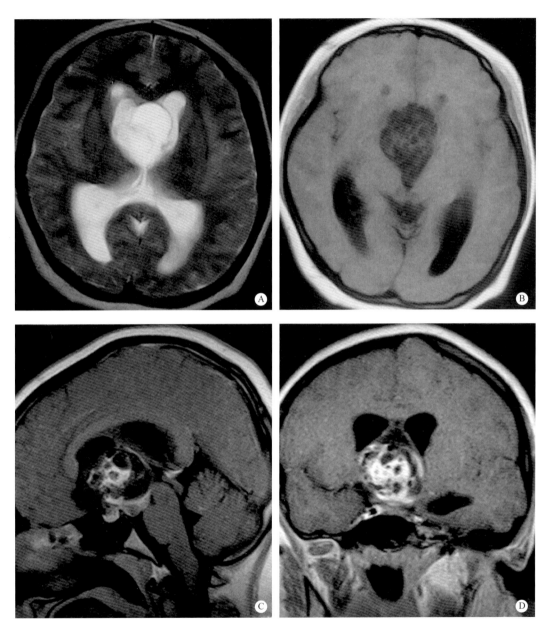

图 13-6 鞍区成熟型畸胎瘤

女,16 岁。病灶呈囊实性改变。实性部分呈等 T_2、等 T_1 信号,囊性部分长 T_1、长 T_2 信号,增强扫描实性部分明显强化,可见瘤周水肿及脑积水

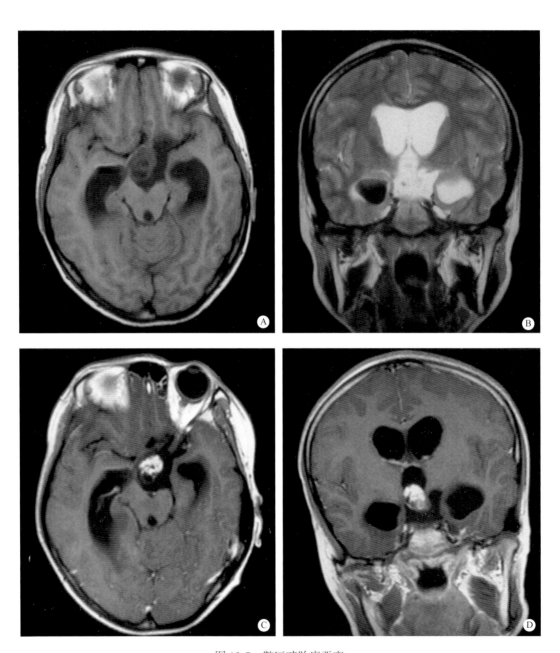

图 13-7 鞍区畸胎瘤恶变

女,10 岁。病灶呈囊实性改变,实性部分呈等 T_2、等 T_1 信号,囊性部分长 T_1、长 T_2 信号,增强扫描实性部分明显强化,可见较大瘤周水肿及脑积水

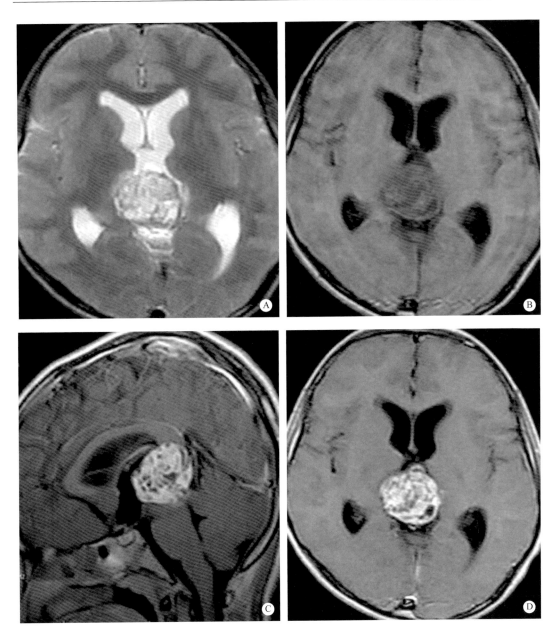

图 13-8 松果体区畸胎瘤恶变

男，11 岁。病灶呈囊实性改变，实性部分呈等 T_2、等 T_1 信号，囊性部分呈长 T_1、长 T_2 信号，增强扫描实性部分明显强化，可见轻度瘤周水肿及脑积水

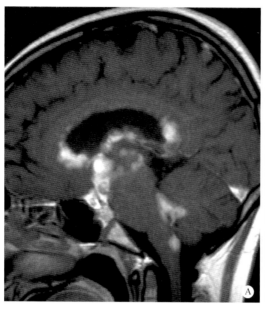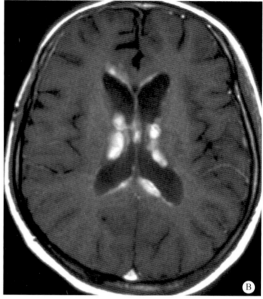

图 13-9　畸胎瘤恶变沿室管膜转移

女，16 岁。病变广泛分布于侧脑室周围、鞍上、松果体区及脑室系统，增强扫描呈明显结节样、条索状强化，邻近
室管膜增厚并明显强化

【鉴别诊断】

1. 颅咽管瘤

当畸胎瘤发生于鞍上时需与颅咽管瘤鉴别。畸胎瘤与颅咽管瘤都信号多样，但颅咽管瘤少见内部骨骼密度，周围多见蛋壳样、斑块状钙化。

2. 松果体细胞瘤

发生于松果体区的畸胎瘤需与松果体细胞瘤鉴别，松果体细胞瘤质地相对匀匀，增强后呈较均匀强化。

3. 良恶性畸胎瘤

畸胎瘤恶变需要与良性畸胎瘤鉴别，两者均为囊实性病灶，均可见到脂肪信号，但是畸胎瘤恶变实性成分较多、分隔多模糊且厚薄不均；而成熟型畸胎瘤更易见到四种信号共存（脂肪、钙化、水及软组织），且畸胎瘤恶变的血清或脑脊液甲胎蛋白（AFP）多呈阳性，而成熟型畸胎瘤多呈阴性。

（柴成奎　董　驰　毛俊杰）

第三节　卵黄囊瘤

【概念及分级】

卵黄囊瘤（endodermal sinus tumor）是颅内非常少见的生殖细胞肿瘤。一般认为颅内卵黄囊瘤与生殖系统卵黄囊瘤属于同类肿瘤。Teilum 于 1959 年首次提出并命名卵黄囊瘤。其来源，不同学者有不同看法。大多数学者认为该肿瘤是颅内原始生殖细胞胚芽异常移行而来，但也有学者认为其来源于原始生殖细胞同一分化过程的不同发育阶段。卵黄囊瘤一般不以单独形式存在，而是常作为混合性生殖细胞肿瘤的组成部分。

【流行病学】

卵黄囊瘤发生在颅内非常少见，患者多为 25 岁以下男性。

【临床表现及预后】

患者可表现为嗜睡、视力视野异常、癫痫、共济失调、运动障碍、行为突然改变和颅内压增高。该肿瘤还可破坏患者下丘脑-垂体内分泌轴，引起性早熟、性征发育迟缓、生长发育迟缓、尿崩症和垂体功能衰竭。

颅内卵黄囊瘤预后差，治疗多采用放疗联合化疗，手术可用于改善患者临床症状。

【病理特点】

大体标本：卵黄囊瘤呈果冻样黏液物质。

镜下：可见细胞空亮，病理性核分裂象多见，可见管状或立方上皮细胞排列成管状或乳头状，均可见实性团块区，多可见微囊结构及嗜酸性透明小体，并可见典型或不典型的 Schiller-Duval 小体（图 13-10A）。

免疫组化：AFP 多呈阳性（图 13-10B），PLAP 部分阳性。

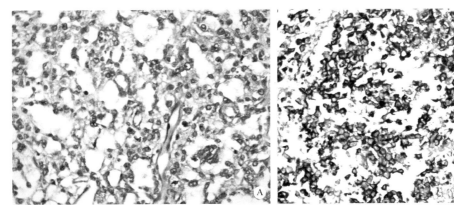

图 13-10 卵黄囊瘤

A. 可见微囊结构及嗜酸性透明小体（HE，×20）；B. 免疫组化染色 AFP 阳性（×20）

【影像学表现及诊断】

卵黄囊瘤多发生于松果体区。MRI 表现上卵黄囊瘤信号多较均匀，可能与镜下颅内卵黄囊瘤多可见到实性团块区，仅见到微囊结构，很少见到明显大的囊变坏死有关；但当病灶较大时，则可见到较明显的囊变坏死区；增强扫描卵黄囊瘤呈明显均匀强化，囊变坏死区不强化（图 13-11）。

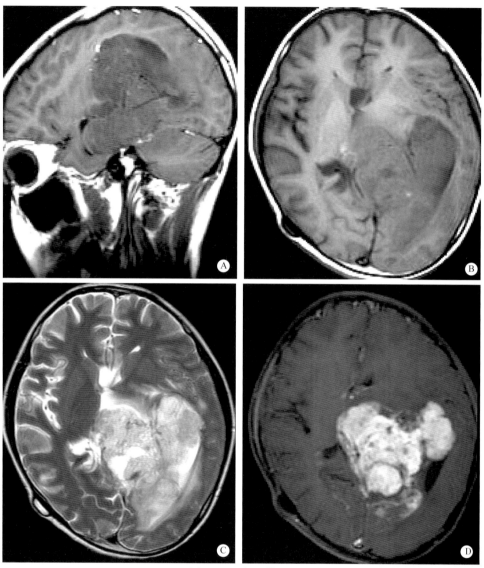

图 13-11 松果体区卵黄囊瘤

男,15 岁。病灶呈略长 T_1、长 T_2 信号，增强扫描实性部分明显强化，可见小的囊变坏死区，瘤周水肿及脑积水征象不明显

卵黄囊瘤影像表现具有其特征性，对于年轻的男性患者，当鞍区或松果体区出现形态不规则的病灶，信号均匀，增强呈明显强化，同时血清 AFP 或 HCG 升高，应考虑诊断卵黄囊瘤。

【鉴别诊断】

1. 生殖细胞瘤

生殖细胞瘤多见于 25 岁以下男性患者，表现为松果体区边界较清楚的肿块，增强扫描均呈明显强化，而卵黄囊瘤会出现一定坏死，且血清 AFP 及 HCG 会升高也有助于与前者鉴别。

2. 颅咽管瘤

当卵黄囊瘤发生于鞍上时需与颅咽管瘤鉴别，颅咽管瘤多数呈类圆形，境界清楚，常见蛋壳样钙化，内部信号多变，不强化或仅有边缘强化等，实性肿瘤瘤体强化显著，易于与卵黄囊瘤鉴别。

（柴成奎　董　驰　毛俊杰）

第四节　胚胎性癌

【概念及分级】

胚胎性癌（embryonal carcinoma，EC）是颅内非常少见的生殖细胞肿瘤。多数学者认为胚胎性癌起源于颅内原始生殖细胞胚芽异常移行。颅内胚胎性癌一般不以单独形式存在，而是常作为混合性生殖细胞肿瘤的组成部分。

【流行病学】

颅内胚胎性癌发病率占颅内生殖细胞肿瘤的 0.5%~5.4%，患者多为 25 岁以下男性。

【临床表现及预后】

患者可表现为嗜睡、视力视野异常、癫痫、共济失调、运动障碍、行为突然改变和颅内压增高。破坏下丘脑－垂体内分泌轴，可引起性早熟、性征发育迟缓、生长发育迟缓、尿崩症和垂体功能衰竭。

胚胎性癌预后差，治疗多采用放疗联合化疗，手术可用于改善患者临床症状。

【病理特点】

大体标本：胚胎性癌呈灰白色，质脆，血管丰富，其边缘多较清晰。

镜下：可见大的肿瘤细胞弥漫排列成片状、不规则条状腺样结构，胞质透明，核大且核仁清楚，多见病理性核分裂象。可见钙化、囊变、坏死（图 13-12A）。

免疫组化：CD30、PLAP、CK、AFP 呈阳性表达（图 13-12B）。

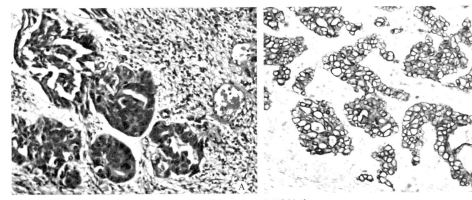

图 13-12　胚胎性癌

A. 可见梁索状不典型腺样结构（HE，×40）；B. 免疫组化染色 AFP 阳性（×20）

【影像学表现及诊断】

颅内胚胎性癌通常作为颅内混合性生殖细胞肿瘤的组成部分。发病部位多在松果体区。MRI平扫病灶边界多较清楚，其内信号多不均，多见囊变坏死，病灶周围均可见较明显水肿征象，增强扫描病灶实性部分呈明显强化，囊变坏死区不强化（图13-13）。胚胎性癌可引起同侧大脑半球萎缩，具有其特征性。该肿瘤晚期易沿室管膜及蛛网膜下腔发生种植转移，主要表现为室管膜下多发结节状病灶。

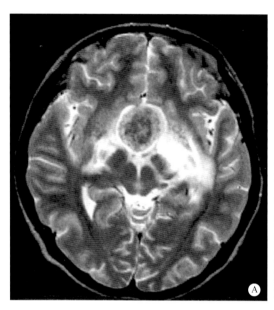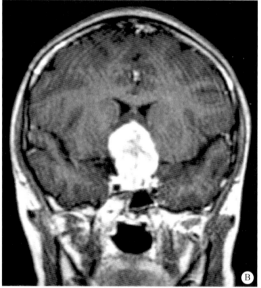

图 13-13　鞍区胚胎性癌

女，16岁。T₂WI示病灶呈混杂低、等及略高信号，周边可见明显水肿影，增强扫描病灶明显不均匀强化

胚胎性癌影像表现具有其特征性，对于年轻的男性患者，当鞍区或松果体区出现形态不规则的病灶，信号不均匀，可见明显囊变坏死，灶周可见中—重度水肿，实性部分明显强化，同时血清AFP或HCG升高，应考虑诊断胚胎性癌。

【鉴别诊断】

1. 生殖细胞瘤

生殖细胞瘤多见于25岁以下男性患者，表现为松果体区边界较清楚的肿块，增强扫描呈明显强化，瘤周无或轻度水肿，容易鉴别。

2. 卵黄囊瘤

卵黄囊瘤多见于年轻的男性患者，表现为松果体区形态不规则的病灶，信号均匀，增强呈明显强化，而胚胎性癌恶性程度更高，水肿、坏死更明显。

3. 松果体细胞瘤

发生于松果体区的胚胎性癌需与松果体细胞瘤鉴别，松果体细胞瘤密度均匀，境界清楚，很少发生坏死、囊变或出血。

（柴成奎　董　驰　毛俊杰）

第五节　绒毛膜癌

【概念及分级】

绒毛膜癌（choriocarcinoma）一般发生于性腺和子宫，发生于颅内者少见。一般认为颅内绒毛膜癌来源于沿着滋养细胞层分化的外胚层，其特异性特征是血清和脑脊液中绒毛膜促性腺激素（β-HCG）较高。

【流行病学】

颅内绒毛膜癌约占颅内肿瘤的3%，多发生于小儿和青年。

【临床表现及预后】

该病患者可表现为头痛、恶心、呕吐、癫痫，也可表现嗜睡、视力视野异常、共济失调、运动障碍、行为突然改变和颅内压增高。该病破坏下丘脑—垂体内分泌轴，可引起性早熟、性征发育迟缓、生长发育迟缓、尿崩症和垂体功能衰竭。

颅内绒毛膜癌由于易出血和沿神经系统或脑脊液播散，而预后较差。有研究者报道颅内原发性绒毛膜癌的平均存活期为22个月，且其1年和2年的生存率分别为61.2%和49.8%。

【病理特点】

大体标本：绒毛膜癌呈暗红色，形态多样，质地中等，血运丰富，瘤内可见出血。

镜下：细胞形态多样，大小不一，异型性明显，畸形细胞呈团状、条片状或散在分布，间质血管丰富，可见坏死（图13-14A）。

免疫组化：瘤细胞β-HCG呈明显阳性（图13-14B）。

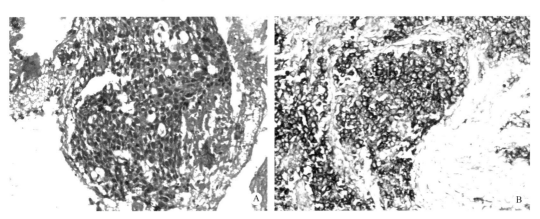

图13-14　绒毛膜癌

A.癌细胞形态多样，大小不一，异型性明显，畸形细胞呈团状、条片状分布，间质血管丰富，可见坏死（HE，×20）；B.瘤细胞免疫组化染色β-HCG阳性（×20）

【影像学表现及诊断】

绒毛膜癌多发生于松果体区，MRI 上病灶边界多较清，信号混杂，多可见出血，瘤周水肿明显。增强扫描呈明显不均匀强化（图 13-15）。

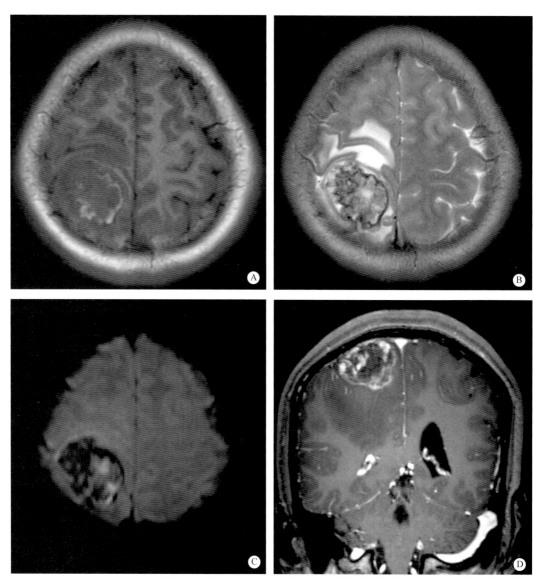

图 13-15　绒毛膜癌

女，19 岁，绒毛膜癌。A、B. T₁WI、T₂WI 轴位图：右顶叶不规则形混杂信号，病灶边界欠清，周围可见明显水肿；C. DWI 轴位图：病灶不均匀弥散受限；D. 增强扫描冠状位图：病灶明显不均匀强化

对于年轻患者，当松果体区见到混杂信号肿块，有明确的出血表现，增强扫描呈明显不均匀强化，β -HCG 明显增高，要考虑诊断绒毛膜癌。

【鉴别诊断】

1. 胚胎性癌

胚胎性癌多形态不规则，信号不均匀，可见明显囊变坏死，灶周可见中 - 重度水肿，实性部分明显强化，同时血清 AFP 可升高，以上特点可与绒毛膜癌鉴别。

2. 卵黄囊瘤

卵黄囊瘤多见于年轻的男性患者，表现为松果体区形态不规则的病灶，信号均匀，增强呈明显强化，出血表现不如绒毛膜癌典型，可作鉴别。

3. 转移瘤

主要与绒毛膜癌脑转移鉴别，后者具有原发病灶伴有月经周期改变，影像表现同样以出血为特征，可多发，能做到与之鉴别。

（柴成奎　董　驰　毛俊杰）

第六节　混合性生殖细胞肿瘤

【概念及分级】

混合性生殖细胞肿瘤（mixed germ cell tumor，MGCT）是指由两种以上的生殖细胞肿瘤成分构成的一类肿瘤。常见组合是生殖细胞瘤或未成熟性畸胎瘤与其他生殖细胞肿瘤成分相混合，多见混合有卵黄囊瘤和胚胎性癌。

【流行病学】

混合性生殖细胞肿瘤不多见。多发生于 25 岁以下的男性患者，但也可有年龄较大者。

【临床表现及预后】

患者可表现为头痛、恶心、呕吐、癫痫，也可表现为嗜睡、视力视野异常、共济失调、运动障碍、行为突然改变和颅内压增高。破坏下丘脑 - 垂体内分泌轴，可引起性早熟、性征发育迟缓、生长发育迟缓、尿崩症和垂体功能衰竭。

其预后取决于所包含的生殖细胞肿瘤类型。

【病理特点】

该肿瘤病理表现取决于混合性生殖细胞肿瘤的种类，既可见到卵黄囊瘤的管状或立方上皮细胞排列成管状或乳头状，也可见到胚胎性癌的弥漫排列成片状、不规则条状腺样结构的肿瘤细胞（图 13-16），并可含有畸胎瘤成分，可见到黏液性囊腔、脂肪成分、软骨结节或骨片等。

【影像学表现及诊断】

MRI 表现取决于所含肿瘤成分，边界清楚或不清楚，信号均匀或不均匀，部分可见瘤周水肿，但增强扫描均呈明显均匀或不均匀强化（图 13-17）。

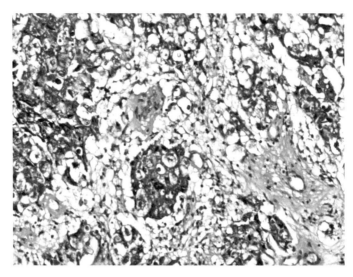

图 13-16　混合性生殖细胞肿瘤

瘤细胞排列成管状、乳头状，或弥漫排列成片状、不规则条状腺样结构（HE，×20）

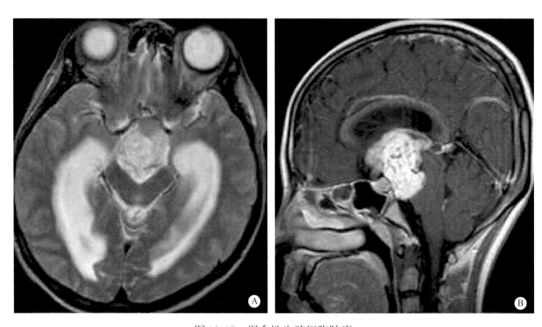

图 13-17　混合性生殖细胞肿瘤

女，18岁，混合性生殖细胞肿瘤。病灶位于桥前池、第三脑室，T_2WI 病灶呈等、略高信号，增强呈不均匀明显强化

　　混合性生殖细胞肿瘤影像表现也具有特征性，由于肿瘤成分多样，其密度或信号相对混杂。对于年轻患者在鞍区或松果体区出现的形态不规则的病灶，实性部分明显强化，当混合有绒毛膜癌成分时 β-HCG 明显升高，多数生殖类肿瘤都是多种成分混合存在，诊断相对容易。

【鉴别诊断】

1. 恶性畸胎瘤与畸胎瘤恶变

除钙化及脂肪成分等典型畸胎瘤的征象外，畸胎瘤恶变及恶性畸胎瘤多伴有明确的软组织影且明显强化，且发病年龄较混合性生殖细胞瘤更小。

2. 颅咽管瘤

颅咽管瘤发病高峰年龄为 14 岁和 40 岁，病变多数呈类圆形，境界清楚，常见蛋壳样钙化，内部信号多变，不强化或仅有边缘强化等，实性肿瘤瘤体强化显著，以上特点可与混合性生殖细胞瘤鉴别。

（柴成奎 董 驰 毛俊杰）

参 考 文 献

柴成奎, 周俊林, 毛俊杰, 等 . 2014.颅内松果体区少见类型生殖细胞肿瘤的 MRI 表现 . 中华放射学杂志, 48(11): 902-905.

谭晔, 张旻, 王妍焱, 等 . 2010. 颅内生殖细胞瘤的 CT 和 MRI 表现 . 中国神经免疫学和神经病学杂志, 4: 283-285, 289.

王中领, 郭亮, 谢道海, 等 . 2011. 性腺外胚胎性癌影像学特征 . 临床放射学杂志, 1: 115-118.

周俊林, 董驰, 何宁, 等 . 2006.酷似垂体瘤的生殖细胞瘤一例 . 中华放射学杂志, 40(7): 767-768.

周俊林, 位春萍, 刘建莉 . 2003.颅内异位生殖细胞瘤的 MRI 与病理对照 (附24例报告). 实用放射学杂志, 19(2): 105-107.

Al-Masri AA, Khasawneh NH, Aladily TN. 2011. Unusual anatomic location of a primary intracranial yolk sac tumor. Ann Saudi Med, 31(3): 298-300.

Crawford JR, Santi MR, Vezina G, et al. 2007. CNS germ cell tumor (CNSGCT) of childhood: presentation and delayed diagnosis. Neurology, 68(20): 1668-1673.

Endo S, Kobayashi H, Terasaka S, et al. 2013. Primary intracranial yolk sac tumor in the posterior fossa: Case report of a child with Down syndrome. Clin Neurol Neurosurg, 115(6): 811-813.

Gavrilovic S, Lavrnic S, Thurnher M, et al. 2011. Proton MR spectroscopy and diffusion-weighted imaging of intracranial germ cell tumors: Implications for differentiation from other lesions. European Journal of Radiology Extra, 79(2): e59-e64.

Kageji T, Nagahiro S, Matsuzaki K, et al. 2007. Successful neoadjuvant synchronous chemo- and radiotherapy for disseminated primary intracranial choriocarcinoma: case report. J Neurooncol, 83(2): 199-204.

Rousseau, A., K. Mokhtari, C. Duyckaerts. 2008.The 2007 WHO classification of tumors of the central nervous system-what has changed?. Curr Opin Neurol, 2008, 21(6): 720-727.

第十四章 鞍 区 肿 瘤

鞍区肿瘤（tumors of the sellar region）是指生长在鞍区的起源于不同组织如Rathke上皮、神经垂体颗粒细胞、垂体腺细胞及梭形细胞的一类良性肿瘤，主要位于鞍上和鞍内，这类肿瘤往往会导致垂体功能的异常。依据病理特点，将其分为颅咽管瘤 (craniopharyngioma, WHO Ⅰ级)、垂体腺瘤 (pituitary adenoma, WHO Ⅰ级)、颗粒细胞肿瘤 (granular cell tumor of the neurohypophysis, WHO Ⅰ级)、垂体细胞瘤 (pituicytoma, WHO Ⅰ级)、腺垂体梭形细胞嗜酸细胞肿瘤 (spindle cell oncocytoma of the adenohypophysis, WHO Ⅰ级)。

第一节 颅 咽 管 瘤

【概念及分级】

颅咽管瘤 （craniopharyngioma）是颅内最常见的先天性良性肿瘤，其起源于Rathke囊的残余上皮细胞。按照 Erdheim 理论，颅咽管瘤可发生在 Rathke 囊位于口咽到第三脑室底之间的任何部位，即颅咽管的任何部位。

颅咽管瘤为 WHO Ⅰ级肿瘤。

【流行病学】

颅咽管瘤占颅内肿瘤的 1%~7%，是颅内最常见的先天性良性肿瘤，占 60% 左右，也是儿童鞍上肿瘤中最常见的类型。本病新生儿相对少见，占婴儿期脑肿瘤的 8.3%。成釉细胞型颅咽管瘤呈双相年龄分布，儿童发病高峰年龄为 5~15 岁，成人发病高峰年龄为 45~60 岁。乳头型颅咽管瘤几乎总是毫无例外地发生于成人，且平均年龄为 40~55 岁。颅咽管瘤的发生无明显性别差异。

【临床及预后】

颅咽管瘤一般为良性，虽然好发于儿童和青少年，但由于生长缓慢，病史一般较长，患者多出现临床症状才就诊。临床表现因肿瘤部位及发展方向、患者年龄等而有所不同。由于颅咽管瘤多位于蝶鞍部，因而其临床表现多与垂体腺瘤类似。

1. **颅高压症状**

颅咽管瘤病程早期可无颅内压增高。当肿瘤生长，瘤体巨大，压迫第三脑室前半部，闭塞室间孔，影响脑脊液循环通道，可引起脑积水，从而使颅内压增高，此症状成人很少见。主要表现有头痛、恶心、呕吐、视盘水肿等。晚期患者可出现嗜睡，甚至昏迷。

2. 局部压迫症状

因肿瘤生长的部位而有所差异。位于鞍上的肿瘤，常因直接压迫视神经、视交叉、视束等而引起视力视野障碍。鞍内型则易压迫腺垂体而导致生长激素及促性腺激素分泌不足，从而使生长发育障碍，骨骼生长迟缓甚至停止，引起垂体性侏儒或者内分泌异常、性器官发育障碍。而当瘤体向鞍上发展增大至第三脑室底部、压迫下丘脑，可引起体温调节障碍、嗜睡、尿崩症及肥胖性生殖无能综合征等。

随着显微外科技术的发展、影像学诊断技术的进步，以及替代疗法和其他治疗方法的综合应用，颅咽管瘤的手术效果已经取得了明显提高，治愈率大为改观，预后也有了较大改善。肿瘤全切除和次全切除后加以放射治疗，肿瘤复发率为20%，患者10年生存率可达85%以上。手术方式、病理类型、肿瘤的大小和生长的部位，以及术后有无联合放射治疗等综合治疗、并发症等均可影响颅咽管瘤的预后。

【病理特点】

大体标本：肿瘤切面大多数为囊性，并以单囊多见，少数呈大小不等的多囊改变，囊壁光滑并布满大小不等的白色钙化斑点，内含黄褐色内燃机油样囊液，放置不凝固，可见浮游闪光样的胆固醇结晶。肿瘤常浸润周边脑组织并黏附邻近的血管和神经结构。

镜下：主要有三种组织学类型，即成釉细胞型、鳞状乳头型和过渡型。成釉细胞型有三层结构，最外层为圆柱立方表皮，中间层为复层的多角形、鳞状表皮样细胞，最内层为星形胶质细胞（图14-1A），在中心的层状明胶样物质有一部分发生钙化。鳞状乳头型颅咽管瘤在镜下的典型表现为可见成熟的鳞状上皮细胞位于疏松的结缔组织基质中（图14-1B），鳞状上皮呈网状、梁状、乳头状，上皮自基底膜向梁柱的中心和表面演变，细胞逐渐扁平，形成许多多角形的粉红色角化细胞。

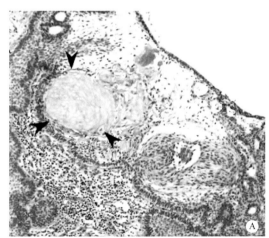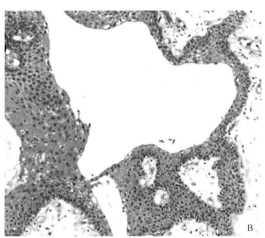

图 14-1 颅咽管瘤

A. 成釉细胞型：栅栏状细胞围绕疏松的鳞状上皮细胞，可见鳞状结节（箭头所示）（HE，×20）；

B. 鳞状乳头型：分化良好的鳞状上皮细胞内衬以疏松的结缔组织（HE，×10）

免疫组化：部分瘤细胞表达 CK。

【影像学表现及诊断】

1. CT

该肿瘤 CT 表现为鞍上区肿块，圆形、类圆形或不规则分叶状。CT 密度因肿瘤内成分不同而变异较大。肿瘤以完全囊性和部分囊性多见，尤其是儿童颅咽管瘤，少数肿瘤也可完全呈实质性。囊性部分常呈脑脊液样低密度，也可因含有较多的胆固醇而呈极低密度，或因囊内含有较多钙质和角蛋白而接近于等密度或稍高密度。肿瘤实质部分多呈等密度，也可因其含有较多的胆固醇结晶而呈低密度。肿瘤的钙化发生率较高，尤其是成釉质细胞型的钙化发生率远远高于鳞状乳头型，所以，钙化尤其容易发生于儿童患者，可高达 80%。肿瘤的钙化有一定特点，囊性部分多呈蛋壳样钙化，实质性肿瘤或实性部分多表现为斑块状或小斑点状钙化。此外，还可出现云絮状、点片状或团块状钙化。蛋壳样钙化常是颅咽管瘤的特征性表现（图 14-2）。

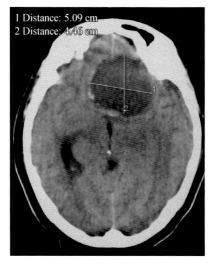

图 14-2　颅咽管瘤 CT 表现

女，44 岁，以"头痛三年，视物不清半年"入院。轴位 CT：鞍上囊性低密度占位，并见瘤壁呈蛋壳样钙化

2. MRI

该肿瘤 MRI 信号强度多种多样，特别是在 T_1 加权像上，可呈低到高信号不等，这取决于肿瘤的内容物，囊性颅咽管瘤含蛋白、胆固醇或正铁血红蛋白的浓度高者，在 T_1、T_2 加权像上均呈高信号；而含角蛋白、钙质或散在骨小梁者则相反。实质性颅咽管瘤在 T_1 加权像上为等信号，T_2 加权像为高信号。囊实性病灶则可有上述两种以上信号特征。增强扫描，实质部分可均匀或不均匀增强，囊性部分呈壳状强化（图 14-3）。

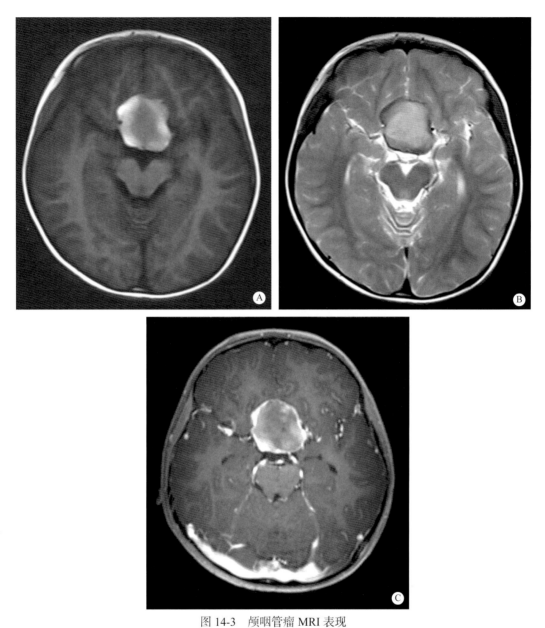

图 14-3 颅咽管瘤 MRI 表现

A.轴位 T_1WI：鞍区见等信号肿瘤，信号混杂；B.轴位 T_2WI：肿瘤呈等高信号；

C.轴位增强：肿瘤呈中等不均匀强化，以周边强化为主

所以，无论儿童还是成人，该类肿瘤均具有较典型的影像学特点，位于鞍上区，多数呈类圆形，境界清楚，常见蛋壳样钙化，内部信号多变，不强化或仅有边缘强化等，实性肿瘤瘤体强化显著，易与其他肿瘤鉴别，诊断起来相对容易。

【鉴别诊断】

儿童患者出现内分泌失调、视力视野改变，伴或不伴颅内压增高，应高度怀疑颅咽管瘤。临床诊断小儿颅咽管瘤比较容易，但成人则相对困难，因为有些颅咽管

瘤的影像学表现和垂体腺瘤相似，有时鉴别困难。需与颅咽管瘤鉴别的疾病主要包括：

1. 垂体腺瘤

垂体腺瘤多见于 15 岁以后，一般不产生颅高压症状，视力视野障碍多见，钙化多见，瘤体多突破鞍隔向上生长，典型者可见"束腰征"，而颅咽管瘤钙化多见，"束腰征"少见。MRI 矢状位 T_1 加权像可显示颅咽管瘤与正常垂体之间的解剖关系。

2. 鞍结节脑膜瘤

鞍结节脑膜瘤是较为常见的鞍上肿瘤，多偏于一侧生长，垂体分泌障碍和下丘脑损害均少见。以鞍结节部位骨质改变为主，累及前床突和蝶骨小翼，强化后可见"脑膜尾征"，又称"鸟嘴征"。

3. 鞍区动脉瘤

鞍区动脉瘤 CT 平扫为等或稍高密度影，壁可见蛋壳样强化，与颅咽管瘤相似，但增强后明显强化，MRI 平扫可见流空效应，明显搏动伪影非常有助于鉴别诊断，CTA 检查能清晰分辨肿瘤与血管的关系，对诊断意义大。

（张祎年　毛俊杰）

第二节　垂体腺瘤

【概念及分级】

垂体腺瘤（pituitary adenoma）起源于垂体前叶，是最常见的垂体肿瘤，是常见的颅内肿瘤之一，其发病率占颅内肿瘤的 10%~15%，是最常见的鞍区肿瘤(33%~35%)，并且近年来其发病率有增高趋势。本病属于神经内分泌肿瘤。

垂体腺瘤为 WHO Ⅰ级肿瘤。

【流行病学】

垂体腺瘤占颅内肿瘤的 10%~15%，在尸检中垂体小腺瘤占 27%，在 MRI 检查的垂体异常中垂体腺瘤高达 1/5。儿童垂体腺瘤不常见，仅占全部垂体腺瘤的 2%。

【临床及预后】

垂体腺瘤患者可表现为激素过剩的特征，然而，其常见的临床表现是由许多大腺瘤肿块所引起的，包括颅内肿块的症状，如头痛、正常垂体前叶激素分泌减少、视野障碍和轻度高泌乳素血症（一般 < 200 ng/ml）。由于视交叉受压引起视力损害，一般从外上象限盲进展到双侧偏盲，最后发展到全盲。相反，垂体功能低下的症状和体征进展缓慢，患者很少因为性腺、甲状腺或肾上腺功能衰退而就诊。腺瘤组织可向下侵犯到鼻翼、向两旁侵入海绵窦（压迫脑神经引起眼肌麻痹），并可向上侵入脑实质内。

泌乳素腺瘤占功能性垂体腺瘤的 40%~60%，好发于青年女性，主要表现为闭经、泌乳、性功能减退及不育等。但男性泌乳素腺瘤也可因忽视临床症状，直到肿瘤很大时才被发现。生长激素腺瘤占功能性腺瘤的 20%~30%，青春期前发病者表现为巨人症，成人后发病者表现为肢端肥大症。促肾上腺皮质激素腺瘤占功能性腺瘤的 5%~15%，多见于青年女性，肿瘤体积常较小，直径多在 2~4mm，临床表现为 Cushing 综合征或 Nelson 综合征。Cushing 综合征表现为向心性肥胖，以面颈、躯干部最明显，称满月脸、水牛背。Nelson 综合征表现为皮肤和黏膜黑色素沉着，并进行性加重。促性腺激素腺瘤起病缓慢，主要表现为性功能障碍，因症状无特异性，早期诊断困难。促甲状腺激素腺瘤罕见，主要表现为甲状腺功能亢进的症状。

【病理特点】

大体标本：肿瘤大小不一，数毫米至 10cm，功能性腺瘤一般较小，无功能性的一般较大。边界清楚，约 30% 的腺瘤无包膜，侵袭性垂体腺瘤或侵入周围脑组织。肿瘤多质软，切面多呈灰白色、粉红或黄褐色，可有灶性出血、坏死、囊性变、纤维化和钙化。

镜下：肿瘤镜下大多数瘤细胞是由单一细胞形态增殖所组成，核为较一致的圆形，染色质纤细，核仁不明显，中等量胞质，大多数腺瘤核分裂象不常见（图 14-4A）。

免疫组化：Syn 阳性，LH、FSH、PRL、ACTH、GH、TSH、P53 可表达，垂体微腺瘤少量血管内细胞表达 CD34（图 14-4B），Ki-67 很低。

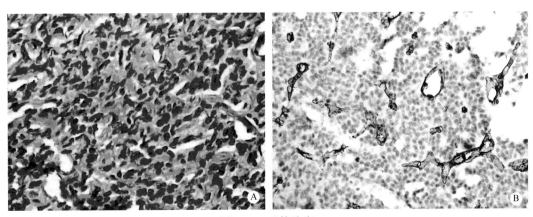

图 14-4　垂体腺瘤

A. 无功能腺瘤：可见较多瘤细胞，但未见核分裂象等恶性肿瘤的病理表现 (HE，×40)；

B. 垂体微腺瘤：CD34 免疫组化染色示少量血管内皮细胞 (MVD) 染色 (×20)

【影像学表现及诊断】

影像学上根据肿瘤大小将其分为两种：肿瘤直径 >1cm 者称为垂体大腺瘤（pituitary macroadenoma），肿瘤直径 <1cm 者称垂体微腺瘤。根据垂体腺瘤的生物学行为将其分为侵袭性垂体腺瘤（invasive pituitary adenoma，IPA）和非侵袭性垂体腺瘤（noninvasive pituitary adenoma，NIPA）。

1. 垂体大腺瘤

垂体大腺瘤（macroadenoma）主要表现为垂体腺明显增大，呈圆形或不规则形，肿瘤多为实质性。在 CT 平扫上多与正常垂体腺呈等密度，MRI T_1WI 及 T_2WI 与正常垂体腺呈等信号，故肿瘤与正常垂体腺部分并无明显分界，仅表现为垂体腺及蝶鞍明显扩大。肿瘤可向各个方向发展，以向鞍上生长最多见，冠状位 CT 或矢状位及冠状位 MRI 图像观察最满意。肿瘤首先占据鞍上池，继之压迫视交叉甚至第三脑室前下部。向鞍上生长的肿瘤可以居中对称，也可偏向一侧、很不对称。肿瘤向上生长时，可因鞍隔束缚，肿瘤局部内陷，冠状位扫描图上易于识别，典型者呈"束腰征"或"雪人征"（图 14-5）。垂体腺瘤可向下生长，通过破坏鞍底，肿瘤可伸入到蝶窦内，冠状位或矢状位 MRI 图观察最好。在各序列 MRI 图像上，伸入到蝶窦内的肿瘤均与鞍内肿瘤信号相同，可与同时存在的蝶窦内囊肿或积液区别。少数垂体腺瘤以向下发展为主，颅底骨质破坏明显，常常误诊为颅底骨源性肿瘤，此类肿瘤以 TSH 腺瘤多见。

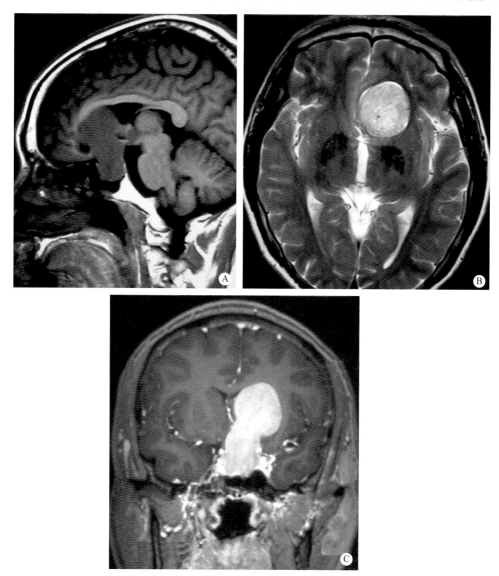

图 14-5　垂体大腺瘤

男性，49 岁。A. 矢状位 T_1WI：鞍区及鞍上见一巨大低信号占位病变，其内信号较均匀，正常垂体信号不可见；B. 轴位 T_2WI：肿瘤呈高信号，其内信号略混杂；C. 冠状位增强：鞍区及鞍上肿瘤呈明显强化，肿瘤在鞍上偏左侧生长，并可见"束腰征"

垂体腺瘤钙化罕见，多呈点状，也可呈沿肿瘤周边之环状，偶尔整个肿瘤实质呈均质状钙化，钙化在 CT 上易于辨认。肿瘤压迫鞍隔开口处，可造成血供障碍，导致肿瘤内梗死、坏死、囊变和出血。

坏死和囊变在 CT 平扫时呈稍高于脑脊液密度的低密度，MRI T_1WI 呈稍高于脑脊液信号的低信号，T_2WI 呈高信号。在 MRI 图像上，坏死囊变区也可出现不同信号的液平。垂体腺瘤出血 (瘤卒中) 的发生率较高，为 20%~30%。垂体腺瘤出血发生的机制除与鞍隔压迫血管造成血供中断有关外，还可能与肿瘤血管的基膜不连续或肿瘤快速生长导致其血供不足有关。出血在 CT 平扫时呈高密度，MRI 信号变化与出血的期龄密切相关，亚急性期在 T_1WI 及 T_2WI 均呈高信号，出血时间长者可见分层，T_1WI 和 T_2WI 上层为高信号 (出血后红细胞破裂释放其内容物所致)，下层为低信号 (液化的出血成分)。发生梗死和出血时，常出现鞍内肿瘤迅速增大的临床症状，包括突发头痛、复视、视力下降甚至失明，偶尔也可出现脑膜刺激症状。CT 和 MRI 增强扫描，实质性肿瘤呈均质性显著强化，发生坏死囊变时，坏死囊变部分不强化，周围实质部分可呈环形强化。

2. 垂体微腺瘤

高分辨 CT 和 MRI 检查是诊断垂体微腺瘤（microadenoma）的最好方法，但仍有 30%~40% 的病例，由于肿瘤体积很小，不引起垂体形态和邻近解剖结构的异常，加之肿瘤的密度和信号与正常垂体腺相同，在 CT 和 MRI 检查时不能被发现。故参考临床表现及内分泌检验结果对诊断大有裨益。

CT 平扫时，典型的垂体微腺瘤表现为垂体腺增大，高度大于 9mm，其内见低密度区，垂体腺上缘对称性或不对称性膨隆，也可表现为垂体腺大小、形态正常，仅见垂体腺内有低密度区存在。低密度区常为偏侧性，呈圆形、卵圆形或不规则形。低密度垂体微腺瘤多为泌乳素腺瘤。CT 增强扫描时，由于垂体缺少血脑屏障，周围正常垂体腺明显强化，肿瘤呈低密度区。少数情况下，垂体微腺瘤可呈等信号，以 ACTH 腺瘤最多见，肿瘤很小时可无异常表现。MRI 检查可呈各种信号变化，但典型者在 T_1WI 呈低信号，T_2WI 呈高信号。MRI 冠状位图像不仅能清楚显示垂体上缘的膨隆情况，而且对垂体柄的左右移位也能清楚显示（图 14-6）。矢状位 MRI 图像还能判断垂体柄有无前后移位或弯曲缩短，这些都是垂体微腺瘤诊断的重要间接征象。垂体微腺瘤强化高峰的出现时间较正常垂体腺晚，在团注造影剂后 3min 内为显示这种差别的最佳时间。所以，MRI 增强扫描应于注射造影剂后迅速进行，此时，正常腺体部分较肿瘤增强显著，肿瘤呈相对低信号。垂体微腺瘤强化的持续时间通常比正常垂体腺长，故延迟扫描有时是需要的，在延迟增强扫描时，肿瘤比正常垂体腺增强显著，信号高于正常垂体腺。小的垂体微腺瘤需要行 MRI 动态增强扫描才可显示，主要为 ACTH 腺瘤。

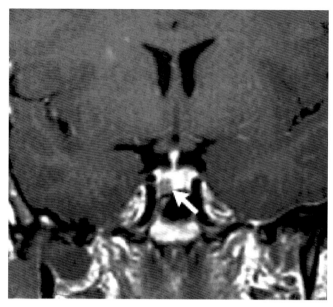

图 14-6　垂体微腺瘤

MRI 为冠状位增强：鞍区偏右侧见一低信号占位（箭头所示），垂体柄略左移，正常垂体呈明显均一强化

　　约 15% 的垂体微腺瘤患者，溴隐亭治疗可导致肿瘤内出血，表现为鞍内肿瘤迅速增大，出现动眼神经、滑车神经、展神经受压，视力下降、头痛等症状。垂体微腺瘤出血在 CT 平扫时呈高密度，MRI 显示垂体微腺瘤出血比 CT 更敏感，在出血亚急性期，MRI T₁WI 和 T₂WI 均表现为高信号。垂体腺出血也可以是产后的一种并发症，称为席汉综合征，CT 和 MRI 表现为无腺瘤的垂体腺内出血。

　　垂体微腺瘤的 CT 和 MRI 诊断应注意以下几点：① MRI 显示垂体微腺瘤比 CT 优越，应作为首选；②小的垂体微腺瘤需要行动态 MRI 增强扫描；③鞍内小的囊肿可能与泌乳素（PRL）腺瘤的表现类似，所以，没有高 PRL 的患者不能轻易诊断为 PRL 腺瘤；④对于青春期、经期和妊娠期间女性表现的垂体腺轻度增大或密度和信号不均匀，不能诊断为垂体微腺瘤；⑤ ACTH 腺瘤直径仅 2~4mm，CT 和 MRI 检查可不显示，所以，对有明显临床症状和相应实验室检查结果者，即使垂体腺形态、密度、信号及增强扫描均正常，仍然不能除外垂体微腺瘤。

3. 侵袭性垂体腺瘤

Jefferson 于 1940 年首先提出侵袭性垂体腺瘤（invasive pituitary adenoma，IPA）这一概念，指腺瘤结节样生长且容易侵犯周围包膜。一般认为巨大垂体腺瘤有别于一般垂体腺瘤，手术中可见肿瘤对周围组织的侵袭和破坏，侵袭性垂体腺瘤具有术后复发率高、生长速度快等特点。也有学者提出硬脑膜浸润的垂体腺瘤即为 IPA。有学者提出侵袭性垂体腺瘤介于垂体腺瘤和垂体癌之间。目前认为垂体腺瘤生长突破其包膜并侵犯邻近的硬脑膜、视神经、骨质、海绵窦等结构时称为 IPA，IPA 的诊断主要依据影像学及术中所见。目前，有研究采用 Hardy 分期法，将对硬脑膜、蝶鞍、海绵窦等周围结构局限性和广泛侵犯的垂体腺瘤定为 IPA。Krisht 提出巨大 IPA 的概念，认为其直径大于 4cm。诊断上必须具备至少下列侵袭性之一：①海绵窦的广泛侵犯；②广泛的鞍上侧方蔓延；③广泛侵蚀颅底和侵入蝶窦。国内学者任祖渊综合手术、影像学、病理学表现提出了 IPA 侵犯蝶鞍、斜坡、海绵窦、蝶窦等周围结构的相应标准。

冠状位 CT 和 MRI 可判断肿瘤向鞍旁发展的情况，向鞍旁发展是侵袭性垂体瘤的重要征象，但是否侵及海绵窦较难确定，只有当海绵窦内的血管被肿瘤推压移位并被包裹 2/3 以上时，才可确定肿瘤已累及海绵窦。肿瘤亦可继续向侧旁发展，累及颞叶及中颅窝等处。肿瘤向后可破坏后床突及斜坡，压迫脑干。

海绵窦侵袭的判定标准：综合 Knosp 及 Cottier 方法，具有下列表现时，认为海绵窦受侵袭。肿瘤超过海绵窦段颈内动脉 (ICA) 与床突上段 ICA 外侧壁连线 (即外切线) 或海绵窦段 ICA 被肿瘤包绕程度 ≥ 67%；术中见腺瘤侵犯海绵窦，其内侧壁有粗糙感（图 14-7）。

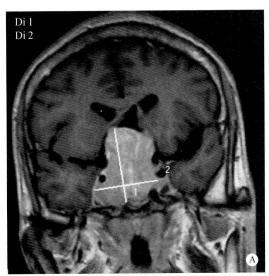
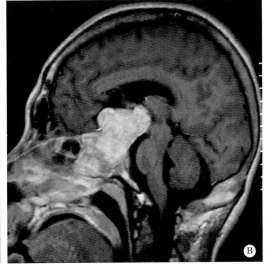

图 14-7　GH、TSH 混合型垂体腺瘤

A. 冠状位增强：鞍区及鞍上肿瘤向两侧海绵窦侵袭，双侧 Knosp 评分均 >3 分；肿瘤包绕双侧 ICA>2/3，Cottier 评分为 3 分；两侧海绵窦段 ICA 不对称；向上扩展致第三脑室受压、移位。B. 矢状位增强：肿瘤向下侵袭，完全占据蝶窦腔

根据 Knosp 等的标准，以蝶鞍中段冠状位 MRI 扫描平面为参考平面，以海绵窦段和床突上段 ICA 流空血管影像之间作假想的内、中、外切线，把肿瘤生长范围分为 0~4 级，共五级打分。0 分：海绵窦正常，肿瘤在 ICA 内切线以内；1 分：肿瘤超过内切线但未过中切线；2 分：肿瘤超过中切线但未超过外切线；3 分：肿瘤超过 ICA 外切线；4 分：海绵窦静脉丛增强完全消失，肿瘤包绕 ICA。

参照 Cottier 等的标准进行改良，测量肿瘤与颈内动脉圆周接触点之间夹角与整个圆周之比，将海绵窦段 ICA 被肿瘤包绕的程度进行如下划分。0 分：包绕范围

≤25%；1分：包绕范围25%~50%；2分：包绕范围50%~67%；3分：包绕范围≥67%或海绵窦段ICA被完全包绕，甚至肿瘤压迫邻近脑组织。

总之，垂体腺瘤大多数是呈鞍内长出，可向下压迫鞍底下移，向上突向鞍上池压迫邻近脑组织的实性肿瘤的典型征象，青年多发，诊断并不困难。但对一些特大的侵袭性肿瘤大范围突向颅内，或较小的微腺瘤，或瘤内全是卒中血肿的垂体腺瘤，诊断时需谨慎。

【鉴别诊断】

1. 垂体大腺瘤的鉴别诊断

（1）颅咽管瘤：垂体腺瘤向鞍上发展且鞍上病变较大者需要与颅咽管瘤鉴别。颅咽管瘤常见于儿童及青少年，病变位于鞍上，常表现为囊实性且以囊性为主或完全囊性，成分复杂、信号混杂，CT常见钙化，MRI矢状位 T_1WI 常可见正常垂体信号，增强扫描多呈多环形不规则强化，蝶鞍不扩大。鉴别困难时可行MRS检查，出现明显的脂质波提示颅咽管瘤。

（2）脊索瘤：肿瘤向下发展时，破坏颅底骨质时需与脊索瘤鉴别。脊索瘤常见钙化，而垂体瘤钙化罕见。T_2WI 脊索瘤常呈很高信号，且不均质，而向颅底发展的垂体瘤呈稍高信号，其内可见小泡状更高信号存在。MRI动态增强扫描，垂体瘤表现为快速强化和快速消退的强化特点，而脊索瘤在动态增强扫描中表现为信号缓慢升高，不断强化。

2. 垂体微腺瘤的鉴别诊断

（1）Rathke囊肿：垂体微腺瘤内出血在MRI检查时需要与鞍内Rathke囊肿鉴别，两者在 T_1WI 和 T_2WI 上均表现为高信号。最可靠的区别办法是定期MRI复查，如果在数月后病灶仍表现为高信号，可认为是Rathke囊肿。

（2）蛛网膜囊肿：泌乳素腺瘤需要与鞍内囊肿相鉴别。鞍内蛛网膜囊肿的密度和信号可类似于泌乳素腺瘤，常误认为垂体微腺瘤。仔细观察病变的密度和信号，如果与脑脊液完全一致，应考虑为囊肿。临床无泌乳素异常者也应首先考虑囊肿。

（3）垂体腺良性增生：妊娠期间，孕妇因生理变化，垂体腺暂时性增生增大属于正常。病理性增生常由于某些疾病造成垂体腺靶腺功能低下，反馈性刺激垂体腺，造成垂体腺增生增大，如甲状腺功能低下、性腺功能低下等。此种原因导致的垂体腺增生，经临床对原发病治疗后可恢复正常，故称为良性增生。CT及MRI平扫时可见垂体腺增大、均质强化，病史长者可引起蝶鞍扩大，鉴别的关键在于临床内分泌检查及病史。

3. 侵袭性垂体腺瘤的鉴别诊断

鞍旁脑膜瘤：常同时沿脑膜向周围发展，向前可沿硬膜延伸达眶尖部，向后发展可达斜坡及小脑幕。肿瘤内有钙化或邻近骨质有硬化时应考虑脑膜瘤。矢状位 T_1WI 常可见正常垂体信号。

（张祎年　毛俊杰）

第三节　颗粒细胞肿瘤

【概念及分级】

颗粒细胞肿瘤 (granular cell tumor of the neurohypophysis) 是一类以胞质中含有丰富嗜酸性颗粒为特点的肿瘤，多发生于舌、皮肤及消化系统，罕见于中枢神经系统。发生于颅内者来源于垂体细胞、漏斗部的变异神经胶质细胞和垂体后叶细胞，自1893年首次发现神经垂体颗粒细胞肿瘤至今，英文文献共报道约50例。

颗粒细胞肿瘤为 WHO Ⅰ级肿瘤。

【流行病学】

尸体解剖研究发现，成人尸检病例颗粒细胞肿瘤高达17%，但是有症状的病例非常罕见。颅内的颗粒细胞肿瘤不足0.5%。颗粒细胞肿瘤有一个宽的年龄分布范围。大多数有症状的肿瘤在40岁和50岁年龄段做出诊断。女性与男性的比为2∶1。

【临床及预后】

大多数肿瘤是小的无症状肿块，常在尸检中偶然发现。神经垂体有症状的颗粒细胞肿瘤是罕见的。临床症状都与肿瘤大小、相邻组织受压的体征有关，包括视力障碍、头痛、垂体功能低下和由于垂体柄效应出现轻微高泌乳素血症。

一般认为颗粒细胞肿瘤是生长缓慢的良性肿瘤，然而也有报道发现一些肿瘤伴侵袭性行为。伴有视交叉侵犯的一例特殊病例证实在肿瘤区域中有不同程度的Ki-67标记指数（1%~15%）和P53免疫阳性反应。在一组42例有症状的颗粒细胞肿瘤的复习报道中，保守治疗的结果并不好，患者死于2~26个月。

【病理特点】

大体标本：典型的肿瘤质硬、棕至灰白色，手术探查时发现血管丰富。大多数肿瘤在肉眼检查时不能确认。

镜下：颗粒细胞肿瘤是由大的多角形细胞构成，这些细胞弥漫排列或形成小叶状。胞质嗜酸并显示清楚的细和粗颗粒状（图14-8）。核圆形，染色质细，核仁均质性，核多位于细胞的周边。

免疫组化：胞质颗粒呈 PAS 染色阳性和淀粉酶抵抗。见不到核分裂象。偶尔可以见到血管周围淋巴细胞浸润。颗粒细胞呈 CD68（巨噬细胞溶菌酶标志物）的免疫阳性反应。此外，这类肿瘤大多数呈神经元特异性烯醇化酶（NSE）免疫阳性反应。与周围神经系统来源的颗粒细胞肿瘤不同的是蝶鞍颗粒细胞肿瘤对 S-100 蛋白大多数呈免疫阴性反应。与罕见的脑内肿瘤一样偶尔呈胶质纤维酸性蛋白（GFAP）免疫阳性反应。电子显微镜显示特征性的胞质丰富的膜被高致密物质，与溶菌酶一致。中间丝稀少，缺乏神经分泌颗粒。

【影像学表现及诊断】

颗粒细胞肿瘤是境界清楚的鞍内和鞍上病变，在 CT 影像上呈均匀等密度，在注射造影剂后明显强化。已报道可见肿瘤内钙化，MRI 检测对小病变更加敏感。在 T_1 和 T_2 加权序列中肿瘤与炎症呈相同信号，而缺乏神经垂体的正常高信号（图 14-9）。

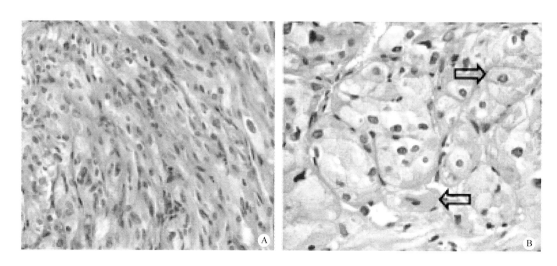

图 14-8　颗粒细胞肿瘤

A. 肿瘤主要是由紧密簇状排列的梭形细胞构成，细胞呈圆形，内含丰富的胞质（HE，×20）；

B. 可见明显的嗜酸性细胞颗粒（空心箭头所示）（HE，×40）

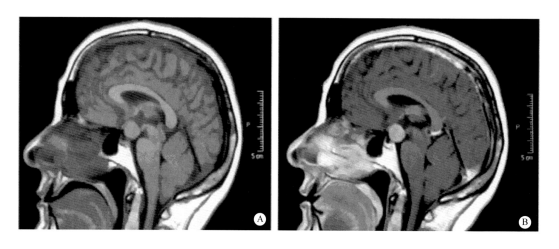

图 14-9　颗粒细胞肿瘤

49 岁女性患者，以突发视野缺损入院。A. 矢状位 T_1WI：突入到脚间池的鞍上等信号肿瘤，视交叉受压，正常神经垂体的高信号缺失；B. 矢状位增强：肿瘤呈明显均一强化

　　该肿瘤较罕见，位于鞍上的类圆形明显强化的实体肿瘤，中年患者，可以考虑此肿瘤。但位于鞍内者，除非瘤体较小且缺乏神经垂体的正常高信号，可以考虑，否则不易与垂体腺瘤区别。

【鉴别诊断】

垂体腺瘤：多发于 15 岁以后，一般不产生颅高压症状，视力视野障碍多见，钙化多见，瘤体多突破鞍隔向上生长，典型者可见"束腰征"。

（张祎年 毛俊杰）

第四节 垂体细胞瘤

【概念及分级】

垂体细胞瘤（pituicytoma）是起源于成人神经垂体、漏斗或垂体柄神经胶质细胞的实体性良性梭形星形细胞肿瘤，为低级别胶质肿瘤，属 WHO Ⅰ级肿瘤。构成神经垂体和垂体柄的神经胶质细胞分为主细胞、暗细胞、嗜酸瘤细胞、室管膜细胞和颗粒细胞 5 种，垂体细胞瘤被认为起源于前两种细胞或其前体细胞。

垂体细胞瘤为 WHO Ⅰ级肿瘤。

【流行病学】

垂体细胞瘤均发生于成人，年龄 26~83 岁。Brat 等报道男性发病率明显高于女性，其比例为 1.6∶1。肿瘤大多呈慢性发展，首次诊断时病程为 4 个月至 5 年。

【临床及预后】

到目前为止，在英文文献中共报道约 30 例经过病理确认并被报告的垂体细胞瘤，其中大部分为个案报道。在国内，自北京协和医院在 1993 年首次报告 2 例原发于垂体的星形胶质细胞瘤以来，类似报告也逐渐增多，虽然这些肿瘤中部分疑诊为垂体细胞瘤，但由于缺乏可靠的病理学证据而不能最终确诊。垂体细胞瘤最常见的症状、体征与其他生长缓慢、无激素分泌的鞍区及鞍上原发肿瘤相似，表现为视交叉、漏斗和（或）垂体腺受压、视觉障碍、头痛，以及不同程度垂体功能低下等表现，如闭经、性欲低下及轻微血浆泌乳素水平升高（垂体柄效应）。无症状的病例只在尸检时偶然发现。

【病理特点】

垂体细胞瘤的诊断最终依赖其病理学特征。

大体标本：术中见垂体细胞瘤为边界清楚的实性团块，表面光滑，直径可达数厘米，无浸润性，起源于垂体柄者往往与垂体柄上段粘连，不易区分，大多呈粉红色，血供非常丰富，也有报道术中切除肿瘤过程中未见明显出血或出血能被控制。肿瘤质地较硬韧，但也有个别报道质地软，囊变罕见。虽然肿瘤总体上是游离的，但在鞍上间隙肿瘤可与垂体柄、漏斗和视交叉等周围结构紧密粘连。

镜下：肿瘤几乎完全由呈胶质纤维束状或席纹状排列的纺锤状或胖圆状的双极梭形细胞构成（图 14-10），血管网丰富，细胞含较丰富的嗜酸性胞质，边界清楚。细胞核中度大小，圆形或伸长形，一般异型性少见，有丝分裂罕见。在单个肿瘤细胞周围缺少细胞间网硬蛋白。与毛细胞型星形胶质细胞瘤相比，垂体细胞瘤缺少 Rosenthal 纤维和嗜酸性的颗粒状小体。

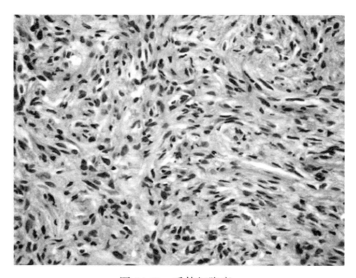

图 14-10　垂体细胞瘤
垂体细胞瘤伸长的双极梭形细胞呈交织状成簇排列病理切片（HE，×40）

　　免疫组织：大多数文献报道垂体细胞瘤对于 S-100 和中间丝波形蛋白呈广泛强阳性；胶质纤维酸性蛋白（GFAP）表现为阴性至轻中度阳性，变化较大，具体原因不明；绝大多数病例上皮膜抗原（EMA）阴性，少数仅在胞质内局部呈阳性。Benveniste 等认为：强 S-100 和中间丝波形蛋白阳性是垂体细胞瘤的特征性表现。一般来说，Ki-67 标记的 MIB-1 很低，为 0.5%~2.0%。此外，垂体前叶分泌的各种激素免疫染色亦为阴性。电镜下发现，肿瘤细胞之间可见散在的中间连接小带，但无桥粒连接，胞质内有丰富的中间丝和线粒体，有时有分泌颗粒存在；具有肿瘤血管基底膜，而缺乏施万细胞瘤中特征性存在的细胞周围基底膜和脑膜瘤中明显存在的交错突细胞膜。基于上述病理学特点，我们初步提出垂体细胞瘤的病理诊断至少要满足以下条件：①梭形细胞肿瘤，无或微量细胞核异型性和有丝分裂相；②免疫组化 GFAP（＋）；③免疫组化 S-100（＋）和波形蛋白（＋）；④ MIB-1 标记指数小于 2%。

　　【影像学表现及诊断】

　　典型的垂体细胞瘤在术前 CT 及 MRI 中表现为性质均一、界限清楚的强化肿块（图 14-11）。偶尔表现为非均一的强化，极少数病例有囊性结构。

　　因为起源于垂体后叶或垂体柄，所以肿瘤可以在鞍内、鞍上或两者兼而有之，但大部分表现为鞍内、鞍上肿物，少部分位于鞍内或鞍上。仅 2 例报告单纯在鞍上，这可能与其起源于垂体柄有关。大部分肿瘤最大径 >1.5cm，类似于垂体大腺瘤或巨大腺瘤；26 例报告中，一半以上肿瘤直径 >2cm。在这些患者中，5 例行 CT 检查，显示为等密度类圆形实体性肿块，呈明显均匀强化，未发现钙化、瘤组织坏死、周

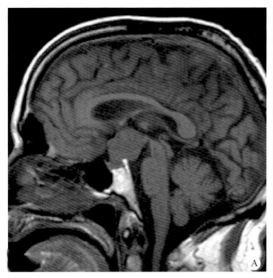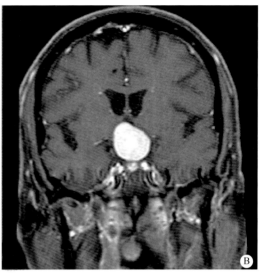

图 14-11　垂体细胞瘤

A.矢状位 T_1WI：鞍上圆形肿瘤，突入第三脑室；B.冠状位增强扫描：肿瘤明显强化，似起源于鞍上，边界清楚

围骨组织破坏及刺激性增生等。1 例行鞍区平片检查，显示蝶鞍扩大，前、后床突和鞍底骨质变薄。在 MRI 上，肿瘤表现为实体性肿块，边界清楚，T_1 为等信号，T_2 大多为轻中度高信号，仅 Shah 等报道了 1 例在 T_2 相上表现为稍低信号。另外，1 例质子像显示为高信号。绝大多数病例表现为均匀一致的明显强化，非均质的强化和囊性改变仅在个别病例中见到。垂体柄往往显示不清，少数可伴垂体柄增粗，垂体柄增粗提示肿瘤起源于漏斗。MRI 上未见钙化和瘤组织坏死表现，仅 1 例发生出血性卒中。Thiryayi 等指出：垂体细胞瘤在 MRI 扫描早期呈快速均质性明显强化，这种强化特点提示该肿瘤血供非常丰富。尽管垂体细胞瘤影像学特点是非特异性的，但 MRI 结合脑血管造影可以提供有价值的诊断线索，他们报道的 1 例患者在选择性颈内动脉造影时可见由垂体上下动脉供血的肿瘤呈明显毛细血管染色，染色效应一直持续到毛细血管相晚期和静脉期，这提示肿瘤血供非常丰富。垂体细胞瘤在 CT 密度方面和 MRI 信号方面很难与垂体腺瘤区别，但垂体腺瘤的强化往往出现在晚期，而垂体细胞瘤是早期快速强化，根据这一特点，动态强化可能对区分两者有帮助。另外，垂体细胞瘤中无坏死和囊变，这一点也是其不同于垂体大腺瘤和巨大腺瘤的重要特征。DSA 显示主要供血动脉为垂体上动脉，这一动脉供应鞍隔和垂体柄的血供。

该类肿瘤罕见，不易与垂体腺瘤区别，但常表现很均质、早期强化、垂体上动脉供血等特点，可以帮助鉴别诊断。

【鉴别诊断】

垂体腺瘤：两者不易区别，动态强化表现对区分垂体腺瘤与垂体细胞瘤有帮助，垂体腺瘤的强化往往出现在晚期，而垂体细胞瘤是早期快速强化。另外，垂体细胞瘤中无坏死和囊变，不同于垂体大腺瘤和巨大腺瘤。DSA 显示主要供血动脉为垂体上动脉。

（张祎年　毛俊杰）

第五节　梭形嗜酸细胞瘤

【概念及分级】

梭形嗜酸细胞瘤 (spindle cell oncocytoma) 是鞍区罕见的良性肿瘤，是发生于成人的起源于腺垂体的嗜酸性、非内分泌性的肿瘤。从 2002 年 Roncaroli 等首次发现至今已报道的约 20 例。

2007 年 WHO 中枢神经系统肿瘤分类将其定义为一种新的鞍区肿瘤，呈良性临床进程，属 WHO Ⅰ级肿瘤。

【流行病学】

梭形嗜酸细胞瘤是临床罕见的成人鞍区肿瘤，发病率占鞍区肿瘤的 0.4%。平均发病年龄为 56 岁。男女发病率无明显差异，有报道最年轻的病例是 26 岁。

【临床及预后】

临床表现：非功能垂体腺瘤的常见特征，包括高颅压症状、视力视野改变等。病理分级属于 WHO Ⅰ级，但是其生物学行为尚不确定。目前，报道的 SCO 中 7 例复发 (7/20，35%)，其中手术全切术后复发 4 例 (4/20，20%)，1 例全切并辅以术后放疗但仍然复发 (1/20，5%)。常规界定肿瘤生物学行为的 MIB-1Li、有丝分裂指数、核坏死等均无法准确评估患者的预后。放疗对部分切除的患者可很好地控制肿瘤生长，Dahiya 等报道的 1 例次全切患者术后行放疗，随访 7 年无复发。

【病理特点】

大体标本：与无功能性垂体腺瘤难以区分。

镜下：肿瘤细胞呈交错的梭形束状排列，胞质丰富，强嗜酸性。细胞核圆形或卵圆形，染色质深，可见小的核仁。复发肿瘤细胞呈多形性，细胞核呈现轻至中度异型性，可见核分裂象。肿瘤间质有淋巴细胞浸润。肿瘤质软、油脂状、易于切除或质硬并与周围组织紧密相连。较少侵袭蝶鞍底部，通常与周围正常垂体组织界限不清（图 14-12A）。

免疫组化：肿瘤细胞 S-100 蛋白、波形蛋白和 EMA 呈阳性，但垂体激素表达呈阴性。

电镜：肿瘤细胞含有大量层状线粒体，相邻细胞间以桥粒相连接。最近有研究发现 TTF-1 在肿瘤细胞中表达阳性，其一般仅在胎脑中表达，提示其可能作为 SCO 的特异性标志蛋白进一步研究（图 14-12B）。

【影像学表现及诊断】

病变由鞍内突向鞍上，T_1、T_2 呈等信号，增强后明显均质强化，病变可压迫邻近的解剖结构（图 14-13）；少数病例侵及海绵窦和蝶窦。该类肿瘤罕见，与垂体腺瘤不易区别，相关文献报道 SCO 的影像学无特征性表现，诊断主要依靠术后免疫组化检查和电镜结果。

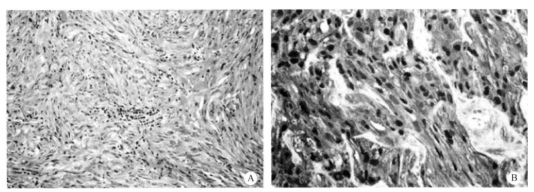

图 14-12 梭形细胞嗜酸细胞瘤

A.梭形细胞及部分上皮细胞伴有大量颗粒状的细胞质，并可见不同程度的核异型性和局部炎性反应（HE，×20）；

B.S-100 的广泛表达是这一罕见肿瘤的常见特征（×40）

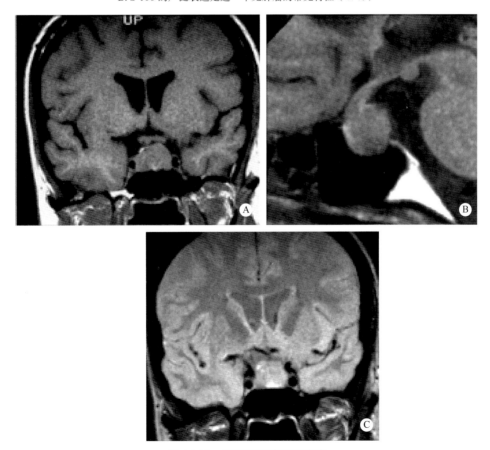

图 14-13 梭形细胞嗜酸细胞瘤

A.冠状位 T_1WI：中等大小的鞍区肿瘤，向鞍旁及鞍上扩展，但未侵及邻近的解剖结构；B.矢状位 T_1WI：肿瘤累及的垂体前叶扩大，神经垂体移位，垂体柄略有拉长、但未见增厚图；C.冠状位增强扫描：肿瘤呈不均匀强化

【鉴别诊断】

垂体腺瘤：梭形细胞嗜酸细胞瘤与无功能性垂体腺瘤不易区别，后者密度或信号一致，可以突破鞍隔向上生长，但很少侵及蝶鞍底部。

（张祎年　毛俊杰）

参 考 文 献

戴慧, 李建军, 漆剑频, 等. 2010. 颅咽管瘤的 MRI 表现及病理分析. 放射学实践, 4: 389-392.

杜军, 沈倩, 黄亮亮, 等. 2015. 垂体细胞瘤 5 例并文献复习. 临床与实验病理学杂志, 5: 589-591.

韩华, 杨晓军, 杨京京. 2008. 颅咽管瘤 37 例 CT 和 MRI 诊断分析. 中国误诊学杂志, 18: 4482-4483.

黄飚, 梁长虹, 郑君惠, 等. 1999. 颅咽管瘤: MRI 和 CT 表现及与病理对照. 放射学实践, 2: 25-27.

贾思, 孙波. 2014. 神经垂体颗粒细胞瘤 1 例. 中国医学影像技术, 1: 5.

李涛, 马林, 周卫华, 等. 2007. 垂体少见疾病的 MRI 诊断及鉴别诊断. 临床放射学杂志, 26(3): 216-219.

李照建, 姚勇, 王任直. 2008. 垂体细胞瘤的临床诊治进展. 中国微侵袭神经外科杂志, 3: 135-137.

邱士军, 郭艳丽, 张雪林, 等. 2007. 颅内颅咽管瘤的影像病理表现及其手术意义. 南方医科大学学报, 7: 980-982, 986.

任守君, 王东. 2000. 颅咽管瘤的 CT 和 MRI 诊断. 医学影像学杂志, 2: 78-80.

任祖渊. 2000. 努力提高垂体腺瘤的诊断和治疗水平. 中华神经外科杂志, 16(3): 135.

任祖渊. 2000. 侵袭性垂体腺瘤的研究现状及展望. 中华神经外科杂志, 16(SS): 112-115.

徐升, 王鲁平, 刘晓林. 2012. 垂体细胞瘤临床病理观察. 诊断病理学杂志, 3: 196-199.

许春伟, 张建中. 2014. 梭形细胞嗜酸细胞瘤和垂体颗粒细胞瘤是垂体细胞瘤的亚型 (英). 诊断病理学杂志, 12: 774-774.

阎晓玲. 2012. 垂体细胞瘤. 中国现代神经疾病杂志, 12(2): 183.

鱼博浪. 2005. 中枢神经系统 CT 和 MR 鉴别诊断. 2 版. 西安: 陕西科学技术出版社, 250-253.

张祎年, 何宁, 王发明, 等. 2008. 垂体腺瘤的侵袭与 CD147、Galectin-3 及微血管密度表达的关系. 中华神经外科杂志, 24(12): 906-909.

张祎年, 何宁, 周俊林. 2008. 垂体腺瘤海绵窦侵袭的 MRI 表现与 EMMPRIN 和 Galectin-3 表达的相关性研究. 中国临床医学影像杂志, 19(1): 10-14.

赵继宗. 2012. 神经外科学. 北京: 人民卫生出版社, 427-431.

赵连花, 吴晓华, 许民辉, 等. 2009. 腺垂体梭形细胞嗜酸细胞瘤临床病理观察. 诊断病理学杂志, 16(6): 440-443.

周良学, 游潮. 2009. 颅咽管瘤基础研究进展. 中国临床神经外科杂志, 3: 188-192.

Brat D J, Scheithauer B W, Staugaitis S M, et al. Pituicytoma: a distinctive low-grade glioma of the neurohypophysis. American Journal of Surgical Pathology, 24(3):362-368.

Cohen Gadol A A, Pichelmann MALink M J, Scheithauer B W, et al. 2003. Granular cell tumor of the sellar and suprasellar region: clinicopathologic study of 11 cases and literature review. Mayo Clinic Proceedings, 78(5): 567-573.

Cottier JP, Destrieux C, Brunereau L, et al. 2000. Cavernous sinus invasion by pituitary adenoma: MR imaging. Raiology, 215(2): 463-469.

Dahiya S, Sarkar C, Hedleywhyte E T, et al. 2005. Spindle cell oncohypophysis: report of two cases. Acta Neuropathologica, 110(1): 97-99.

DeLellis RA, Lloyd RV, Heitz PU, et al. 2006. 内分泌器官肿瘤病理学和遗传学. 江昌新, 谭郁彬, 译. 北京: 人民卫生出版社, 1-44.

Geetika S, Shipra A, Mehar Chand S, et al. 2012. Spindle cell oncocytoma of the adenohypophysis: report of a rare case and review of literature. Clinical Neurology & Neurosurgery, 114(3): 267-271.

Gibbs WN, Monuki ES, Linskey ME, et al. 2006. Pituicytoma: diagnostic features on selective carotid angiography and MR imaging. AJNR Am J Neuroradiol, 27(8): 1639-1642.

Hammoud D A, Munter FMBrat D J, Pomper M G. 2010. Magnetic resonance imaging features of pituicytomas: analysis of 10 cases. Journal of Computer Assisted Tomography, 34(5): 757-761.

Hardy J, Vezina JL. 1976. Transsphenoidal neurosurgery of intracranial neoplasms:Advanced in neurology. New York: Raven Press, 15(4): 261-275.

Hurley T R, D'Angelo C M, Clasen R A, et al. 1994. Magnetic resonance imaging and pathological analysis of a pituicytoma: case report. Neurosurgery, 35(35): 314-317.

Iglesias A, Arias M, Brasa J, et al. 2000. MR imaging findings in granular cell tumor of the neurohypophysis: a difficult preoperative diagnosis. Eur Radiol, 10(12): 1871-1873.

Kasashima S, Oda Y J, Shirasaki M, et al. A case of atypical granular cell tumor of the neurohypophysis. Pathology International, 50(7): 568-573.

Knosp E, Steiner E, Kitz, et al. 1993. Pituitary adenomas with invasion of the cavernous sinus space:a magnetic resonance imaging classification compared with surgical findings. Neurosurgery, 33(4): 610-617.

Krisht AF. Giant invasive pituitary adenomas,Pituitary disorders comprehensive management. Baltimore, Maryland, 4: 287-294.

Louis DN, Ohgaki H, Wiestler OD, et al. 2007. The 2007 WHO classification of tumours of the central nervous system. Acta Neuropathol, 114(2): 97-109.

Romero-Rojas A E, Melo-Uribe M A, Barajas-Solano P A, et al. 2011. Spindle cell oncocytoma of the adenohypophysis. Brain Tumor Pathology, 28(4): 359-364.

Schaller B, Kirsch E, Tolnay M, et al. 1998. Symptomatic granular cell tumor of the pituitary gland: case report and review of the literature. Neurosurgery, 42(1): 166-170.

Sekine S, Shibata T, Kokubu A, et al. 2002. Craniopharyngiomas of adamantinomatous type harbor beta-catenin gene mutations. Am J Pathol, 161(6): 1997-2001.

Selman WR, Laws ER, Scheithauer BW, et al. 1986. The occurrence of dural invasion in pituitary adenomas. J Neurosurg, 64(3): 402-407.

Vajtai I, Sahli R, Kappeler A. 2006. Spindle cell oncocytoma of the adenohypophysis: report of a case with a 16-year follow-up. Pathol Res Pract, 202(10): 745-750.

Zhang Y, He N, Zhou J, Chen Y. 2011. The relationship between MRI invasive features and expression of EMMPRIN, galectin-3 and microvessel density in pituitary adenoma. Clin Imaging, 35(3): 165-173.

第十五章 转 移 瘤

中枢神经系统转移性肿瘤（metastatic tumors of the central nervous system）是指起源于中枢神经系统之外并经血行转移或是由邻近组织起源的肿瘤直接侵犯继发蔓延到中枢神经系统的恶性肿瘤。成人中脑转移的最常见原发病灶为肺癌及乳腺癌，儿童中最常见的为造血系统肿瘤。80% 的脑转移瘤位于大脑半球，特别是位于动脉边缘区及灰白质交界处。颅内转移瘤的神经症状和体征通常是由右颅内压增高和肿瘤对邻近脑组织的局部影响造成的，因原发肿瘤组织来源、病理特征及转移瘤部位的不同，其影像学表现各异。

【概念及分级】

颅内转移瘤是指全身各部位的恶性肿瘤从原发部位经血液、淋巴或直接侵入的方式进入颅内而形成的同样类型的肿瘤，也可由于脑脊液循环种植、转移所致。其中经血流为最多见的途径，转移途径和转移部位与原发瘤的部位有关。

【流行病学】

转移瘤是颅内常见肿瘤，占 3%~10%，以中老年多见，单发或多发。单发性肿瘤多来源于胃肠道、乳腺、子宫等部位的原发肿瘤；多发者则多来源于肺癌或其他一些来源不明的肿瘤。本病男性多于女性患者，其中男性最常见的原发肿瘤为肺癌，女性以乳腺癌居多。其他包括全身各处的恶性肿瘤如肾癌、胃癌、黑色素瘤、甲状腺癌等均可转移至颅内。此外，淋巴瘤及白血病也可侵入颅内。

转移瘤以幕上转移多见，但也可转移至脑室内及脑膜等。同时，仍有相当一部分转移瘤不能确定肿瘤来源。

【临床及预后】

脑转移瘤病程较短，起病后病情呈进行性加重，多数患者在诊断前已确定原发病灶。早期主要因为颅内压增高而发生头痛、呕吐及视盘水肿等，局部定位体征包括偏瘫、偏盲、偏身感觉障碍、共济失调等。转移瘤大多属恶性肿瘤的晚期表现，预后不佳，患者的生存时间也因发现时间的早晚、治疗方案选择及个体差异而不同。目前，放疗仍是最主要的治疗方法。但对于单发转移且已找到原发肿瘤或肿瘤巨大出现明显压迫症状危及生命者也可采取手术治疗。

【病理特点】

转移瘤可发生在脑内、脑膜及颅骨，其中以脑内转移最多见，按照病理特点不同分为结节型及弥漫型。根据数量的不同结节型又可分为单发及多发，常见于额叶与颞叶，绝大多数见于皮髓交界区，因为该处穿通动脉分支且纤细，故肿瘤细胞容易在此停留形成肿块。转移瘤比较容易发生囊变、坏死及出血，部分转移瘤可以出现钙化。肿瘤周围常见比较明显的水肿，水肿范围与肿瘤大小不成比例。肿瘤的组织学特点与其原发肿瘤的特点保持一致，但部分病例可发生间变，难以确定其组织来源而造成诊断上的困难（图 15-1）。

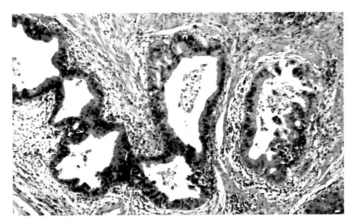

图 15-1　转移瘤

癌组织呈腺样排列，细胞异型性明显，核大深染，病理性核分裂象可见（×10）

【影像学表现及诊断】

　　除非发生在颅骨或邻近颅骨区域的转移瘤造成骨质破坏，否则 X 线平片一般无特殊发现。CT 及 MRI 是目前颅内转移瘤诊断的主要方法，两者在影像特征上表现相似，但 MRI 显示病灶细节及周围水肿比 CT 更为清楚。转移瘤的典型影像表现为发生在皮髓交界区的结节性或囊状病灶伴周围大范围水肿，占位效应明显。按照病灶周围水肿范围的大小可分为轻、中、重三度：轻度范围不大于 2cm，重度大于大脑半球横径，中度介于两者之间。大多数转移瘤在 CT 平扫中表现为单发或多发的类圆形低密度影，部分转移瘤也可为等密度或高密度。因转移瘤大多血供丰富且中心易发生坏死，增强后常呈明显环形强化，瘤壁多厚薄不均。坏死不明显的病灶也可呈实性结节状强化，但大多周围均可见明显的水肿带。MR 平扫多表现为皮髓交界区的单发或多发的结节状肿块，以圆形或类圆形多见，信号多为长 T_1、长 T_2 改变，信号不均匀（图 15-2），周围水肿表现为更长 T_1、长 T_2 信号。由于水肿的 T_2 时间延长要比 T_1 时间的延长更明显，故一些小的转移瘤更易在 T_2WI 上发现。因为来源不同，转移瘤也可出现不同的信号特点，如典型的黑色素瘤就会表现出短 T_1、短 T_2 的信号特点，如果肿瘤合并出血则表现为高低混杂信号。部分来源于胃肠道的黏液性肿瘤 T_1WI 表现为等或低信号，T_2WI 亦表现为低信号，MRS 病灶无 NAA 及 Cr 峰，可见 Lip 峰。肿瘤若发生于脑室内，影像特征极不典型，诊断困难。

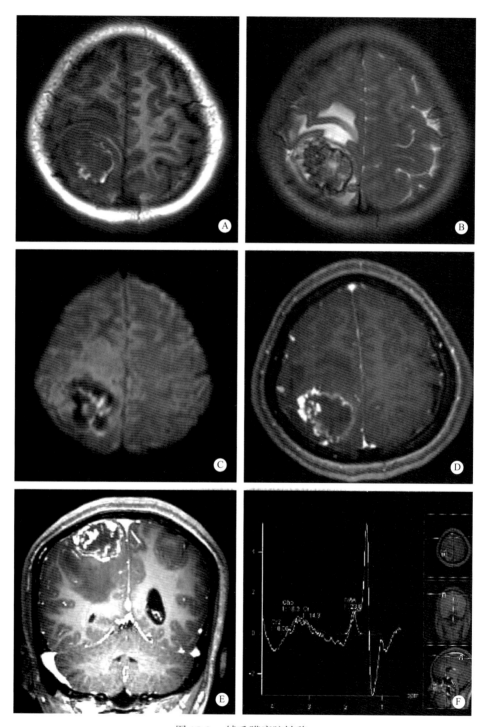

图 15-2　绒毛膜癌脑转移

女，19岁。右侧顶叶占位。MRI 平扫，病灶在 $T_1WI(A)$ 以稍低信号为主，病灶周缘可见线状高信号；$T_2WI(B)$ 以稍高信号为主，病灶内部及周缘可见线状低信号，周围水肿明显，病灶内部可见小结节样高信号，DWI(C) 示病灶以低信号为主，增强扫描 (D ~ E) 见病灶呈花环状明显强化，MRS(F) 示强化区 NAA、Cho 及 Cr 峰值均减低，以 NAA 峰为著，可见高大 Lip 峰

颅内转移瘤影像征象有时并不典型，中老年患者有其他部位肿瘤病史者，诊断此类肿瘤并不困难，无明确病史者颅内出现皮层交界处多发病灶、小瘤体大水肿是脑转移瘤的特征。可以说，脑转移瘤在某种程度上符合原发肿瘤的一些特征，当原发肿瘤出现出血、囊变、坏死、钙化等特征时，转移瘤也容易出现，如绒毛膜癌脑转移的出血、成骨性恶性肿瘤转移的骨化、鳞癌脑转移的囊变等。

【鉴别诊断】

来源于不同部位的转移瘤，影像表现也各不相同，需要与胶质母细胞瘤、淋巴瘤、脑膜瘤、脑脓肿等相鉴别。

1. 胶质母细胞瘤

胶质母细胞瘤恶性程度非常高，生长很快，故很容易发生坏死及出血；单发者病灶呈浸润性生长，易侵犯胼胝体并跨越中线是其特征性表现，由于血供丰富有时可在肿瘤内发现迂曲的血管流空影；增强扫描，典型病例表现为不规则环形强化，壁厚薄不均，颅内播散常见；MRS 示 NAA 峰明显减低，Cho 峰升高。多发胶质母细胞瘤与转移瘤鉴别较为困难，多发胶质母细胞瘤额叶多见，MRI 平扫病灶水肿及占位效应明显，形态不一，DWI 不同程度弥散受限；增强扫描典型病灶表现为多灶性"花环"状强化。

2. 颅内恶性淋巴瘤

颅内恶性淋巴瘤原发颅内淋巴瘤比较少见，多见于免疫缺陷者，以幕上多见；MR 多表现为 T_1WI 呈等或低信号，T_2WI 呈等或稍高信号，一般病灶周围可见轻至中度水肿，但占位效应并不明显；增强扫描层持续明显强化，并且可发现侵犯室管膜或膜下的病灶；MRS 典型表现为 Lip 峰（脂质峰）的出现。

3. 脑脓肿

脑脓肿一般起病急，增强扫描呈明显环形强化，壁厚薄均匀，DWI 序列弥散受限可鉴别。发生在脑实质的结核平扫可见颅内单发或多发小结节影，MR 平扫 T_1WI 呈稍低或低信号，T_2WI 呈高信号，信号不均匀；增强扫描呈结节状或环形强化，环壁厚薄较均匀；CT 扫描发现钙化有助于结核的诊断。

4. 其他

转移瘤发生在脑室内还需与室管膜瘤、脉络丛乳头状瘤、中枢神经细胞瘤、室管膜下巨细胞星形胶质细胞瘤，甚至脑囊虫等相鉴别。室管膜瘤多发生于儿童和青少年，好发于侧脑室和第四脑室，肿瘤形状多不规则，可沿脑室塑形生长，囊变及钙化常见，因此在 MRI 表现上信号不均匀也是其特点之一。脉络丛乳头状瘤大多数发生于 5 岁以前，成人好发于第四脑室，小儿以侧脑室和第三脑室多见，出血、坏死或囊变比较少见；肿瘤一般境界清楚，MRI 肿瘤内部可见颗粒状混杂信号，因肿瘤可分泌大量脑脊液，因此脑积水常见。中枢神经细胞瘤多发生于透明隔孟氏孔附近，增强扫描病灶多呈中度强化，阻塞孟氏孔可引起一侧或双侧脑室扩大。室管膜下巨细胞星形胶质细胞瘤常发生于侧脑室孟氏孔附近，多见于 20 岁以前的年轻人，伴有结节性硬化，CT 扫描可发现室管膜下的钙化结节。对于有癫痫症状的患者，有牧区生活史，脑内出现多发小环状病灶，出现不同阶段病灶特点时，要考虑脑囊虫病，从而与脑转移瘤相鉴别。

（杨　毅　毛俊杰）

参 考 文 献

高元桂 , 蔡幼铨 , 蔡祖龙 . 2011. 磁共振成像诊断学 . 北京人民军医出版社 , 173 -175.

肖家和 , 王大有 , 邓开鸿 . 1999. 肿瘤软脑膜蛛网膜转移的 CT、MRI 诊断 . 中华放射学杂志 , 33(2): 85.

杨毅 , 周俊林 , 孙秋 . 2012. MRI 误诊侧脑室转移瘤 1 例 . 中国医学影像技术 , 28(6): 1151.

Jagannathan J, Bourne TD, Schlesinger D, et al. 2010. Clinical and pathological characteristics of brain metastasis resected after failed radiosurgery. Eurosurgery, 66: 208-217.

第十六章　累及神经系统的家族性肿瘤综合征

累及神经系统的家族性肿瘤综合征（familial tumor syndrome involving the nervous system）是一组以伴发神经系统肿瘤为特征，累及多胚层、多器官、多系统且组织病理学类型复杂多样的家族遗传性疾病。该综合征主要包括神经纤维瘤病（neurofibromatosis，NF）、神经鞘瘤病（schwannomatosis）、Von Hippel-Lindau 病 (VHL 病)、Li-Fraumeni 综合征、Cowden 综合征、结节硬化复合征（tuberous sclerosis complex, TSC）、Turcot 综合征、家族性基底细胞癌综合征（naevoid basal cell carcinoma syndrome）、横纹肌样肿瘤易感综合征（rhabdoid tumour predisposition syndrome，RTPS）。尽管 2016 年 WHO 中枢神经系统肿瘤分类中未提及本章内容，由于临床需要，本章仍沿用 2007 年 WHO 中枢神经系统肿瘤分类，重点介绍常见的四种综合征。

第一节　神经纤维瘤病

【概念及分级】

神经纤维瘤病是一种常染色体显性遗传病，是基因缺陷使神经嵴细胞过度增生和肿瘤形成而导致的多系统损害。从基因水平把 NF 分为两个类型，神经纤维瘤病Ⅰ型（neurofibromatosis type 1，NF-Ⅰ）即周围性 NF 和神经纤维瘤病Ⅱ型（Neurofibromatosis type 2，NF-Ⅱ）即中枢型 NF。两者的根本区别在于 NF-Ⅰ型患者的颅内新生物来自于中枢神经系统的主要组成成分，如星型细胞和神经元；NF-Ⅱ型患者的颅内新生物来自于中枢神经系统的覆盖物，如脑膜和施万细胞。

【流行病学】

NF 的发病率约为 1∶20 000，NF-Ⅰ型占所有 NF 的 90%，在正常人群中其发病率为 1∶(2000~3000)，其发病与第 17 号染色体长臂缺陷有关。NF-Ⅱ型与第 22 号染色体缺陷有关，正常人群中发病率为 1∶40 000，较 NF-Ⅰ型少见，约一半的病例无 NF-Ⅱ的家族史，常因发生新胚系突变所致。

【临床及预后】

NF-Ⅰ型临床上主要常见有皮肤及眼部的异常，如特征性的皮肤咖啡牛乳色斑或皮下多发神经纤维瘤，腋窝雀斑、虹膜错构瘤（Lish 结节）及骨病变等。

NF-Ⅱ患者临床表现为中枢神经系统肿瘤、眼部疾病、皮肤病变和周围神经系统病变等，但主要以中枢受累为主，典型表现为单侧或双侧听神经鞘瘤，同时还包括其他脑神经的神经鞘瘤、脑膜瘤、胶质瘤及脊神经鞘瘤等。临床上肿瘤较小时可能没有症状，肿瘤较大时影响听神经功能时才出现听力下降或颅内高压症状。目前手术切除是治疗本病唯一有效的方法，伴发颅内脑膜瘤和神经胶质瘤、周围神经肉瘤和其他恶性肿瘤者预后不良。本病一般发展缓慢，但青春期或妊娠期可加速发展，恶变发生率约为7%。

【病理特点】

神经纤维瘤病外胚层神经组织发育不良、过度增生和肿瘤形成。NF-Ⅰ型神经纤维瘤好发于周围神经远端、脊神经根，尤其好发于马尾；脑神经多见于听神经、视神经和三叉神经。脊髓内肿瘤包括室管膜瘤和星型胶质细胞瘤，颅内肿瘤最常见为脑胶质细胞瘤，肿瘤大小不等，成梭形细胞排列，细胞核似栅栏状（图16-1）。

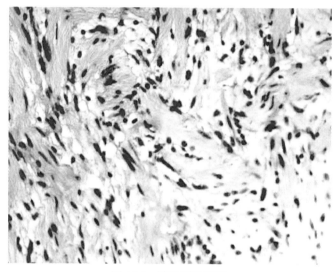

图 16-1　神经纤维瘤病

瘤组织之瘤细胞梭形、呈束状、交织状排列，胞质丰富、红染，胞核圆形、卵圆形、短杆状，核深染，未见明显分裂象，间质黏液变性，肿瘤包膜完整（HE，×10）

【影像学表现及诊断】

NF-Ⅰ型神经纤维瘤影像学特点如下。①视神经胶质瘤：病变局限于一侧视神经或累及双侧视神经和视交叉，MRI表现呈长T_1、长T_2信号，增强扫描有强化；CT表现为视神经增粗，增强后轻中度强化。②脑实质胶质瘤：多为低恶度星形胶质细胞瘤，MRI表现为有占位效应的长T_1、长T_2信号，信号欠均匀，周围可见水肿带；CT表现为低密度。③大脑基底核和小脑齿状核部错构瘤：T_2呈高信号。④神经纤维瘤：多数位于皮肤、皮下，少数可见于胃、舌和咽部、声带等部位，还可沿脊神经走行分布于椎旁(椎管内外)，外观似呈堆积的葡萄状，T_1WI呈低、等信号，T_2WI呈等、高信号，信号均匀或不均，可呈均匀或不均匀强化（图16-2）。⑤丛状神经纤维瘤：为神经干及其分支的弥漫性神经纤维瘤，沿神经孔向颅内生长为其特征之一。⑥颅脑改变：还可表现为脑膜发育不良（如硬膜膨隆、脑膜膨出）、内听道扩大、中脑导水管狭窄，有时可见Willis环附近血管发育不全或狭窄、颅内外动脉瘤等。

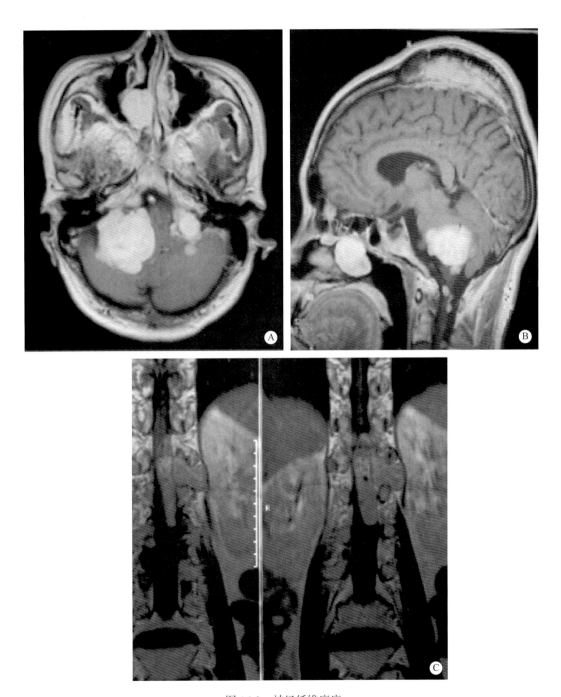

图 16-2 神经纤维瘤病

NF-Ⅰ型,双侧内听道、鼻腔、额顶部皮下及腰椎见多发不规则及团块影,沿神经纤维生长,病灶呈均匀明显强化,

并且强化一致

　　NF-Ⅱ型神经纤维瘤病的影像学表现如下。①双侧听神经瘤：位于桥小脑角区的占位性病变，以内听道为中心，多伴有内听道的扩大。CT上表现为密度较均匀，病灶较大者可挤压小脑、脑干使之变形，可伴有囊变、出血，钙化少见，增强后实质部分明显强化，骨窗可见内听道扩大或正常；MRI表现为T_1低、等信号，在T_2上呈稍高信号，在Flair上呈低、稍高信号，部分瘤体内见长T_1、长T_2信号囊变坏死区，增强后实性部分显著均匀强化，囊变坏死区不强化。②其他脑神经瘤：表现为受累的神经结节样或梭形增粗，密度或信号变化与听神经瘤基本相同，增强后明显强化。③多发脑膜瘤：神经纤维瘤病所合并的脑膜瘤在发病部位和影像学表现方面与自发脑膜瘤表现相似，但仍具有其自身的特点，如患者发病年龄较小，一般<30岁；常为多发脑膜瘤，多表现为沿大脑镰、小脑幕和大脑凸面硬脑膜广泛分布、大小不一的结节影；多发脑膜瘤处及脉络丛、小脑皮层等处常可发现多发钙化灶。④脊髓占位性病变：包括髓内室管膜瘤、多发脊膜瘤、多发神经根的膨胀性雪旺细胞瘤。⑤神经鞘瘤及神经纤维瘤：脊柱、脊髓和神经根病变在NF-Ⅱ型神经纤维瘤中非常常见，以多发髓外硬膜下脊膜瘤或神经鞘瘤多见。肿瘤沿神经根出口处多段分布，可沿脊神经走行分布于椎管内外，外观似呈堆积的葡萄状（图16-3）。

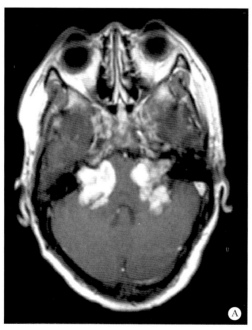
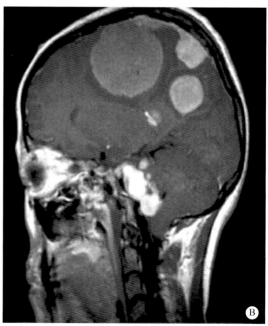

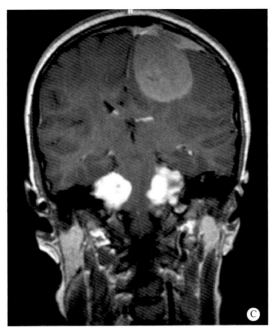

图 16-3 NF-Ⅱ型

NF-Ⅱ型，轴、矢、冠状位增强扫描均显示两侧听神经瘤合并颅内多发脑膜瘤，神经纤维肿瘤沿脊神经走行，外观呈分叶状

综上所述，NF-Ⅰ型以牛奶咖啡斑、两个或以上任意类型神经纤维瘤、腋下和腹股沟雀斑色素沉着、视神经胶质瘤、骨病变和虹膜错构瘤为特征；NF-Ⅱ型主要影响神经系统，双侧听神经瘤对其具有诊断价值，同时还包括其他脑神经的神经鞘瘤、脊髓和皮肤的神经鞘瘤、颅内和脊髓的脑膜瘤、胶质瘤等。

（岳松虹 马来阳 毛俊杰）

第二节 神经鞘瘤病

【概念及分级】

神经鞘瘤病（schwannomatosis）是仅有全身多发神经鞘瘤，而无前庭器官参与的神经纤维瘤病（NF），是 NF 的第三个主要形式，临床表现也不同于神经纤维瘤病Ⅰ型及神经纤维瘤病Ⅱ型，受累组织主要源于神经嵴发育组织，主要表现为神经鞘膜层的肿瘤，原来被称为多发神经鞘瘤、多发神经纤维瘤等。

【流行病学】

散发神经鞘瘤可发生在各个年龄阶段，发病高峰年龄为 30~60 岁，目前其种族及性别特征尚不清楚，确切人口发病率也是未知的。目前新确定的发病率来自芬兰的一项研究为 1 : 1 700 000。大部分神经鞘瘤都是单发的，仅有小部分为多发，最常见的部位是头部、颈部和肢体的屈肌侧。感觉神经根神经鞘瘤发生率远高于运动神经根和交感神经根。

【临床及预后】

美国和德国的研究显示该病主要临床表现为疼瘤。患者通常在 20~30 岁发病，2/3 的患者表现为相应节段的疼痛，从脊神经根直接长出肿瘤的患者的疼痛要比非神经根神经鞘瘤患者重，50% 以上的患者影像学检查可发现病变。由于神经鞘瘤引起的顽固性疼痛，患者需要多次手术，手术的目的在于切除引起疼痛的神经鞘瘤，术中会切除部分感觉神经，但术后副损伤症状不明显，研究均未发现神经鞘瘤使患者的寿命缩短。

【病理特点】

神经鞘瘤病中的神经鞘瘤与 NF-Ⅱ 及散发的神经鞘瘤从病理学角度看形态学无显著差异，肿瘤均起源于组成神经髓鞘的施万细胞。神经鞘瘤显微镜下有两种结构。① Antoni A 型：细胞与核呈梭形，两端可尖可圆，胞质丰富，胞界不清，呈整齐栅栏状或旋涡状排列（图 16-4），栅行之间隔以无核的空白区域；② Antoni B 型：细胞形态不一，可呈星形、多角形、短梭形，胞核圆形、椭圆或者长圆形。胞间空间大，排列疏松，方向不一定，间质中有大量水肿或积液样基质，常形成微小囊腔或融合成大囊腔。上述两种类型可同时存于一个肿瘤中，一般认为 A 型代表肿瘤的生长期，B 型代表肿瘤的退变期。但病理检查中发现相邻神经的瘤周水肿、明显的瘤内黏液变性、神经内生长模式等仍可作为神经鞘瘤病中神经鞘瘤的一些特征。

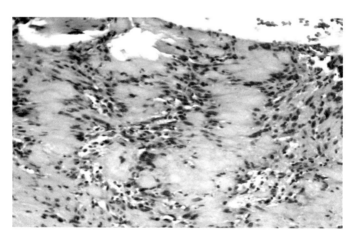

图 16-4　神经鞘瘤病

瘤细胞梭形,呈束状、交织状、栅栏状排列,胞质丰富、红染,胞核轻度增大,

呈卵圆形,短杆状,核深染,未见明显分裂象（HE，×20）

【影像学表现及诊断】

目前尚无明确的神经鞘瘤病基因检测方法，其诊断要点在于排除 NF-Ⅱ，故对于怀疑神经鞘瘤病的患者应反复确定诊断并找到症状病灶。影像学检查包括超声、

CT 及 MRI 检查。神经鞘瘤病在 MRI 上主要表现为多发的、散在的、界限较清楚的圆形或卵圆形肿瘤，可生长在椎旁神经根，可有靶征、神经出入征及脂肪尾征等，在 T_1 加权上为低信号或等信号，在 T_2 加权上为高信号，其影像学特征与散发神经鞘瘤没有区别（图 16-5），与 NF-Ⅱ 相关神经鞘瘤影像学有无区别尚待研究。神经鞘瘤病中的神经鞘瘤较分散，丛状神经纤维瘤的分布密集，此为两者的主要区别。

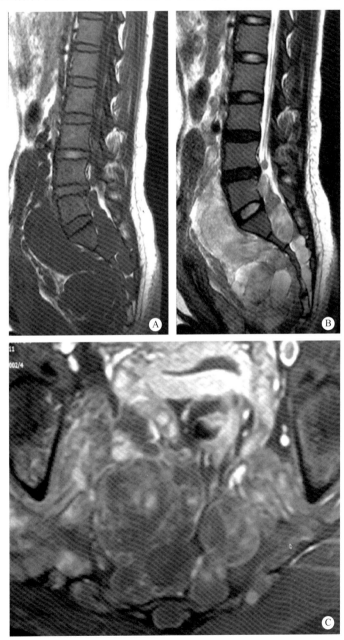

图 16-5　神经鞘瘤病

所示层面下腰段椎管及骶管内见多发大小不等之囊状长 T_1、长 T_2 影，通过椎间孔通向脊柱两侧及盆腔内，病变充满子宫直肠陷窝内，增强扫描呈轻至中度不均匀强化

综上所述，当临床诊断标准和影像学检查排除无前庭器官参与，并以多发性脊髓、皮肤和颅内神经鞘瘤为特征时，可考虑此病。

（岳松虹　马来阳　毛俊杰）

第三节　Von Hippel-Lindau 病和血管母细胞瘤

Von Hippel-Lindau 病（VHL 病）是临床十分罕见的家族性常染色体显性遗传性肿瘤病，其发病率为 1/5.3 万 ~1/3.1 万。VHL 病可累及全身多个器官，因病变部位及病变性质不同而表现各异，主要包括中枢神经系统血管母细胞瘤、视网膜血管母细胞瘤、肾细胞癌、肾囊肿、胰腺肿瘤、胰腺囊肿、嗜铬细胞瘤、附睾乳头状囊腺瘤及内淋巴囊肿瘤等。最常见的病变是中枢神经系统和视网膜的血管母细胞瘤，中枢神经系统血管母细胞瘤可以散发也可以是 VHL 病的一种表现，发生于小脑的血管母细胞瘤是 VHL 病最具特征性也最常见的表现，本节就这种疾病的表现进行介绍。

一、Von Hippel-Lindau 病

【概念及分级】

Von Hippel-Lindau 病 (VHL 病) 是一种常染色体显性遗传性疾病，其基因缺陷位于染色体 3p25.5。患者可出现中枢神经系统和视网膜血管母细胞瘤，肾脏、胰腺肿瘤，嗜铬细胞瘤等。1904 年德国眼科医师 Von Hippel 首次报道视网膜血管瘤有家族性。1927 年 Lindau 提出小脑和视网膜血管瘤为中枢神经系统血管瘤性病变的一部分，同时还观察到肾和胰腺受累，随后又有报道发现嗜铬细胞瘤和附睾囊腺瘤。1964 年 Melmon 和 Rosen 命名该病为 Von Hippel-Lindau 病。

【流行病学】

VHL 病是一种少见的常染色体显性遗传性疾病，发病率为 1 ：(36 000~50 000)，具有潜在恶性，该病虽为遗传性疾病，但仅 60% 的患者有家族史，其余为非遗传性的新发病例。文献报道 VHL 病中存在中枢神经系统血管母细胞瘤的比例为 21% ~72%，发病高峰期为 25~40 岁，然而也有 70 岁以上才出现中枢神经系统病变的报道，男性似乎更多见。

【临床及预后】

VHL 病中枢神经系统症状与肿瘤大小、部位、数量有关，常常很长时间症状轻微，出现梗阻性脑积水后突然恶化。局灶性头痛和脊髓痛最常见，其他表现有恶心、呕吐、眼球震颤、共济失调、感觉运动功能障碍，甚至昏迷。中枢神经系统病变是导致年轻 VHL 病患者突然死亡的最常见原因。

【病理特点】

大体标本：VHL 病中枢神经系统血管母细胞瘤肿瘤为暗红、质软、无包膜。

镜下：以网状型为主，间质细胞散在分布于毛细血管网之间（图 16-6），间质细胞胞质丰富，呈泡沫样或毛玻璃样，核圆形或卵圆形、居中。

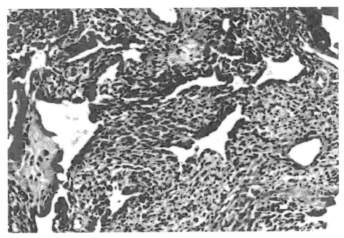

图 16-6 Von Hippel-Lindau 病和血管母细胞瘤

瘤组织由增生的小血管及富于脂质的间质细胞构成（HE，×10）

【影像学表现及诊断】

VHL 病患者中枢神经系统受累表现为发生单发和多发的血管母细胞瘤，其好发部位与散发患者相同，为小脑和脊髓。血管母细胞瘤 60% 为囊性，表现为巨大的囊腔内可见一壁结节。壁结节为肿瘤实质部分，由血管内皮细胞和少量外皮细胞组成，血供丰富，T_1WI 等信号、T_2WI 等高信号，增强后显著强化与血管相近（图 16-7）。其余 40% 为实性，表现为中枢神经内的 T_1WI 等信号、T_2WI 等高信号结节，增强后异常显著强化。

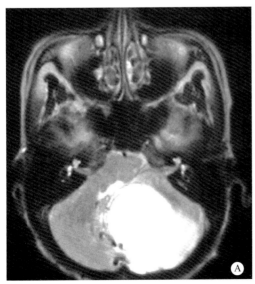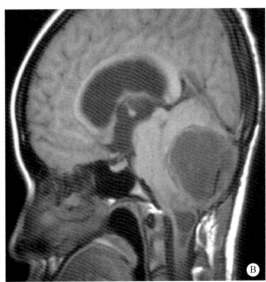

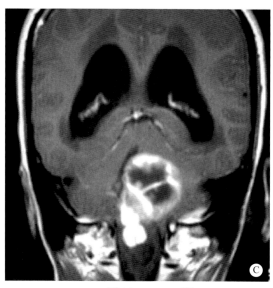

图 16-7 VHL 病

小脑及脊髓可见多发囊实性病灶，最大位于小脑半球可见不规则片状长 T_1、长 T_2 异常信号，边界尚清，形态不规则，可见浅分叶改变，内部可见线样低信号分隔影，增强扫描病灶后上缘见一结节状强化影

综上所述，VHL 病的临床诊断基于明确的家族史，或中枢神经系统、视网膜血管母细胞瘤的存在，以及与本病相关的内脏病变，具备宽广的视野及思路，则诊断鉴别不难。

（岳松虹 马来阳 毛俊杰）

二、血管母细胞瘤

【概念及分级】

血管母细胞瘤 (hemangioblastomas，HBs) 为真性血管性肿瘤，又称血管网织细胞瘤 (angioreticuloma，ARM) 是中胚层的血管内皮细胞在原始血管形成过程中发育障碍，残余的胚胎间质细胞形成的肿瘤。HBs 既可以散发，也可以与 VHL 病并发。HBs 占中枢神经系统肿瘤的 1.1%~2.4%，90% 以上发生于小脑半球，也可发生于第四脑室、脑干、脊髓及大脑等部位。

根据 2007 年 WHO 中枢神经系统肿瘤分类，将血管母细胞瘤归为脑膜肿瘤的第四类不明组织源性肿瘤中的一种，属 WHO Ⅰ级肿瘤。

【流行病学】

据美国脑肿瘤登记中心 (www.cbtrus.org)2012 年 3 月公布的数据 (2004~2008)：HBs 自然人口年发病率为 0.16/10 万，男女比约为 1.45∶1，白种人∶黑种人约为 1.5∶1，平均就诊年龄约为 46 岁，儿童少见。

【临床及预后】

该病慢性起病，随着病变的增大呈进行性加重，主要表现为头痛、眩晕、呕吐及视盘水肿，伴发癫痫者少。查体多见小脑体征，锥体束症状、脑神经及脑干症状较少。近年来也有以蛛网膜下腔出血、脑出血甚至脑室出血为表现的报道。

HBs 的治疗仍然以手术和(或)放射治疗为主，大多数 HBs 可完全切除获得根治。原发肿瘤全切除后复发率在 16%～31%，无症状间隔时间平均为 4.5 年。

【病理特点】

大体标本：HBs 大体观肿瘤呈灰红或灰褐色，质软，切面部分呈囊或实或囊实性，囊腔内含有黄褐色或暗红色液体，实性部分呈结节状，暗红色，质硬。

镜下：肿瘤组织主要由不同成熟阶段的毛细血管和血管网之间大量富含脂质的间质细胞构成，间质细胞呈片状或巢状排列，其细胞呈圆形、卵圆形或短梭形，胞质丰富、淡染或呈泡沫状或空泡状，胞核圆形，大小较一致，核分裂象罕见（图 16-8）。

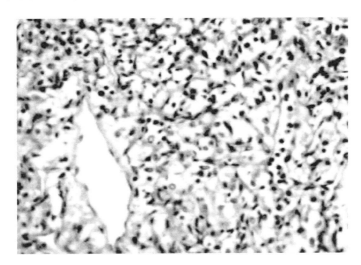

图 16-8　Von Hippel-Lindau 病和血管母细胞瘤

瘤组织由增生的小血管及富于脂质的间质细胞构成（HE，×20）

【影像学表现及诊断】

影像学是 HBs 的主要诊断手段，根据肿瘤的形态特点血管母细胞瘤可分为：大囊小结节型、单纯囊型和实质型三种类型。

大囊小结节型为血管母细胞瘤最常见的典型表现，CT 扫描表现为囊性为主的圆形或类圆形低密度影，囊壁光整，较薄，内有等密度附壁结节，增强扫描后囊性病变区无明显强化，附壁结节均明显强化；此型 MRI 表现为囊性病变伴有腔内壁结节，边界清楚，壁结节较小，常位于囊壁一侧，囊液信号均匀，在 T_1WI 及 T_2WI 上信号多与脑脊液相仿，Flair 上均略高于脑脊液（图 16-9A、图 16-9B）；增强扫描壁结节显著强化，囊壁不强化（图 16-9C）。

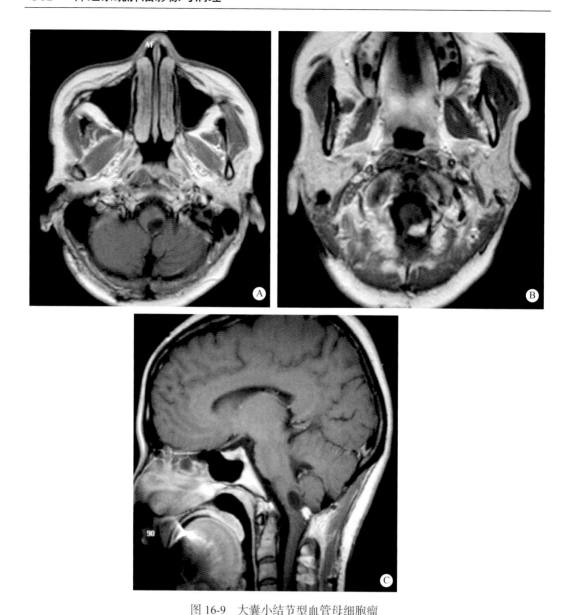

图 16-9 大囊小结节型血管母细胞瘤

延髓可见一囊实性病灶，实性病灶呈等 T_1、等 T_2 信号，囊性病灶呈长 T_1、长 T_2 信号，肿块边界清楚，增强示实质成分呈明显均匀强化影，囊性病灶未见强化

实质型血管母细胞瘤 CT 表现为实质性肿块，外形规则，边界清楚，常无包膜，呈等或稍低密度，病灶中央区可见囊变低密度影；MRI 表现为实质性肿块，T_1WI 呈等、稍低信号，T_2WI 呈高信号，Flair 呈等高信号，增强后肿瘤实质成分明显强化，瘤周及瘤内见较多血管流空信号或增强见瘤周异常扩张血管（图 16-10），为实质性 HBs 的特征性表现之一。

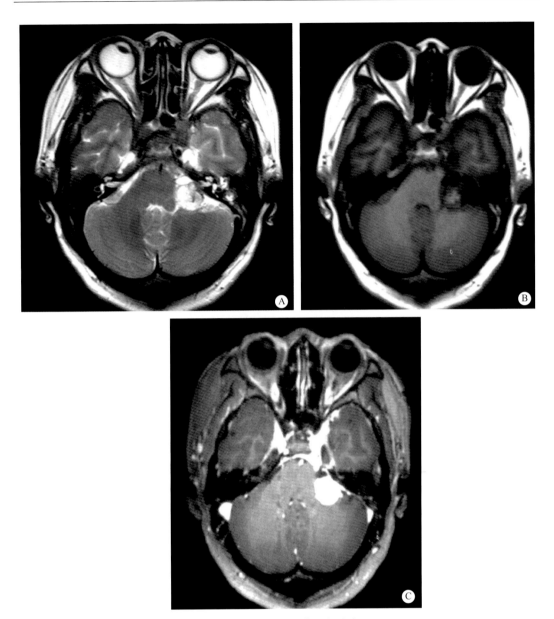

图 16-10　实质型血管母细胞瘤

小脑半球可见不规则片状等 T_1、稍长 T_2 异常信号，边界尚清，形态不规则，可见浅分叶改变，内部可见线样低信号分隔影，增强扫描病灶后上缘见一结节状强化影，第四脑室明显受压变扁，周围可见水肿影

　　单纯囊型血管母细胞瘤较少见，可能是由于附壁结节很小而不能显示，整个肿瘤呈现囊性占位。CT 表现为囊壁呈等密度或等信号，无壁结节显示，增强后囊液及囊壁均无强化。此型 MRI 表现为囊液呈长 T_1、长 T_2 信号，Flair 上呈等、稍高或高信号，明显不同于脑脊液，增强后囊壁无强化或轻度强化。

　　综上所述，发生于小脑半球的病灶出现"大囊小结节"且境界清楚时，应考虑该病的可能，当发现实性明显强化占位且伴有瘤周及瘤内多发血管影时，该病不难诊断。

（岳松虹　马来阳　毛俊杰）

第四节　结节硬化复合征

【概念及分级】

结节硬化复合征（tuberous sclerosis complex，TSC）又称 Bourneville 病，是一种由于 *TSC1* 或 *TSC2* 基因突变所引起的常染色体显性遗传性的神经皮肤综合征，其特征为中枢神经系统和各种非神经组织的错构瘤或良性肿瘤性病变。本病可为家族性发病，也可散发。

【流行病学】

流行病学调查显示，TSC 的发病率为 1/6000，10 岁以下儿童发病率为 1/12 000~1/14 000，多在儿童及少年时期发病。男性发病率比女性高 2~3 倍。TSC 由染色体 9q 上的 *TSC1* 或 16p 上的 *TSC2* 基因突变所致，*TSC2* 基因 c.1444-2A > C（胞嘧啶）序列改变可能与结节性硬化症密切相关。

【临床及预后】

本病常侵及多个器官或组织，临床表现也因病变部位的不同而复杂多样，主要表现为面部皮脂腺瘤、癫痫和智力障碍三大主症，也可见一些其他的精神行为异常。皮肤损害主要有呈蝶翼状分布于面颊部的血管纤维瘤、色素脱失斑、鲨鱼皮样斑和指（趾）甲下纤维瘤等；肾脏可发生肾血管平滑肌脂肪瘤，并随年龄增长，有增多和增大的趋势。亦可并发先天性视网膜肿瘤、心脏横纹肌瘤和多指及并指畸形等。

TSC 患者通常发生全身多器官系统的肿瘤，尽管其肿瘤可不断长大，但极少发生恶变。

【病理特点】

TSC 主要病理特点为多器官的组织缺陷和错构瘤样结节，群集肿瘤细胞被血管分隔成分叶状（图 16-11）大脑为其最常累及的器官，神经胶质增生性硬化结节广泛发生于大脑皮质、白质、基底核和室管膜下。其中皮层结节以额叶为主，也可发生在丘脑、基底核、小脑和脑干。结节可一至数十个、大小不等，大者可超过 3cm。结节内含致密的胶原纤维、奇异的胶质细胞或不典型的神经元，结节内可有钙盐沉积，偶有囊变。白质内结节也是由胶质细胞和神经节细胞组成，分布在脑室壁和皮层结节之间。脑室室管膜下的小结节如蜡烛油泪滴状，最易钙化，可阻塞脑脊液通路而形成脑积水。该病易伴发室管膜下巨细胞型星形胶质细胞瘤，亦可伴有视网膜的错构瘤及其他内脏肿瘤。皮脂腺瘤由皮脂腺、增生的结缔组织与血管组成，常见于面部皮肤。

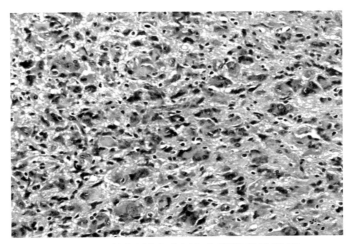

图 16-11　结节硬化复合征和室管膜下巨细胞瘤

群集肿瘤细胞被血管分隔成分叶状 (HE，×20)

【影像学表现及诊断】

　　CT 可清晰显示 TSC 的结节和钙化，结节或钙化多位于室管膜下与脑室周围，呈类圆形或不规则形，钙化呈高密度影，未钙化结节呈等密度时不易显示，当伴有脱髓鞘改变时，结节周围出现低密度区，可衬托出轮廓，病灶为双侧多发。增强扫描，结节更清楚，钙化无强化，亦无占位效应。皮层或白质内有时可见多发小结节状钙化，其密度比脑室壁钙化低，边界不清楚。结节或钙化阻塞脑脊液循环时，可出现脑积水和脑室扩大。在显示非钙化性皮质结节和白质损害方面，MRI 优于 CT。在 MRI 上，早期表现为脑皮质形态失常，以后出现皮髓质界限不清。较大的结节在 T_1WI 上呈等信号或低信号，T_2WI 呈高信号，有时结节周围有厚薄不一的高信号环绕；钙化在各加权像上均为低信号（图 16-12）。根据 TSC 的典型临床特征，

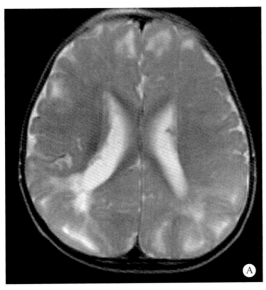

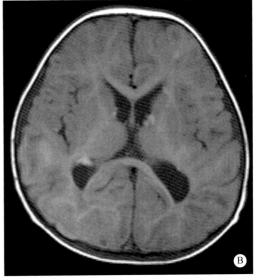

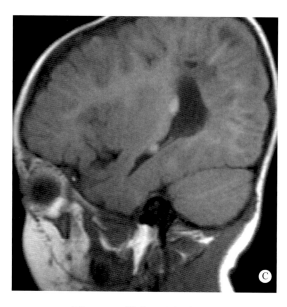

图 16-12　结节硬化复合征

皮层下、室管膜下及脑室周围可见多发小结节，呈长 T_1、长 T_2 信号，边界清楚

结合 CT 和 MRI 表现不难得出诊断。鉴别诊断应与脑囊虫病区别，后者虽然也可表现为钙化或非钙化的结节或小囊，但分布多见于脑实质内，偶尔也可在脑室内形成囊肿，两者亦可通过临床特征鉴别。

综上所述，结节硬化复合征主要以中枢神经系统和各种非神经组织的错构瘤或良性肿瘤性病变为特征性表现，中枢系统的特征往往表现为室管膜下结节硬化、皮层下硬化及发育不良，伴有室管膜下巨细胞星形胶质细胞瘤。

（岳松虹　马来阳　毛俊杰）

参 考 文 献

柴成奎，周俊林，毛俊杰，等．2014. 颅内松果体区少见类型生殖细胞肿瘤的 MRI 表现．中华放射学杂志，48(11): 902-905.

谭晔，张旻，王妍焱，等．2010. 颅内生殖细胞瘤的 CT 和 MRI 表现．中国神经免疫学和神经病学杂志，4: 283-285, 289.

王中领，郭亮，谢道海，等．2011. 性腺外胚胎性癌影像学特征．临床放射学杂志，1: 115-118.

周俊林，董驰，何宁，等．2006. 酷似垂体瘤的生殖细胞瘤一例．中华放射学杂志，40(7): 767-768.

周俊林，位春萍，刘建莉．2003. 颅内异位生殖细胞瘤的 MRI 与病理对照（附24例报告）．实用放射学杂志，19(2): 105-107.

Al-Masri AA, Khasawneh NH, Aladily TN. 2011. Unusual anatomic location of a primary intracranial yolk sac tumor. Ann Saudi Med, 31(3): 298-300.

Endo S, Kobayashi H, Terasaka S, et al. 2013. Primary intracranial yolk sac tumor in the posterior fossa: Case report of a child with Down syndrome. Clin Neurol Neurosurg, 115(6): 811-813.

Gavrilovic S, Lavrnic S, Thurnher M, et al. 2011. Proton MR spectroscopy and diffusion-weighted imaging of intracranial germ cell tumors: Implications for differentiation from other lesions. European Journal of Radiology Extra, 79(2): e59-e64.

Kageji T, Nagahiro S, Matsuzaki K, et al. 2007. Successful neoadjuvant synchronous chemo- and radiotherapy for disseminated primary intracranial choriocarcinoma: case report. J Neurooncol, 83(2): 199-204.

Rousseau A, Mokhtari K, Duyckaerts C. 2008. The 2007 WHO classification of tumors of the central nervous system - what has changed? Curr Opin Neurol, 21(6): 720-727.

中英文对照

Askin 瘤

Cowden 综合征

CT 灌注（Computed tomographic perfusion，CTP）

CT 血管造影（Computed tomographic angiography，CTA）

Li-Fraumeni 综合征

PET/CT

PET/MR

Rosai-Dorfman 病（Rosai-Dorfman disease，RDD）

Turcot 综合征

Von Hippel-Lindau 病 (VHL 病)

X 线平片 (X ray)

A

鞍区肿瘤（tumors of the sellar region）

B

伴有间变特征的多形性黄色星形胶质细胞瘤（pleomorphic xanthoastrocytoma with anaplastic features）

标准化摄取值 (standardized uptake value, SUV)

病变白质比 (lesion-to-white matter ratio, L/W)

播散性黄色瘤 (xanthoma disseminatum，XD)

不成熟型畸胎瘤（immature teratoma）

不典型脉络丛乳头状瘤（atypical choroids plexus papilloma）

非典型脑膜瘤（atypical meningioma）

C

成熟型畸胎瘤（mature teratoma）

垂体大腺瘤（pituitary macroadenoma）

垂体微腺瘤 (pituitary microadenoma)

垂体细胞瘤（pituicytoma）

垂体腺瘤（pituitary adenoma）

磁共振波谱成像（^{1}H-MRS）

磁共振动态磁敏感增强成像 (dynamic susceptibility contrast-enhanced, DSC-MRI)

磁共振灌注加权成像 (perfusion weighted imaging , PWI)

磁共振扩散加权成像（diffusion weighted imaging，DWI）

磁共振弥散张量成像（diffusion tensor imaging，DTI）

磁共振血管造影术（magnetic resonance angiography，MRA）

磁敏感加权成像 (susceptibility weighted imaging, SWI)

D

大脑胶质瘤病（gliomatosis cerebri，GC）

第三脑室脊索样胶质瘤（chordoid glioma of the third ventricle）

动脉自旋标记 (arterial spin labeling，ASL) 灌注成像

多形性黄色星形胶质细胞瘤（pleomorphic xanthoastrocytoma，PXA）

多形性胶质母细胞瘤（glioblastoma multifome）

多形性未分化肉瘤（undifferentiated pleomorphic sarcoma）

E

恶性脑膜瘤（malignant meningioma）

恶性周围神经鞘瘤（malignant peripheral nerve sheath tumor，MPNST）

F

非典型畸胎样 / 横纹肌样肿瘤（atypical teratoid/ rhabdoid tumor，AT/RT）

非侵袭性垂体腺瘤 (noninvasive pituitary adenoma, NIPA)

分泌型脑膜瘤（secretory meningioma）

分子影像学 (molecular imaging, MI)

副神经节瘤（spinal paraganglioma）

富淋巴浆细胞型脑膜瘤（lymphoplasmacyte-rich meningioma）

G

各向异性分数（fractional anisotropy，FA）值

孤立性纤维性肿瘤（solitary fibrous tumor，SFT）

过渡型脑膜瘤（transitional meningioma）

H

核磁共振成像（magnetic resonance imaging，MRI）
横纹肌样脑膜瘤（rhabdoid meningioma）
横纹肌样肿瘤易感综合征（rhabdoid tumour predisposition syndrome，RTPS）
化生型脑膜瘤（metaplastic meningioma）
混合性生殖细胞肿瘤（mixed germ cell tumor，MGCT）

J

畸胎瘤（teratoma）
畸胎瘤恶变（teratoma with malignant transformation）
脊索样脑膜瘤（chordoid meningioma）
计算机断层扫描（computed tomography，CT）
家族性基底细胞癌综合征（naevoid basal cell carcinoma syndrome）
间变（恶性）脑膜瘤（anaplastic meningioma）
间变少突胶质细胞瘤（anaplastic oligodendroglioma）
间变少突星形胶质细胞瘤（anaplastic oligoastrocytoma）
间变室管膜瘤（anaplastic ependymoma）
间变星形胶质细胞瘤 (anaplastic astrocytoma，AA)
间变型多形性黄色星形胶质细胞瘤（anaplastic pleomorphic xanthoastrocytoma, APXA）
间变型节细胞胶质瘤（anaplastic ganglioglioma）
间变型血管外皮细胞瘤（anaplastic hemangiopericytomas）
胶质母细胞瘤（glioblastoma）
节细胞瘤和节细胞胶质瘤（ganglioglioma）
结节硬化复合征（tuberous sclerosis complex, TSC）

K

卡斯特尔曼代病（Castleman disease）
颗粒细胞肿瘤 (granular cell tumor of the neurohypophysis)

L

朗格汉斯组织细胞增生症（Langerhans cell histiocytosis，LCH）

累及神经系统的家族性肿瘤综合征（familial tumor syndrome involving the nervous system）

淋巴瘤（lymphadenoma）

颅内软骨瘤（intracranial chondroma）

颅咽管瘤 (craniopharyngioma)

卵黄囊瘤（endodermal sinus tumor）

M

脉络丛癌（choroid plexus carcinoma）

脉络丛乳头状瘤（choroid plexus papilloma）

脉络丛肿瘤（choroid plexus tumors，CPT）

毛细胞型星形胶质细胞瘤（piloeytic astroeytoma，PA）

毛黏液样型星形胶质细胞瘤（pilomyxoid astroeytoma，PMA）

弥漫星形胶质细胞瘤（diffuse astrocytoma，DA）

弥散峰度成像 (diffusional kurtosis imaging, DKI)

N

脑膜黑色素瘤（meningeal malignant melanoma）

脑膜黑色素瘤病（meningeal melanoma matosis）

脑膜黑色素细胞瘤（meningeal melanocytoma）

脑膜黑色素细胞增多症（diffuse melanocytosis）

脑膜瘤（meningioma）

脑膜皮细胞型脑膜瘤（meningothelial meningioma）

脑神经和椎旁神经肿瘤（tumors of cranial and peripheral nerves）

脑室外中枢神经细胞瘤（extraventricular neurocytoma，EVN）

黏液乳头状室管膜瘤（myxopapillary ependymoma）

P

胚胎发育不良性神经上皮瘤（dysembryoplastic neuroepithelial tumor，DNT）

胚胎性癌（embryonal carcinoma，EC）

平均弥散系数（average diffusion coeffcient，ADC）

侵袭性垂体腺瘤 (invasive pituitary adenoma, IPA)

Q

绒毛膜癌（choriocarcinoma）

R

乳头状胶质神经元肿瘤（papillary glioneuronal tumor，PGNT）

乳头状脑膜瘤（papillary meningioma）

软骨肉瘤（chondrosarcoma）

S

砂粒体型脑膜瘤（psammomatous meningioma）

少突胶质细胞瘤（oligodendroglial tumor）

少突星形胶质细胞瘤（oligoastrocytoma）

神经鞘瘤（schwannoma）

神经鞘瘤病（schwannomatosis）

神经束膜瘤（perineurioma）

神经纤维瘤（neurofibroma）

神经纤维瘤病（neurofibromatosis，NF）

神经元和混合性神经胶质肿瘤（intracranial neuronal and mixed neuronal-glial tumors）

生殖细胞肿瘤（intracranial germ cell tumor, GCT）

时间密度（T-D）曲线

室管膜瘤（ependymocytoma）

室管膜母细胞瘤（ependymoblastoma）

室管膜下巨细胞星形胶质细胞瘤(subependymal giant cell astrocytoma，SEGA)

室管膜下瘤（subependymoma）

室管膜肿瘤（ependymal tumor）

嗜血细胞性淋巴组织细胞增生症（hemophagocytic lymphohistiocytosis）

数字减影血管造影 (digital subtraction angiography, DSA)

松果体细胞瘤（pinealocytoma）

松果体肿瘤（tumour of the pineal region）

髓母细胞瘤 (medulloblastoma)

髓上皮瘤（medulloepithelioma）

梭形嗜酸细胞瘤 (spindle cell oncocytoma of the adenohypophysis)

T

透明细胞型脑膜瘤（clear cell meningioma）

W

微囊型脑膜瘤（microcystic meningioma）

X

纤维肉瘤（fibrosarcoma）

纤维型脑膜瘤（fibrous meningioma）

相对脑血容量（rCBV）

小脑脂肪神经细胞瘤（cerebellar liponeurocytoma）

星形母细胞瘤（astroblastoma）

星形细胞肿瘤（astrocytic tumor）

形成菊形团的胶质神经元肿瘤（rosette-forming glioneuronal tumor of the fourth ventricle，RGNT）

血管瘤（hemangioma）

血管瘤型脑膜瘤（angiomatous meningioma）

血管母细胞瘤（hemangioblastoma）

血管外皮细胞瘤（hemangiopericytoma，HPC）

血管中心性胶质瘤（angiocentric glioma）

血氧水平依赖功能磁共振成像（blood oxygen level dependent-functional magnetic resonance imaging，BOLD-fMRI）

Y

液体衰减反转恢复序列 (fluid-attenuated inversion recovery，FLAIR)

婴儿促纤维增生型星形胶质细胞瘤 / 节细胞胶质瘤（desmoplastic infantile astrocytoma/ganglioglioma，DIA/ DIG）

尤因肉瘤 / 原始神经外胚层肿瘤（ewing sarcoma/ primitive neuroectodermal tumor，Ewing/pPNET）

幼年性黄色肉芽肿（juvenile xanthogranuloma，JXG）

Z

正电子发射断层扫描 (PET)

正电子发射计算机断层（positron emission tomography，PET）

中分化松果体实质肿瘤（pineal parenchymal tumor of intermediate differentiation）

中枢神经系统原始神经外胚层肿瘤（central nervous system primitive neuroectodermal tumor，CNS/PNET）

中枢神经系统转移性肿瘤（metastatic tumors of the central nervous system）

中枢神经细胞瘤（central neurocytoma，CNC）